TENDÊNCIAS TECNOLÓGICAS NO SETOR
FARMACÊUTICO

A QUESTÃO DAS DOENÇAS TROPICAIS NEGLIGENCIADAS

Uma perspectiva da Pesquisa, Desenvolvimento & Inovação no cenário brasileiro

Jorge Lima de Magalhães
Adelaide Maria de Souza Antunes
Núbia Boechat

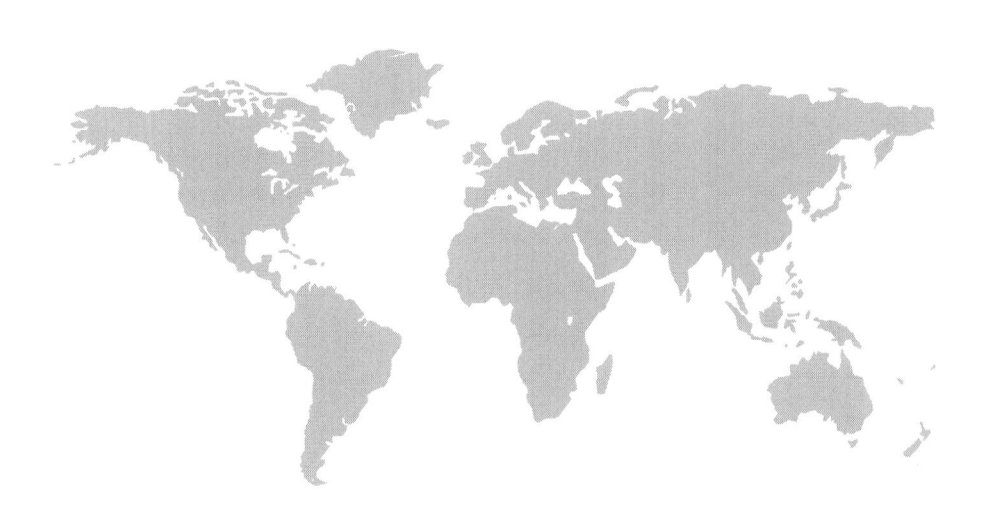

TENDÊNCIAS TECNOLÓGICAS NO SETOR
FARMACÊUTICO

A QUESTÃO DAS DOENÇAS TROPICAIS NEGLIGENCIADAS

Uma perspectiva da Pesquisa, Desenvolvimento & Inovação no cenário brasileiro

Copyright © 2012 Tendências Tecnológicas no Setor Farmacêutico: Doenças Tropicais Negligenciadas: Uma Perspectiva da Pesquisa, Desenvolvimento & Inovação no Cenário Brasileiro

Todos os direitos desta edição reservados à Synergia Editora

Editor: Jorge Gama
Projeto Gráfico e Editoração: Catia Costa
Capa: Camila Oliveira
Revisão de textos: Nancy dos Reis Juozapavicius

CIP-BRASIL. CATALOGAÇÃO NA FONTE
SINDICATO NACIONAL DOS EDITORES DE LIVROS, RJ

M164t

Magalhães, Jorge Lima de

Tendências tecnológicas no setor farmacêutico: doenças tropicais negligenciadas: uma perspectiva da pesquisa, desenvolvimento & inovação no cenário brasileiro/Jorge Lima de Magalhães, Adelaide Maria de Souza Antunes, Núbia Boechat; [versão em inglês Vanessa Grace Key]. Rio de Janeiro: Synergia: FAPERJ: Farmanguinhos: FIOCRUZ, 2012.

Inclui bibliografia
ISBN 978-85-61325-73-2

1. Indústria farmacêutica – Brasil. 2. Inovações tecnológicas. 3. Medicamentos – Brasil. 4. Medicina tropical. 4. Saúde pública. I. Fundação Carlos Chagas de Amparo à Pesquisa do Estado do Rio de Janeiro. II. Fundação Oswaldo Cruz. III. Antunes, Adelaide Maria de Souza; Boechat, Núbia IV. Título.

12-3878.

CDD: 338.476151
CDU: 338.45:66

SYNERGIA
EDITORA

Livros técnicos, científicos e profissionais
Praça Amambaí, 18 – Engenho de Dentro – 20730-120 – Rio de Janeiro – RJ
Tel.: (21) 3273-8250 / 3624-4301
www.synergiaeditora.com.br – synergia@synergiaeditora.com.br

OS AUTORES

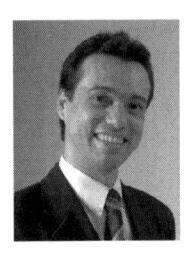

Jorge Lima de Magalhães: Possui os títulos de Doutor em Ciências pelo Programa de Pós-graduação em Tecnologia de Prodessos Químicos e Bioquímicos da EQ/UFRJ – área de concentração Gestão e Inovação Tecnológica (2010) e Mestre em Ciências pelo mesmo programa (2007). Tem especialização em Administração e Gerência Empresarial pelas Faculdades Simonsen (1998) e é Químico Industrial com Licenciatura Plena pela Faculdade de Filosofia Ciências e Letras Souza Marques (1996). Possui vivência em Gestão estratégica nas Operações Industriais do mercado privado e público onde atuou por mais de 20 anos na área de Produção e Qualidade das Indústrias Farmacêuticas (sólidos, semi-sólidos e líquidos). Atua nos últimos 7 anos na Pesquisa em Saúde Pública da FIOCRUZ na área de Gestão e Inovação Tecnológica do Depto. de Síntese (ênfase em doenças negligenciadas, Câncer e AIDS), dedicando principalmente aos seguintes temas: Gestão, Inovação e Prospecção Tecnológica para as áreas Químico-Farmacêutica e Saúde Pública (Medicamentos, Propriedade Intelectual, Desenvolvimento Tecnológico, Atenção Farmacêutica, Promoção & Acesso à saúde).

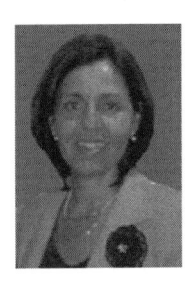

Adelaide Maria de Souza Antunes: Especialista Sênior do Instituto Nacional da Propriedade Industrial (INPI), Professora permanente do Programa de Pós-Graduação do Mestrado Profissional em PI e Inovação do INPI, Professora permanente do Programa de Pós- Graduação de Tecnologia de Processos Químicos e Bioquímicos da Escola de Química da UFRJ. Possui os títulos de Engenheira Química, Mestre e Doutora em Engenharia Química, ambos pela PEQ-COPPE/UFRJ e Pós-Doutorado pelo Instituto Francês de Petróleo – IFP, França (1988), além de MBA-Executivo COPPEAD em 1991. Atualmente é membro do comitê de Petroquímica do Instituto Brasileiro de Petróleo, Membro da Comissão de Tecnologia da Associação Brasileira da Indústria Química _ ABIQUIM, Conselheira dos laboratórios: LABCOM – Laboratório de Combustíveis e Derivados de Petróleo; SIQUIM – Sistema de Informação Sobre a Indústria Química e OBTENDO – Laboratório de Prospecção Tecnológicas e Tendência de Inovação; Presidente do Conselho Consultivo Nacional de Atuação Responsável pela ABIQUIM. Participante do INCT-INOFAR. Atuando principalmente nos seguintes temas: indústria química, química fina, petróleo, combustíveis, petroquímica, fontes alternativas de energia, patentes, prospecção tecnológica e estudo de futuro.

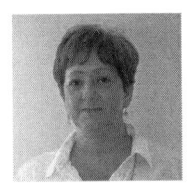

Núbia Boechat: Possui Graduação em Faculdade de Farmácia pela Universidade Federal do Rio de Janeiro (UFRJ), Mestrado em Química de Produtos Naturais e Doutorado em Química, ambos pela UFRJ. Estágio de Pós-Doutorado na London School for Hygiene and Tropical Medicine. Atualmente é Cientista do Nosso Estado na FAPERJ, Bolsista de Produtividade do CNPq, orientadora de Mestrado e Doutorado do Instituto de Química da UFRJ. É tecnologista sênior da Fundação Oswaldo Cruz, onde desde 1986 tem ocupado vários cargos, inclusive como diretora executiva da Farmanguinhos. Tem experiência na área de Síntese Orgânica com ênfase em Química Medicinal, atuando principalmente na P,D&I de fármacos para AIDS e doenças negligenciadas, tais como a malária, doença de chagas, tuberculose e leishmaniose.

Agradecimento

Torna-se necessário agradecer o apoio da FINEP para execução desse livro. Também agradeço ao constante apoio e incentivo da Professora Emérita Dra. Adelaide Antunes, bem como da Dra. Núbia Boechat, onde juntas me ensinaram a carreira científica.

Aos colegas da FIOCRUZ/Farmanguinhos, UFRJ e INPI que me ajudaram a compreender a seriedade de se trabalhar para melhorar a Saúde Pública em nosso país. Fizeram a diferença, todas as contribuições sugeridas, dados e opiniões que compõem esta obra originada em minha tese de doutorado.

Igualmente, registro gratidão ao Dr. Carlos Gadelha por dispender tempo para prefaciar este livro.

A todos agradeço. Por último, não menos importante, ao contrário, à minha família e DEUS!

Jorge Magalhães, DSc

Prefácio

A dinâmica entre os segmentos industriais e os serviços referentes à prestação de cuidados à saúde implica uma relação sistêmica entre determinados setores industriais e serviços sociais, estabelecendo o que atualmente é conhecido como complexo da saúde ou complexo econômico-industrial da saúde (CEIS). A partir desta conceituação mais ampla, a saúde tem seu caráter estratégico enfatizado justamente por aliar variáveis do desenvolvimento que contemplam tanto a dimensão social e da cidadania como a econômica e da inovação. Ela mobiliza, a um só tempo, um amplo sistema produtivo que responde por 8,8% do Produto Interno Bruto (PIB), por 10% do emprego formal qualificado e por 25% do esforço nacional em C&T.

O conceito do CEIS (Gadelha, 2002; 2003) busca ressaltar essa relação entre inovações, estruturas industriais e serviços de saúde, que compartilham o mesmo espaço político-institucional, e sua interdependência na evolução dos paradigmas e trajetórias tecnológicas aponta para o caráter sistêmico deste Complexo Produtivo. Entretanto, uma histórica desarticulação entre esses elementos fez com que o CEIS se desenvolvesse sem se considerar seu caráter sistêmico, prejudicando a capacidade de entrega de bens e serviços de saúde efetivos e impedindo o desenvolvimento da base produtiva e inovativa com satisfatório resultado social e econômico.

É neste contexto que nasce esta obra, que reflete o reconhecimento da relevância do Complexo Econômico-Industrial da Saúde, tanto no sentido de potencializar a geração, uso e difusão de inovação no Brasil quanto no de superar a vulnerabilidade da Política Nacional de Saúde.

Justamente por envolver um conjunto de tecnologias portadoras de futuro, articuladas de forma interdependente às demandas sanitárias nacionais, o CEIS pode potencializar a articulação virtuosa das dimensões sociais e econômicas do desenvolvimento. Neste sentido, a priorização da saúde reflete uma sociedade que de fato busca um modelo de bem estar social ao mesmo tempo em que logra tornar-se competitiva em relação a uma economia crescentemente globalizada, uma vez que a saúde articula segmentos tecnológicos portadores de futuro, a exemplo da biotecnologia, nanotecnologia, química fina avançada, microeletrônica de precisão, novos materiais, tecnologia de informação e comunicação, além das importantes inovações organizacionais observadas no âmbito dos serviços de saúde.

A despeito disto, a fragilidade na base de conhecimento em saúde, refletido no déficit comercial da saúde, que era de cerca de US$ 700 milhões ao ano na década de 1980, encontra-se, atualmente, no patamar de US$ 10 bilhões atuais (ano 2012). Este déficit explicita importante vulnerabilidade do Sistema Nacional de Saúde que vem ampliando as ações de vigilância, promoção, prevenção e atenção à saúde, sem contar com uma base produtiva nacional com potencial de inovação que atenda às demandas crescentes decorrentes da mudança do perfil sócio-demográfico e epidemiológico nacional.

Assim, ainda que o sucesso da política de vacinação, a expansão da atenção básica, dos serviços de média e alta complexidade, entre outros, representem avanços importantes, a sustentabilidade destes serviços e de diversos programas estratégicos, a exemplo do combate à AIDS e daqueles voltados para o tratamento oncológico, encontra-se seriamente ameaçada caso a base produtiva nacional em saúde não se fortaleça.

Em resumo, a vulnerabilidade do conhecimento em saúde se expressa na dependência tecnológica que ameaça a expansão do SUS e o atendimento de seus princípios e diretrizes. Ela reflete a ausência e (ou) inadequação de políticas para o desenvolvimento industrial e para a inclusão social que marcaram o período de 1990, quando a visão neoliberal se tornou dominante no Brasil e ocasionou a perda de competitividade das empresas nacionais. A partir da década seguinte, mais particularmente a partir de 2007, a saúde passa a se constituir como uma prioridade no país, a partir do reconhecimento, nos documentos e diretrizes políticas nacionais, de sua importância em um projeto de desenvolvimento socialmente orientado e de seu alto potencial de geração de inovação.

Nesse contexto, o uso do poder de compra do Estado tem se refletido como um instrumento importante para induzir a produção de insumos estratégicos para a saúde. Esta política vai além das margens de preferência previstas na Lei n° 12.349 de 2010, que prevê uma margem de até 25% para a compra de produtores nacionais, sendo que no cálculo deve-se considerar geração de emprego e renda, impacto na arrecadação de impostos, desenvolvimento nacional, entre outros. O uso do poder de compra vem sendo utilizado também a partir da centralização seletiva dos gastos (visando racionalizar e reduzir os preços dos medicamentos e insumos críticos para a prestação dos serviços de saúde) e das parcerias para o desenvolvimento produtivo, estabelecidas entre as instituições públicas e as empresas privadas que passam a desenvolver novas tecnologias estratégicas e de alta qualidade.

Um exemplo emblemático da força desta orientação política é que, a despeito de terem se passado apenas três anos, já foram firmadas trinta e quatro Parcerias para o Desenvolvimento Produtivo (PDP) no campo da saúde. Estas se diferenciam das tradicionais Parcerias Público-Privadas (PPP) uma vez que envolvem o desenvolvimento tecnológico conjunto, a produção do que antes não se produzia nacionalmente e o intercâmbio de conhecimentos para a inovação, distinguindo-se de um escopo mais restrito voltado tão somente para viabilizar o investimento em troca de terceirização com pagamentos por serviços.

Todas as parcerias estabelecidas até o momento voltaram-se para produtos essenciais que compõem programas estratégicos como o de imunização, de saúde da mulher, de saúde mental, de controle das doenças crônicas, de combate à AIDS e à tuberculose, entre outros. Esta política tem refletido a busca pela garantia do suprimento e da sustentabilidade de programas que no passado encararam problemas relacionados à oferta e à qualidade dos produtos importados.

Ademais, em vez de aumentar preços, essas parcerias permitem negociar reduções significativas e progressivas de preços na medida em que a tecnologia é transferida e desenvolvida. Somados medicamentos, vacinas e centralização de aquisição, estima-se que em 2012 serão economizados mais de R$ 2 bilhões, trazendo, ao mesmo tempo, inovação e produção para o país e deixando de importar, quando todas estiverem em operação, em torno de US$ 1 bilhão ao fim dos processos de transferência de tecnologia.

O poder de compra na saúde configura-se, muito provavelmente, como a forma mais bem sucedida e inovadora de uma política de Estado que alia inovação com proteção social e que economiza recursos públicos a curto, médio e longo prazo, ao tornar a estrutura econômica mais competitiva e tecnologicamente avançada. Assim, contribui para a sustentabilidade do sistema de saúde. Vale notar que o Ministério da Saúde espera ainda que a capacidade de fabricação de medicamentos sofra uma expansão acima do crescimento do PIB na próxima década em função das políticas de governo que visam à autonomia do país na produção, no desenvolvimento e na inovação no setor de saúde. Considerado o fortalecimento do parque produtivo brasileiro é fundamental para o desenvolvimento econômico e social, a relação intrínseca entre a capacidade de produção e inovação da indústria nacional de saúde e o acesso da população a produtos estratégicos, situa-se a relevância do tema ora em análise nesta publicação.

É neste sentido, conscientes com a importância de aprofundar o conhecimento sobre o tema, que Magalhães, Antunes e Boechat buscam aprofundar o assunto no "Tendências Tecnológicas no Setor Farmacêutico". Consiste na reflexão sobre uma perspectiva da Pesquisa, Desenvolvimento

& Inovação no cenário brasileiro, evocando como exemplo a questão das doenças tropicais negligenciadas que vêm sendo objeto de políticas em nosso país. Assim, sem pretensão de apresentar soluções, a obra se propõe a apresentar alguns dos desafios a serem enfrentados para o desenvolvimento e qualificação do complexo econômico-industrial da saúde.

Como disse Sócrates: "Uma vida sem reflexão não merece ser vivida". Portanto, caro leitor, iniciante ou não no tema, convido-o a refletir e aproveitar as oportunidades existentes nesta valiosa obra. Boa leitura!

Dr. Carlos A. Grabois Gadelha
Secretário de Ciência, Tecnologia e Insumos
Estratégicos do Ministério da Saúde

Sumário

Capítulo 1 – Introdução, 1

    1.1 Visão Geral da Saúde Pública Brasileira e o Mercado Farmacêutico, 1

    1.2 Visão Geral sobre Doenças Neglicenciadas, 10

Capítulo 2 – Evolução histórica e epidemiológica da saúde pública, 15

    2.1 Introdução, 15

    2.2 Evolução Histórica, 17

        2.2.1 Evolução histórica no mundo, 17

        2.2.2 Evolução histórica no Brasil, 19

    2.3 Cenário Epidemiológico, 22

        2.3.1 Tendências de mortalidade, 22

        2.3.2 Situacional epidemiológico das doenças no Brasil, 24

        2.3.3 Situacional sobre doenças neglicenciadas, 26

Capítulo 3 – Dinâmica do Mercado Farmacêutico e a Comercialização dos Medicamento para Doenças Neglicenciadas, 37

    3.1 Introdução, 37

    3.2 A Evolução do Mercado Farmacêutico e o Acesso da População aos Medicamentos, 39

        3.2.1 Novos medicamentos e a disponibilização à população, 41

        3.2.2 O cenário do medicamento brasileiro, 44

    3.3 Carência de Ações e Impactos nas Doenças Brasileiras, 50

    3.4 Aspectos Gerais sobre os Fármacos e Medicamentos Disponíveis para Tratar Doenças Negligenciadas, 51

        3.4.1 Terapias empregadas segundo RENAME e dicionário de especialidades médicas (DEF), 51

3.5 Informações do Mercado sobre DTN, 55

3.6 Informações Mercadológicas dos IFA para DTN, 56

    3.6.1 Fabricantes, 56

    3.6.2 Dados da balança comercial brasileira, 56

3.7 Gastos do Ministério da Saúde com Tratamento para DTN, 60

CAPÍTULO 4 – COMPETÊNCIA PARA INOVAR E TENDÊNCIAS TECNOLÓGICAS PARA O ENFRENTAMENTO DAS DOENÇAS NEGLICENCIADAS, 67

4.1 Introdução, 67

4.2 Competências no Território Brasileiro através do Portal Inovação, 68

    4.2.1 Mapa de competências, 73

    4.2.2 Instituições dos especialistas, 79

4.3 Competências no Território Brasileiro e o CNPq, 81

4.4 Competências Internacionais, 95

    4.4.1 Através do Portal Capes, 95

    4.4.2 Através do portal da Biblioteca Virtual em Saúde, 96

    4.4.3 Com software Harzing's Public or Perish, 100

    4.4.4 Na World Wide Web (web) identificando competências globais, 101

CAPÍTULO 5 – CONCLUSÕES, 123

CAPÍTULO 6 – Referências, 127

Capítulo 1

Introdução

> "Sábio não é aquele que conhece muitas coisas, mas o que conhece coisas úteis."
>
> *Ésquilo, escritor grego, 525-456 a.C.*

1.1 VISÃO GERAL DA SAÚDE PÚBLICA BRASILEIRA E O MERCADO FARMACÊUTICO

No século XVI, a costa brasileira estava acometida por epidemias devido ao tráfico de escravos. Foi nessa ocasião que se iniciaram as primeiras ações governamentais relacionadas à saúde pública. Posteriormente, em 1621, a varíola atingiu o Maranhão e chegou a matar cerca de 200 pessoas ao dia. Após esse episódio, a febre amarela, no século XIX, se tornou mais um problema de saúde pública (ANTUNES, 1991).

Todos esses fatores demonstraram a necessidade iminente da criação de um órgão governamental específico para a área de saúde. Dessa forma, em 1808, o Ministério da Saúde (MS) já estava então instaurado; contudo, funcionava concomitante com o Ministério da Educação. Na verdade, o MS limitava-se à ação legal e a divisão das atividades de saúde e educação, antes incorporadas em um só órgão (ANTUNES, 1991).

A partir do século XX, devido ao aumento populacional mundial e, por conseguinte, no Brasil, o homem passou ocupar nichos ecológicos virgens, provocando mutações dos agentes infecciosos e permitindo o aparecimento de epidemias por novos agentes (BRASIL, 2004).

A saúde pública só teve seu início institucionalizado em 25/07/1953, com a Lei nº 1.920, que desdobrou o então Ministério da Educação e Saúde em dois ministérios: o da Saúde e o de Educação e Cultura. A partir da sua criação, o MS passou a encarregar-se especificamente das atividades de responsabilidade do Departamento Nacional de Saúde (DNS) existente na época. Inicialmente foi mantida a mesma estrutura, que não tinha o perfil adequado de Secretaria de Estado necessário para atender os problemas da saúde pública existentes. Apesar de ser a principal unidade administrativa de ação sanitária direta do governo, suas atribuições estavam distribuídas por vários ministérios e autarquias, provocando a pulverização de recursos financeiros e dispersão do pessoal técnico. (BRASIL, 2004).

Após três anos de criação do MS, surgiu o Departamento Nacional de Endemias Rurais (DENERu), com finalidade de organizar e executar os serviços de investigação e combate à malária, leishmaniose, doença de Chagas, peste, brucelose, febre amarela e outras endemias existentes no país (BRASIL, 2004).

No início dos anos 1960, a desigualdade social, marcada pela baixa renda *per capita* e a alta concentração de riquezas, ganhou dimensão no discurso dos sanitaristas. Assim, o planejamento de metas de crescimento e de melhorias conduziu ao que alguns pesquisadores intitularam como a grande panaceia dos anos 1960 – o planejamento global e o planejamento em saúde. As propostas para adequar os serviços de saúde pública à realidade diagnosticada pelos sanitaristas desenvolvimentistas tiveram como base a formulação da Política Nacional de Saúde, na gestão do então ministro Estácio Souto-Maior. O objetivo era redefinir a identidade do MS e colocá-lo em sintonia com os avanços verificados na esfera econômico--social (ANTUNES, 1991).

A partir do final da década de 1980 a nova Constituição Federal de 1988 tornou dever do Estado a garantia de saúde a toda população, e para tanto criou o Sistema Único de Saúde (SUS), cuja regulamentação sobre o funcionamento somente ocorreu em 1990, quando o Congresso Nacional aprovou a Lei nº 8.080, de 19 de setembro de 1990. Essa Lei ficou conhecida como Lei Orgânica da Saúde[1] (LOS) e dispõe sobre as condições para a promoção, proteção e recuperação da saúde, a organização e o funcionamento dos serviços correspondentes e regulamenta o funcionamento do SUS (BRASIL, 2004).

No início do século XXI, as doenças infecciosas e parasitárias deixaram de ser a principal causa de mortes no país. Contudo, algumas, já erradicadas, ressurgiram e apareceram novas doenças transmissíveis, não só no Brasil, como no mundo. Na década de 1930, cerca de 50% das mortes, ocorriam por doenças infecciosas ou parasitárias; no entanto, em 2003, um novo perfil epidemiológico da saúde, onde elas correspondem a 5,2% das mortes no país (BARBOSA DA SILVA & Cols, 2003).

Apesar da mudança no perfil epidemiológico brasileiro ser um fato, ressalta-se que, em relação às diferenças associadas às condições sociais, sanitárias e ambientais, as doenças transmissíveis ainda se constituem em um dos principais problemas de saúde pública no mundo. Doenças já eliminadas ressurgem com outras características e doenças novas se disse-

---

[1] http://www.planalto.gov.br/ccivil_03/Leis/L8080.htm. Acesso em: 15/08/2010.

minam com uma velocidade impensável há algumas décadas. A erradicação[2] completa de doenças, como no caso da varíola, ainda o único exemplo em escala mundial, é produto de anos e décadas de esforço continuado de governos e sociedade, e da disponibilidade de medidas amplamente eficazes e efetivas (BRASIL, 2008).

No que se refere aos investimentos em medicamentos, observa-se que empresas líderes do mercado mundial dedicam as suas Pesquisas e Desenvolvimentos (P&D) em segmentos específicos que atendam às necessidades de suas populações e tenham retorno financeiro muito mais rápido, tais como controle da obesidade, depressão, drogas tipo *life style*[3] (calvície, rugas...) etc., Vejam como exemplo, o medicamento Viagra[4] da farmacêutica Pfizer. Esse oligopólio, formado pelas 100 maiores empresas internacionais, destina 75% de sua produção para os países ricos, onde há uma parte da população com maior poder aquisitivo para compra de seus produtos (MSF, 2001).

No ano de 2009, a indústria farmacêutica colocou no mercado mundial aproximadamente 700 produtos novos por mês, incluindo os genéricos e os provenientes de biotecnologia. No ano de 2011, esse setor cresceu de modo significativo, movimentando cerca de US$ 880 bilhões no mundo. Na liderança desse mercado apresentam-se as nações *TOP 10*: Estados Unidos, Japão, China, Alemanha, França, Itália, Espanha, Brasil, Reino Unido e Canadá. Ressalta-se que o Brasil sequer aparecia nesse *ranking* no início do século XXI. Nos últimos anos alcançou a 8ª posição, ultrapassando países como Canadá, Reino Unido, Rússia e Índia (IMS Health, 2012).

Segundo estudo do *Intercontinental Marketing Services Health Inc* (*IMS Health*, 2010), nesse novo panorama o Brasil tem uma presença significativa, pois é o país mais atrativo em oportunidades dentre os países emergentes depois da China, uma vez que apresenta faturamento no mercado farmacêutico na ordem de US$ 26 bilhões/ano. Esse mesmo trabalho aponta uma expansão sem precedentes no mercado "Pharmerging". Esse termo é a nova classificação adotada pelo *IMS Health* a fim de definir os 17 mercados emergentes, de alto potencial em crescimento farmacêutico no

---

[2] Controle – quando se observa a redução do número de casos de determinada doença a um patamar aceitável, em consequência da adoção de medidas adequadas, que precisam ser continuadas para evitar a recrudescência. Erradicação – quando se elimina totalmente a circulação de um agente infeccioso causador de determinada doença, podendo inclusive serem suspensas as medidas de prevenção e controle. Alguns autores propõem o termo eliminação para significar uma erradicação circunscrita a determinada região (país ou continente), outros preferem usar o termo erradicação regional para caracterizar essa situação.

[3] São aqueles medicamentos destinados ao tratamento principalmente estético (proporcionam ao indivíduo o bem estar).

[4] Medicamento para impotência sexual masculina.

período de 2009 a 2013, entre os quais o Brasil está incluído. É previsto que a expansão no faturamento farmacêutico seja de US$ 90 bilhões, o que permitirá dessa forma um crescimento anual de 48% na economia mundial em 2013, muito acima dos 37% registrados em 2009. Ainda são indicadas no estudo mudanças significativas no cenário econômico global e de saúde, incluindo aumento dos níveis de acesso e financiamento à saúde.

Há uma camada da sociedade brasileira que não é atingida por esse cenário. Estudos do Instituto Brasileiro de Geografia e Estatística (IBGE) apontam que 15-20% da população não têm acesso a remédios e 51% recebem até quatro salários mínimos. Contudo, para enfrentar essa situação, o Ministério da Saúde (MS) vem construindo políticas no intuito de aumentar o fornecimento gratuito, através do SUS, dos produtos farmacêuticos constantes na Relação Nacional de Medicamentos Essenciais (RENAME) (MAGALHÃES et al., 2011).

A Tabela 1.1 demonstra os recursos despendidos pelo MS em programas de medicamentos para assistência farmacêutica. Considerando todo elenco de medicamentos distribuídos no SUS (estratégico,[5] atenção básica,[6] coagulopatias,[7] imunogiológicos,[8] AIDS etc.), o volume financeiro para 2010 alcança R$ 10 bilhões. Os gastos na compra de medicamentos especializados[9] (alto custo) aumentaram de R$ 516 milhões no ano de 2003 para R$ 2,3 bilhões em 2009 (BRASIL, 2008).

Cabe salientar que a disparidade substancial observada nos gastos a partir do ano de 2007 nos medicamentos básico e estratégico é reflexo da descentralização das compras efetuada pelo MS, onde os Estados e municípios passaram a receber verbas para compras diretas através de seus próprios programas.

---

[5] São medicamentos utilizados para o tratamento de um grupo de agravos específicos, agudos ou crônicos, contemplados em programas do Ministério com protocolos e normas estabelecidas. Por exemplo: tuberculose, hanseníase, endemias etc.

[6] Segundo a Política Nacional de Medicamentos (PNM), refere-se a produtos necessários à prestação do elenco de ações e procedimentos compreendidos na atenção básica de saúde.

[7] Medicamentos para doenças relacionadas ao sangue.

[8] São os medicamentos que atuam no organismo estimulando a formação de anticorpos – vacinas.

[9] Portaria GM/MS nº 2.981 de 26 de novembro de 2009. Referem-se aos antigos medicamentos de dispensação excepcional, agora denominados "especializados" – tratam doença renal crônica, osteoporose, esquizofrenia, hepatites virais, doença de Alzheimer, doença de Parkinson, artrite reumatóide, deficiência do hormônio do crescimento, disfunção do enxerto (pacientes transplantados) etc.

Tabela 1.1 Compras de medicamentos pelo MS

Ações	2003	2004	2005	2006	2007	2008	2009	2010
Med Estratégico	231.584.000	790.309.000	681.000.000	690.000.000	721.050.000	125.576.948	133.981.559	150.000.000
Med. Básico	176.800.000	248.542.800	228.020.000	290.000.000	316.910.000	893.000.000	865.000.000	955.000.000
Especializado	516.000.000	813.883.000	1.147.422.000	1.355.000.000	1.956.332.706	2.307.984.000	2.645.200.000	3.292.834.060
Med. AIDS	516.000.000	516.000.000	550.000.000	960.000.000	984.000.000	1.013.000.000	758.800.000	784.000.000
Imunobiológicos	250.000.000	480.590.000	550.000.000	750.000.000	783.750.000	882.500.000	790.846.742	971.083.167
Coagulopatias	222.000.000	207.840.000	223.000.000	244.000.000	280.000.000	300.000.000	308.745.384	356.517.375
Oncológicos*	300.000.000	320.000.000	340.000.000	370.000.000	400.000.000	450.000.000	500.000.000	1.000.000.000
Farm. Popular	0	0	0	23.150.000	134.000.000	344.135.299	436.784.576	470.550.000
H1N1	0	0	0	0	0	0	483.599.985	1.117.392.744
Estados e Municípios	600.600.000	630.383.300	663.742.000	684.500.000	744.633.270	779.798.400	781.000.000	859.100.000
Total Geral	2.812.984.000	4.007.498.100	4.383.184.000	5.366.650.000	6.320.675.976	7.095.994.647	7.703.958.246	9.956.477.346

*Estimado a partir dos gastos em procedimentos (entre 45% e 50% dos gastos totais).
Fonte: Ministério da Saúde – SCTIE. Agosto, 2010 (palestra IV ENIFarMed).

Ações concretas do Estado, objetivando ampliar a atenção à saúde pública para população brasileira são cada vez mais esperadas visando a eficácia do sistema de saúde e o fortalecimento da defesa nacional em fármacos e medicamentos (BRASIL, 2008).

No Brasil uma política de saúde deveria começar pela sua soberania, associada à saúde, atenção farmacêutica, acesso aos medicamentos, investimentos em pesquisas e em doenças etc. A dependência em importação coloca o país vulnerável na garantia da defesa nacional,[10] como pode ser observado no Gráfico 1.1 com os dados do Departamento de Comércio Exterior no sistema ALICEweb.[11] As exportações são ínfimas, além disso, muitas das vezes, constituem um beneficiamento de algumas empresas – medicamentos que são importados das multinacionais e sofrem algum processo interno (físico) na subsidiária brasileira e seguem para o Mercado Comum do Sul, ou ainda, retornam à sua matriz (MAGALHÃES, 2007).

A gama de importação constitui-se no conjunto de medicamentos formulados que englobam os produtos farmacêuticos do capítulo 30 da Nomenclatura Comum do Mercosul (NCM)[12] e correspondem no ano de 2011 a aproximadamente US$ 6,5 bilhões. Um incremento de mais de 400% se comparado aos idos de 2000. Há que se considerar que as exportações cresceram 600% no mesmo período, contudo ainda com saldo negativo de US$ 5 bilhões no país. Desta forma, há necessidade de fortalecer políticas para fomentar a pesquisa, desenvolvimento e inovação (PD&I) para medicamentos e, consequentemente, dos Insumos Farmacêuticos Ativos (IFA).

Assim, esse desafio também deve ser alcançado na internalização de IFA e medicamentos existentes há mais de 50 anos, porém, o Brasil ainda é dependente de importação.[13] Contudo é necessário promover a manutenção da PD&I em novos fármacos, biofármacos[14] e imunobiológicos para tratar enfermidades ainda sem tratamento, permitindo ao país a oportunidade de se manter na vanguarda de inovação, privilegiando a indústria nacional (ENIFARMED, 2011).

---

[10] Nesse caso a Defesa Nacional está associada à defesa nacional em fármacos e medicamentos. É a capacidade do país ser soberano em determinada área/produto em relação a outras nações.

[11] Sistema ALICE – Análise das Informações de Comércio Exterior da SECEX do MDIC.

[12] Conjunto de itens que normalizam as nomenclaturas adotadas para comércio no Mercado Comum Sul-americano.

[13] Como, por exemplo, algumas matérias-primas que não são produzidas no país – dapsona para hanseníase, etambutol e isoniazida para tuberculose, antimoniato de meglumina para malária etc.

[14] São obtidos pelo emprego industrial de microorganismos ou células modificadas geneticamente para a produção de determinadas proteínas de aplicação terapêutica.

Gráfico 1.1 Balança comercial brasileira dos produtos farmacêuticos.

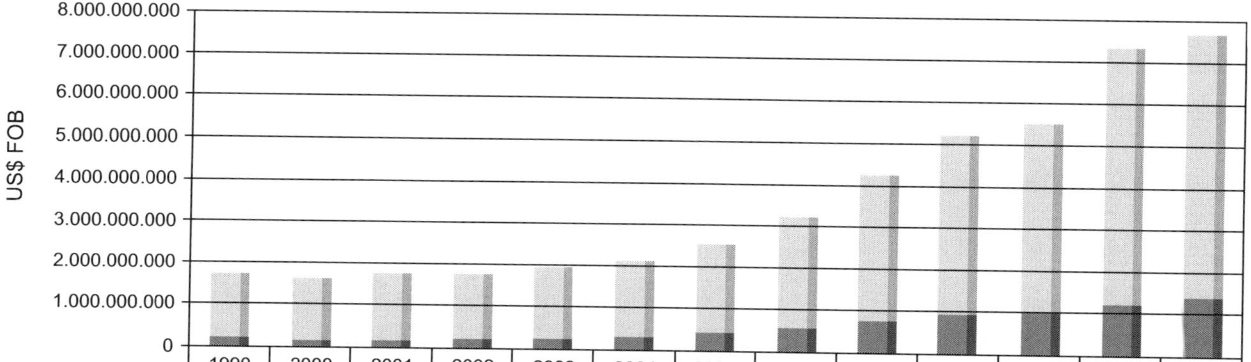

	1990	2000	2001	2002	2003	2004	2005	2006	2007	2008	2009	2010	2011
Importações (US$ FOB)	1.512	1.421	1.522	1.527	1.512	1.781	2.037	2.609	3.516	4.280	4.477	6.092	6.499
Exportações (US$ FOB)	231.557	218.691	241.703	253.534	279.916	351.243	473.289	620.654	745.671	961.456	1.078	1.276	1.453

Fonte: Elaboração própria com dados do MDIC/SECEX/Sistema Alice.
Nota: Valores em milhões de US$.

O acesso aos medicamentos essenciais à população é proporcionado por várias ações intersetoriais no mercado, e também pela formulação de medicamentos pelos laboratórios farmacêuticos privados e públicos. Mas como a produção interna não atende a essa demanda, a lacuna é sanada pela importação dos fármacos e/ou formulados, levando também as grandes multinacionais farmacêuticas a focar no Brasil seus investimentos em razão do crescimento de 20%/ano no mercado de genéricos (MAGALHÃES, 2008). Somente no ano de 2011 foram movimentados US$ 6 bilhões. Projeções do IMS Health (2011) indicam que em 2015 o mercado brasileiro de genéricos será o 3º maior no mundo, ficando atrás somente dos EUA e China. Esse desempenho chamou atenção da Americana Pfizer, que adquiriu 40% da farmacêutica nacional Teuto e da francesa Sanofi-Aventis. Esta última comprou a nacional Medley no ano de 2009, consolidando a estratégia da multinacional em concentrar toda sua linha de medicamentos genéricos em uma marca, nesse caso a Medley.

A produção de medicamentos oriundos das empresas instaladas no Brasil gera, além de empregos, impostos que retornam aos cofres públicos e que, por sua vez, fomentam o reinvestimento não só nas próprias empresas, como na infraestrutura do país. Esse fato é algumas vezes entendido como protecionismo, mas pela história (BERMUDEZ & OLIVEIRA, 2006) verifica-se que os países hoje detentores de tecnologias inovadoras preservaram seus mercados internos, em detrimento da Defesa Nacional (BRASIL, 2008).

Além dos déficits encontrados (importação de IFA, disparidades de preços dos medicamentos e acesso da população), pode ser observado que políticas públicas, quando consistentes, criam novos nichos de mercado e fomentam o desenvolvimento do país oferecendo melhor qualidade de vida para sua população. Um exemplo de sucesso tem sido a política de medicamentos genéricos criada em 1999, em que 88% da produção são de empresas nacionais, correspondendo a 16,6% das vendas de Unidades Farmacêuticas (UFs) (PROGENÉRICOS, 2009). Como se observa no Gráfico 1.2, até setembro de 2010 o número de apresentações de medicamentos genéricos na Agência Nacional de Vigilância Sanitária (ANVISA) atingiu 18.559 registros.

Entretanto, ainda existe falta de medicamentos para tratar as doenças no mundo, principalmente as chamadas doenças tropicais negligenciadas (DTN). Esse fato não é devido à falta de conhecimento científico e nem ao hiato entre a pesquisa básica e a pré-clínica. É o resultado das insuficientes políticas públicas voltadas para P&D de medicamentos de interesse nacional dos países em desenvolvimento e da falha de mercado, provocada pelo baixo interesse econômico que esses pacientes representam para a indústria farmacêutica (MOREL, 2002).

Gráfico 1.2 Registros de medicamentos genéricos. Valores acumulados.

Números de registros de medicamentos Genéricos: Valores acumulados

Atualizados em	Nº fármacos registrados (valores acumulados)	Nº medicamentos genéricos registrados (valores acumulados)	Nº apresentações registrados (valores acumulados)
	62	137	758
	123	318	1.544
	174	511	2.340
	203	749	3.573
	231	1.118	5.706
	261	1.564	8.295
	317	1.875	10.852
	329	2.163	12.845
	334	2.572	14.130
	342	2.839	15.672
	378	3.068	17.057
	390	3.235	18.559

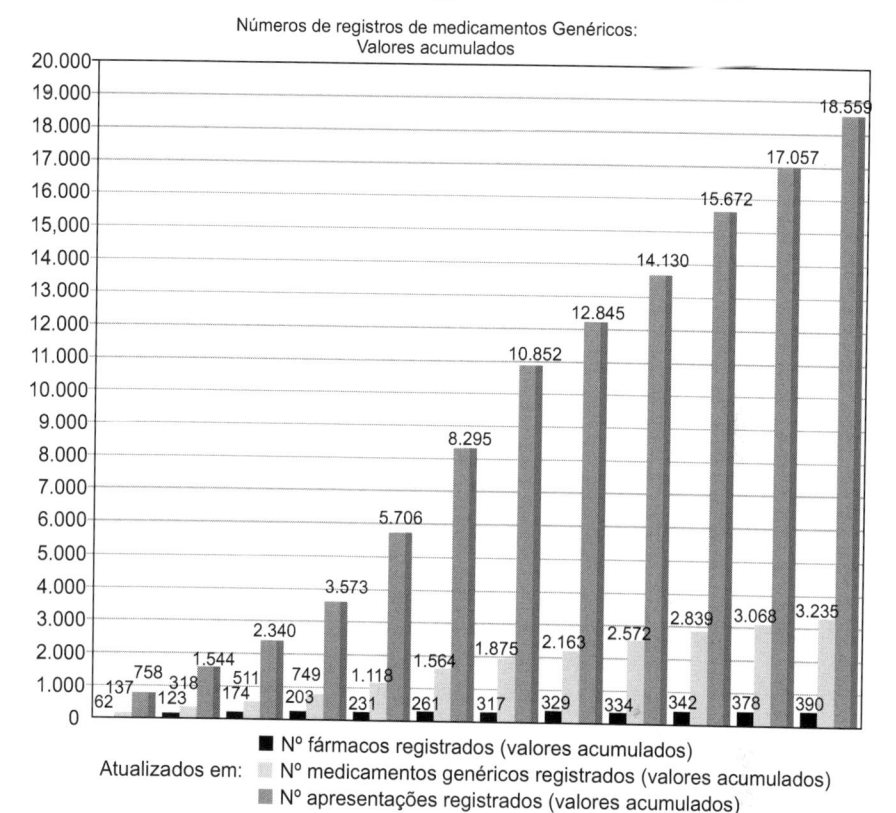

Fonte: ANVISA, 2011.

No Brasil, ações de políticas públicas começam a ser fomentadas. No Rio de Janeiro, em 2008, destaca-se o edital de apoio ao estudo de DTN e emergentes de R$ 10 milhões pela Fundação Carlos Chagas Filho de Amparo à Pesquisa do Estado do Rio de Janeiro (FAPERJ). No mesmo ano, o Conselho Nacional de Desenvolvimento Científico e Tecnológico (CNPq) destinou R$ 17 milhões para apoiar atividades de pesquisa sobre as DTN como dengue, doença de Chagas, esquistossomose, hanseníase, leishmanioses, malária e tuberculose. No ano de 2012 a FAPERJ relança novo edital. Cabe ressaltar também os constantes incentivos internacionais como os da Fundação Bill e Melinda Gates (FBMG) e a importante Declaração de Londres (*London Declaration on Neglected Tropical Diseases*) assinada em 30 de janeiro de 2012. Essa Declaração foi promovida pela Organização Mundial da Saúde (OMS) e a FBMG, convocando diversos atores internacionais para unirem-se em prol de controlar e eliminar 10 DTN até 2020.

1.2 VISÃO GERAL SOBRE DOENÇAS NEGLIGENCIADAS

O conceito de doença negligenciada foi iniciado com a Fundação Rockefeller em 1977, dois anos após a criação do *Special Programme for Research & Training in Tropical Diseases* (TDR)[15], quando então instituiu-se o Programa *Great Neglected Diseases of Mankind* (BRASIL, 2006). Já a OMS e os Médicos Sem Fronteiras (MSF) propuseram uma nova classificação das doenças em Globais, Negligenciadas e Extremamente Negligenciadas (YAMEY, 2002), como a seguir:

- **Globais**: é o grupo que compreende o câncer, doenças cardiovasculares, doenças mentais e distúrbios neurológicos e representa a maior concentração de P&D da indústria farmacêutica. Apesar de afetarem tanto os países desenvolvidos quanto os em desenvolvimento, a maioria das pessoas que necessitam desses medicamentos não pode pagar por eles e, por conseguinte, não é atendida pelo mercado farmacêutico, onde o alto custo dos medicamentos é absorvido pela camada da população com maior poder aquisitivo.

- **Negligenciadas**: são as que provocam um interesse apenas marginal na indústria farmacêutica.

- **Extremamente Negligenciadas**: afetam em maior parte as populações dos países em desenvolvimento. Como a maioria dos pacientes é pobre, esses não representam praticamente nenhum mercado e a maioria fica excluída dos esforços de P&D da indústria e, portanto, fora do mercado farmacêutico. Esse último grupo de doenças é composto pela doença do sono, Chagas e a leishmaniose (BEYRER, 2007).

Essa classificação pode ser observada na conhecida Figura 1.1 de Yamey (2002), onde a zona acinzentada representa a parcela do Mercado Farmacêutico Mundial referente a produtos voltados para a estética, tais como, celulite, calvície, rugas, dietas etc. Esse segmento tem se tornado nos últimos anos um segmento de mercado altamente lucrativo nos países ricos.

O relatório da OMS (2010) declara que as DTN destroem as vidas de mais de um bilhão de pessoas (quase um sexto da população mundial) em todo o mundo e ameaçam a saúde e a produtividade de outros milhões. Essas doenças infecciosas atacam as populações mais vulneráveis do mundo – aqueles sem acesso à água potável, saneamento básico ou cuidados de saúde – o que torna ainda mais difícil para essas comunidades saírem da linha de pobreza.

---

[15] TDR é um Programa Especial para Pesquisa e Treinamento em Doenças Tropicais. É um programa global e independente de colaboração científica que ajuda a coordenar, apoiar e influenciar os esforços globais para combater um portfólio das principais doenças que afetam os pobres e desfavorecidos. Fundada em 1975, o TDR é patrocinado pelo Fundo das Nações Unidas para a Infância (UNICEF), pelo Programa de Desenvolvimento das Nações Unidas (PNUD), do Banco Mundial e da Organização Mundial da Saúde (OMS).

Figura 1.1 Doenças Globais.

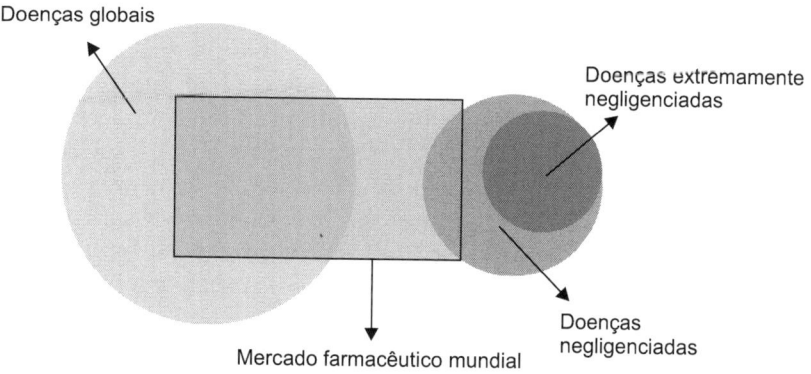

Doenças globais

Doenças extremamente negligenciadas

Mercado farmacêutico mundial

Doenças negligenciadas

Fonte: YAMEY, 2002.

A história da saúde pública demonstra que os fatores responsáveis pelo aparecimento de epidemias na atualidade se apresentam de forma complexa. Essa abordagem melhora o entendimento das questões referentes às DTN. Portanto, essas doenças, segundo TDR da OMS, não dispõem de tratamentos eficazes ou adequados, e são: tripanossomíase africana, doença de Chagas, leishmaniose, malária, hanseníase, oncocercose, filariose, esquistossomose, tuberculose e dengue. Embora sejam típicas de países pobres e atinjam primordialmente as populações dos países em desenvolvimento, elas têm aumentado nos países desenvolvidos, gerando um impacto devastador sobre a humanidade (DNDi, 2009).

Há um grande volume de trabalhos científicos que tratam da biologia, imunologia e genética dos parasitas causadores dessas doenças; porém, todos esses estudos não conseguiram, em sua totalidade, ser revertidos em novas ferramentas terapêuticas para as pessoas afetadas. Segundo o *Drug for Neglected Disease iniciative* (DNDi),[16] tais doenças têm sido progressivamente marginalizadas pelos programas de pesquisa tanto do setor público quanto do privado (DNDi, 2009).

Bermudez (2006) observou que, entre os anos de 2000 e 2005 nenhuma das vinte empresas farmacêuticas de maior faturamento bruto mundial lançou no mercado um único medicamento para DTN que afeta em maiores proporções os países em desenvolvimento[17] e os menos desenvolvidos.[18]

---

[16] Iniciativa criada em 2003 pelos Médicos Sem Fronteiras (MSF). É uma entidade não governamental que atua de forma global e em parcerias com governos, Organizações Não Governamentais (ONGs), fundações, empresas farmacêuticas privadas ou públicas com finalidade de promover pesquisas em drogas para tratamentos às doenças negligenciadas.
[17] Como por exemplo, o BRIC (Brasil, Rússia, Índia e China).
[18] Por exemplo: Nigéria, Moçambique e Haiti.

Estas nações carecem de políticas que favoreçam a P&D de medicamentos nessa área (BERMUDEZ, 2006).

A investigação de novas drogas não tem como foco principal as doenças de países em desenvolvimento. Estudos do Sistema de Informação sobre a Indústria Química (SIQUIM) (2003) apontaram que várias patentes de grandes laboratórios farmacêuticos apresentam moléculas que possuíam alguma ação para DTN, porém essas não eram exploradas nesse nicho de mercado. Como o Estado é o maior interessado em tratar esse agravo e detém o poder de compra dos medicamentos, o cenário é sugestivo para iniciativas de fomento à pesquisa nas empresas farmacêuticas nacionais, a partir dos registros existentes.

No entanto, nos últimos anos, podem ser observados, pequenos movimentos em direção ao tratamento das DTN. Recentemente duas grandes multinacionais, a Sanofi-Aventis e Novartis, lançaram medicamentos para malária, com doses fixas combinadas, o Coarsucam® e Coartem®, respectivamente. Destaca-se também as parcerias do DNDi: no ano de 2007 a combinação em dose fixa combinada de artesunato+mefloquina (ASMQ) com Laboratório público Farmanguinhos da FIOCRUZ e em 2011 a nova apresentação para tratamento da doença de Chagas, o benzonidazol pediátrico, através de parceria do DNDi com o MS e o Laboratório Farmacêutico do Estado de Pernambuco (LAFEPE).

A P&D de medicamentos perpassa por um processo que se inicia com a pesquisa básica de um novo composto, pesquisa aplicada, *scale-up*,[19] passando em seguida para os ensaios pré-clínicos, clínicos (com diferentes fases) e finalizado com o registro do medicamento. Cada uma dessas etapas deve ser realizada com êxito para se passar para a seguinte e, somente quando todas elas são cumpridas é que se chega ao produto final. Esse conjunto de etapas que encerram a P&D de medicamentos é conhecido pela expressão *pipeline* (DNDi, 2009).

No que diz respeito às DTN, há três grandes lacunas identificadas no *pipeline* de P&D de medicamentos (Figura 1.2) que precisam continuar sendo perseguidas e superadas para produção de novos medicamentos para o tratamento dessas doenças (DICKSON, 2004).

Ações para o combate de epidemias são mais eficazes quando há sinergia constante do poder público e da sociedade. No ano de 2008, ocorreu uma grande epidemia de dengue e vários esforços foram envidados, desde o alerta da Organização Panamericana de Saúde (OPAS) /OMS e vigilância das secretarias de saúde. Os resultados demonstram que a doença em algumas cidades regrediu, mas ainda é uma preocupação devido à gravidade do problema,

---

[19] É o processo de trabalho que permite passar de uma escala de laboratório ou piloto de desenvolvimento, para uma escala ampliada de produção.

pois é imprescindível o trabalho coletivo e integrado (WHO, 2009). Nos anos de 2011 e 2012 a somatização de ações na saúde pública unindo as três esferas de governo (federal, estadual e municipal) proporcionou melhoria no atendimento e conscientização da população para enfrentar a problemática. Contudo, a necessidade de progresso na adoção de medidas consistentes para o controle e prevenção no combate as DTN é iminente, fomentada por uma estrutura governamental e apoiada pela sociedade científica, organizações não governamentais (ONG) e, quem sabe, laboratórios farmacêuticos.

No Brasil, como um exemplo de enfrentamento e superação, pode ser destacado um dos programas do MS destinado a assistência às Doenças Sexualmente Transmissíveis e AIDS (DST/AIDS). Esse êxito somente foi obtido após forte movimento[20] da sociedade, pressionando o governo para uma postura mais agressiva no tratamento dos pacientes soropositivos. Esse posicionamento levou o Estado a articular ações integradas e estabelecer um programa eficaz, onde 100% dos custos são mantidos pelo SUS.

Esses resultados demonstram que a sinergia de ações parece ser a forma mais eficaz para o enfrentamento do cenário existente em DTN, que ainda é muito incipiente diante da lacuna de investimentos, por mais de 30 anos em escala global.

O potencial em geração do conhecimento existente na universidade e institutos de pesquisas não pode ser ignorado para PD&I em DTN, bem como as competências existentes nas indústrias. Assim, as ações governamentais devem ser o grande indutor dessa interação para o avanço da ciência, tecnologia e produção nacional em benefício da sociedade brasileira.

Nesse sentido, esta obra tem como eixo principal colaborar na sensibilização dessas doenças que afetam mais de 1 bilhão de pessoas no mundo e ajudam a perpetuar a pobreza. Além disso, o Brasil é o país tropical que concentra 8 DTN dentre a carga global[21] em DTN (tracoma, Chagas, filariose linfática, hanseníase, cegueira dos rios, helmintíases do solo, esquistossomose e leishmaniose visceral) (WHO, 2011). Portanto, refletir sobre esse assunto em nosso país perpassa por compreender a evolução histórica e epidemiológica da saúde pública brasileira, ter uma visão da dinâmica do mercado farmacêutico "GLOCAL",[22] por conseguinte, da comercialização dos medicamentos para as doenças negligenciadas e, por fim, identificar as competências e tendências tecnológicas na área, no intuito de fomentar as parcerias para superação do impacto global dessas doenças.

---

[20] Como a Fundação Viva Cazuza e ONGs agindo como catalisador.

[21] Conceito para medir quanto e como as populações do mundo vivem e sofrem o impacto de determinada patologia.

[22] Significa levar o indivíduo a pensar global com atitudes para o desenvolvimento local (HUMBERT, 2005).

Figura 1.2 Pipeline de desenvolvimento de medicamentos.

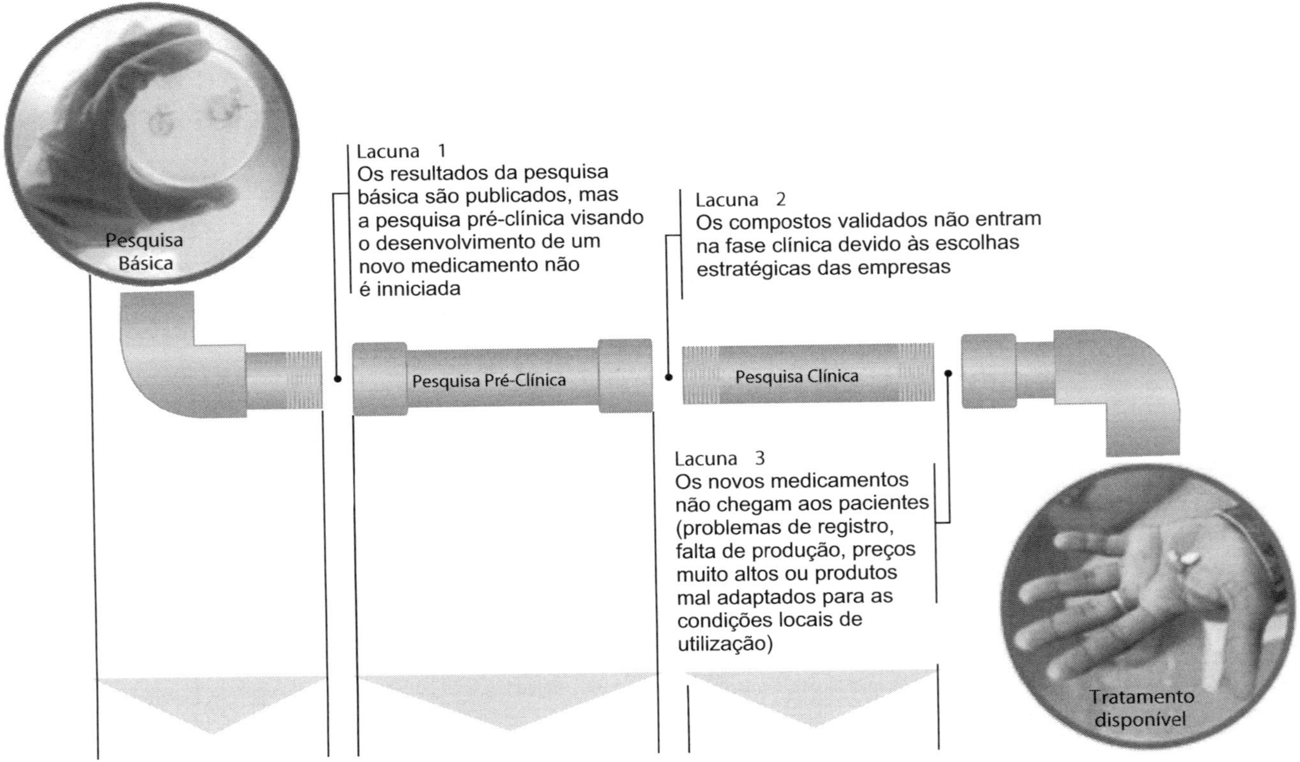

Pesquisa Básica

Lacuna 1
Os resultados da pesquisa básica são publicados, mas a pesquisa pré-clínica visando o desenvolvimento de um novo medicamento não é iniciada

Pesquisa Pré-Clínica

Lacuna 2
Os compostos validados não entram na fase clínica devido às escolhas estratégicas das empresas

Pesquisa Clínica

Lacuna 3
Os novos medicamentos não chegam aos pacientes (problemas de registro, falta de produção, preços muito altos ou produtos mal adaptados para as condições locais de utilização)

Tratamento disponível

Fonte: DND*i* reports, 2009.

Capítulo 2

Evolução Histórica e Epidemiológica da Saúde Pública

> "Pense no rosto do homem mais fraco e mais pobre que você já viu, e pergunte a si mesmo se o passo que você quer dar vai de alguma forma ser útil a esse homem."
>
> *Mahatma Gandhi*

Este capítulo apresenta uma visão geral da saúde pública no mundo e especificamente no território brasileiro, demonstrando algumas ações governamentais nessa área. Apresenta a evolução do cenário epidemiológico no país e, em particular, de seis doenças negligenciadas.

2.1 INTRODUÇÃO

A história da humanidade tem sido marcada por grandes descobertas e/ou idéias, pelos eventos econômicos, por medidas que procuravam evitar as doenças, pelas mobilizações das classes sociais e trabalhadoras. Mas outro fator que torna possível aferir marcos na história é a epidemiologia, ou seja, doenças que afetaram parte de uma população como a gripe espanhola, que ocorreu nos anos 1918-1919, devastando, à época, cerca de 50% da humanidade. Destacam-se também as guerras e as destruições, que foram fatores de expansão das epidemias na antiguidade (BRASIL, 2007).

Ujvari (2003) demonstra que questão da saúde pública remonta desde a Antiguidade, e o povo grego, o que mais influenciou a cultura ocidental, acreditava que as doenças eram enviadas pelo deus Apolo. Nesse sentido, a crença na origem divina das doenças e epidemias não impediria os povos da antiguidade de expressarem em sua cultura cuidados com a higiene e o saneamento básico. Observa-se o cuidado com a saúde pública, quando os habitantes da Península Itálica, no tempo antigo, apareciam realizando drenagem dos pântanos e fazendo suprimento de água limpa e potável (UJVARI, 2003).

Nessa mesma época, existia a malária, que o povo acreditava ser responsável pelas febres originárias dos pântanos. Nos dias de hoje, entende-se que o parasita causador da malária reproduz-se em mosquitos e o homem contamina-se ao ser picado por esses insetos que inoculam o agente no sangue. Todavia, os povos antigos não percebiam que, após o aterro ou a drenagem dos pântanos ao redor da cidade, ocorria a extinção dos mosquitos, portanto dos agentes, transmissores. Acreditavam que era o odor desagradável que a região apresentava que provocava as febres. Este pensamento deu origem ao nome da febre malária ("mau ar") (UJVARI, 2003).

Ao combater as epidemias ao longo da história, o homem busca melhoria na qualidade de vida através das pesquisas científicas em todo o mundo. Assim, segundo a ONU (Organização das Nações Unidas) a expectativa de vida na metade do século XX aumentou em 20 anos no mundo, e se considerarmos os últimos dois séculos, ela quase dobrou. O Brasil tem acompanhado essa evolução sempre acima da média mundial, e a América Latina situando-se um pouco mais abaixo da média (ONU, 2000).

As descobertas científicas dos centros de pesquisa favorecem o desenvolvimento tecnológico mundial, que por sua vez levam os países a promover ações de saúde pública visando à melhoria da qualidade de vida de suas populações. Esse empenho global na luta contra as doenças que assolam a humanidade é fomentado por instituições privadas ou públicas localizadas principalmente em países desenvolvidos. De forma neutra, a OMS, criada em 24 de outubro de 1995, procura mapear a saúde pública global e fomentar ações para o combate das enfermidades no afã de prospectar uma civilização humanitária mais saudável (BRASIL, 2004).

No Brasil, da época colonial até a década de 1930 a Saúde Pública foi marcada por sucessivas reorganizações administrativas e edições de muitas normas. Essas ações eram desenvolvidas sem significativa organização institucional, eram criados e extintos diversos órgãos de prevenção e controle de doenças, tendo como ápice a criação da Fundação Nacional de Saúde em 1991. Essas dificuldades institucionais e administrativas são decorrentes do limitado desenvolvimento científico, tecnológico e industrial, e da expansão da assistência médica, atrelada à lógica do mercado. E também, principalmente, do lento processo de formação de uma consciência dos direitos de cidadania (BRASIL, 2004; BRASIL, 2006).

Na linha pela redemocratização do país, cresceram os ideais pela reforma da sociedade brasileira, com o envolvimento de diversos atores sociais, organizações e pessoas de destaque, como sanitaristas, que ocuparam postos importantes no país. Dessa forma, a democratização da saúde fortaleceu-se no movimento pela Reforma Sanitária, avançando e organizando suas propostas na VIII Conferência Nacional de Saúde, de 1986, que estabeleceu as bases para a criação do SUS (BRASIL, 2004).

Nesse contexto, o movimento social, através da constituição de 1988, reorganizou-se como nova ordem jurídica, definindo o Brasil como um Estado democrático de direito e proclamando a saúde como direito de todos e dever do Estado, estabelecendo canais e mecanismos de controle e participação social, com vistas a garantir o direito social e individual.

Assim, o perfil demográfico brasileiro tem mudado em razão das melhorias das condições de saúde, saneamento básico e o surgimento de novas tecnologias e medicamentos que provocaram, por exemplo, a diminuição da mortalidade infantil, o aumento da fecundidade e, por conseguinte, maior longevidade. A ONU prevê que o impacto do envelhecimento da população, um fenômeno mundial, será mais profundo nos países em desenvolvimento, como o Brasil (ONU, 2000).

A perspectiva, segundo dados do Instituto Brasileiro de Geografia e Estatística (IBGE), aponta para o crescimento da população idosa (pessoas com mais de 60 anos) dos 7,8% em 2000, para 13% em 2020 (cerca de 27 milhões de pessoas), sendo que a tendência é de continuar crescendo (IBGE, 2000).

2.2 EVOLUÇÃO HISTÓRICA

2.2.1 Evolução histórica no mundo

As infecções associadas às bactérias em nossos ancestrais ocorreram a partir dos primeiros animais há sete milhões de anos, e sua convivência podia ser algumas vezes pacífica ou muitas vezes fatal. Esses microorganismos, que sempre foram a forma de vida mais antiga e mais resistente às alterações físicas pelas quais o planeta passou, conviveram passo a passo com a história humana no planeta, interferindo nas atitudes do homem e mudando seu comportamento. Nesse sentido, determinadas transformações sociais, políticas e econômicas ocorreram devido às epidemias devastadoras, e a batalhas e guerras que foram muitas vezes decididas por epidemias em acampamentos militares (BRODY, 1999).

No século V a.C. já se observam relatos bíblicos sobre as pragas do Egito – doenças que mataram milhares de pessoas. Essas doenças, quando se espalham sem controle, podem levar ao caos as cidades, regiões e até países. Um exemplo é a peste negra[1] na Europa entre 1347-1350; estima-se que essa peste tenha matado vinte milhões de pessoas nas cidades, dizimando ⅓ de sua população (NETO, 1989).

Nesse contexto, a população européia albergou o agente infeccioso da peste bubônica durante quatro séculos. A Igreja, que era a instituição mais rica na Idade Média, protegia as pessoas do "mal" arrematando para si o conhecimento da medicina e os cuidados com os doentes. Dessa forma, ampliou seu reconhecimento e poder firmando-se como grande proprietária de terras em toda Europa. Com essa finalidade protetora, foram construídas pensões temporárias que depois se transformaram nas obras do *nosocomium*.

---

[1] Nome medieval designado à Peste Bubônica – pandemia que assolou a Idade Média.

Eram as primeiras edificações com esboço de hospital para abrigar e tratar enfermos, e delas originou-se o termo "nosocomial"[2] (ANTUNES, 1991).

As pesquisas para melhorar a saúde pública passaram também pela teoria dos miasmas; no século XIX foi criada a hipótese de que respirar o ar poluído de lugares insalubres, sujos e sem higiene, seria responsável pelo aparecimento de epidemias. Essa teoria fundamentou os princípios da reforma sanitária nas décadas seguintes na Europa e América. No século seguinte nascia a teoria de contágio pessoa/pessoa, se opondo aos miasmas (ANTUNES, 1991).

Já na Modernidade, o advento das viagens marítimas, o crescimento das cidades, a carência de alimentos, o aumento da população, as guerras e as colonizações, culminaram no surgimento de novas doenças. Na Europa se evidenciam a sífilis, varíola, sarampo e disenteria; no Caribe, a febre amarela e a varíola, que devastaram a população indígena nas Américas (UJVARI, 2003).

Os fatores responsáveis pelo aparecimento de epidemias na atualidade são complexos e muitas vezes se sobrepõem. O desenvolvimento científico, tecnológico e industrial favoreceu a ação do homem, alterando o sistema ecológico da natureza e causando surgimento de doenças como dengue hemorrágica, ebola, hantavírus, vírus da AIDS etc. (ANTUNES, 1991).

São notórios os avanços que a medicina tem alcançado ao longo dos séculos para a melhoria da qualidade de vida e o quanto as nações vêm paulatinamente favorecendo suas populações com o acesso a novas terapias. Todavia, para os países em desenvolvimento esse acesso tem percorrido um caminho longo, e para os menos favorecidos essa jornada se torna bem mais distante.

Murray e López (1996) demonstram na Tabela 2.1 a mudança esperada nos padrões de doenças e fatores de risco que afetarão a saúde global até o ano de 2020. Nela estão as quinze principais categorias de enfermidades e incapacidades na década de 1990 e as esperadas para 2020. No ano de 1990 as três principais causas foram pneumonia, diarreia e condições perinatais. Já para 2020, essas serão substituídas para isquemia do coração, depressão e acidentes de tráfico. Cabe destacar que a tuberculose se manterá em 7º lugar.

Há uma preocupação mundial para que o acesso à saúde seja universalizado. A OMS constatou que na década de 1990 foram gastos com pesquisas em saúde US$ 50 a 60 bilhões por ano. Todavia, somente 10% foram destinados a problemas de saúde que atingem 90% da população mundial. Essa disparidade está diretamente relacionada ao oligopólio formado pelas 100 maiores empresas internacionais, que destinam 75% de sua produção para os EUA, Japão, Alemanha, França, Itália e Reino Unido (MSF, 2001).

---

[2] Relativo a hospital.

Tabela 2.1 Ordem das 15 causas principais de enfermidades

Ranking	Doença ou Lesão década 1990	Ranking	Doença ou Lesão década 2020
1	Infecções respiratórias	1	Isquemia do coração
2	Diarreias	2	Depressão unipolar
3	Condições perinatais	3	Acidentes de tráfico
4	Depressão unipolar	4	Cérebro vasculares
5	Isquemia do coração	5	Pulmonar crônica obstrutiva
6	Cérebro vasculares	6	Infecções respiratórias
7	Tuberculose	7	Tuberculose
8	Sarampo	8	Guerra
9	Acidentes de tráfico	9	Diarréias
10	Anomalias congênitas	10	HIV
11	Pulmonar crônica obstrutiva	11	Condições perinatais
12	Malária	12	Violência
13	Golpes	13	Anomalias congênitas
14	Anemia	14	Autolesões
15	Má-nutrição proteico-energética	15	Câncer de traqueia e brônquios

Fonte: Murray e Lopes (1996).

Dando continuidade ao projeto de melhores condições de saúde pública, a ONU realizou a Assembleia das Nações Unidas em 2000, com 191 países na Cúpula do Milênio que comprometeram-se a cumprir os seguintes objetivos de desenvolvimento do milênio até 2015: erradicar a extrema pobreza e a fome; atingir o ensino básico universal; promover a igualdade entre os sexos e a autonomia das mulheres; reduzir a mortalidade na infância; melhorar a saúde materna; combater o HIV/AIDS, a malária e outras doenças; garantir a sustentabilidade ambiental e estabelecer uma parceria mundial para o desenvolvimento.

2.2.2 Evolução histórica no Brasil

Após a institucionalização do MS em 1953, diversos desdobramentos ocorreram de forma a reorientar as ações para tratar a saúde pública dos brasileiros. Dentre os órgãos que ficaram subordinados ao novo Ministério, ressalta-se o Instituto Oswaldo Cruz (IOC), que preservava sua condição de órgão de investigação, pesquisa e produção de vacinas, a Escola Nacional de Saúde Pública (ENSP), encarregada da formação e aperfeiçoamento de pessoal e, por último, o antigo Serviço Especial de Saúde Pública, mantendo atuação no campo da demonstração de técnicas sanitárias e serviços de emergência de pronta mobilização, sem prejuízo de sua ação executiva direta, no campo do saneamento e da assistência médica-sanitária aos estados (BRASIL, 2004).

Outro marco da história da saúde no âmbito ministerial ocorreu em 1963, com a realização da III Conferência Nacional da Saúde (CNS), convocada pelo ministro Wilson Fadul, árduo defensor da tese de municipalização. A Conferência propunha a reordenação dos serviços de assistência médico-sanitária e alinhamentos gerais para determinar uma nova divisão das atribuições e responsabilidades entre os níveis político-administrativos da Federação visando, sobretudo, a municipalização dos serviços (ANTUNES, 1991).

Com a implantação da reforma administrativa federal, em 25 de fevereiro de 1967, ficou estabelecido que o MS fosse o responsável pela formulação e coordenação da Política Nacional de Saúde (PNS), que até então não havia sido implementada. Assim, foram definidas as seguintes áreas de competência para discussão: PNS; atividades médicas e paramédicas; ação preventiva em geral, vigilância sanitária de fronteiras e de portos marítimos, fluviais e aéreos; controle de drogas, medicamentos e alimentos e pesquisa médico-sanitária (BRASIL, 2004).

Ao longo de seus 59 anos de institucionalização, o MS passou por várias reformas estruturais, sendo a mais relevante proporcionada no final da década de 1980, com a Constituição Federal de 1988, que determinou ser dever do Estado garantir saúde a toda a população através do SUS e a respectiva LOS em 1990.

Diante das transformações no campo da saúde, o perfil epidemiológico brasileiro começa a apresentar mudanças. No Gráfico 2.1 pode-se observar significativo aumento para doenças do trato respiratório, e também causas externas. No entanto, para doenças infecciosas e parasitárias, o recuo foi apenas de 2%.

Gráfico 2.1 % Mortalidade proporcional por grupos (1980 e 1999).

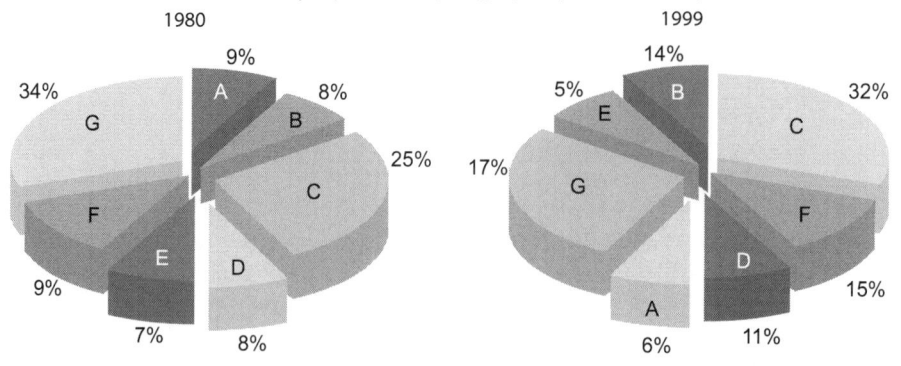

1980
A 9%
B 8%
C 25%
D 8%
E 7%
F 9%
G 34%

1999
A 6%
B 14%
C 32%
D 15%
E 5%
F 11%
G 17%

A – Doenças infecciosas e parasitárias
B – Neoplasias
C – Doenças do aparelho circulatório
D – Doenças do aparelho respiratório
E – Afecções originadas no período perinatal
F – Causas externas
G – Demais causas definidas

Fonte: Ministério da Saúde/FNS/SIM/Centro Nacional de Epidemiologia-Cenepi.

Já a Tabela 2.2 proporciona uma dimensão mais atual em um período de oito anos. Observa-se que mais de 60% dos óbitos informados no país em 2004 foram devidos a três grupos de causas: doenças do aparelho circulatório (31,8%), causas externas[3] (14,2%) e neoplasias (13,4%), com pequenas variações em relação aos valores de 1996 (BRASIL, 2008).

Tabela 2.2 Percentual de mortalidade proporcional (1996 a 2004)

Grupos de Causa	Brasil		Norte		Nordeste		Sudeste		Sul		C. Oeste	
	1996	2004	1996	2004	1996	2004	1996	2004	1996	2004	1996	2004
Doenças infecciosas e parasitárias	6,8	5,1	9,2	7,3	8,6	6,0	6,6	4,9	4,6	4,0	8,1	5,5
Neoplasias	13,4	15,7	11,2	12,7	10,6	12,5	13,6	16,3	16,4	19,2	12,0	14,4
Doenças do aparelho circulatório	32,3	31,8	24,1	24,3	29,9	30,9	33,3	32,7	34,7	33,1	28,9	30,8
Doenças do aparelho respiratório	11,5	11,4	9,5	11,1	9,4	9,5	11,8	12,2	13,4	11,8	9,8	10,1
Algumas afecções originadas no período perinatal	4,8	3,5	10,6	8,2	6,9	5,7	4,2	2,4	3,3	2,2	5,7	3,6
Causas externas	15,4	14,2	20,1	18,9	17,0	15,5	14,9	13,3	13,1	12,6	20,5	17,8
Demais causas definidas*	15,7	18,3	15,3	17,6	17,7	19,9	15,6	18,2	14,6	17,1	15,1	17,8
Total	100,0	100,0	100,0	100,0	100,0	100,0	100,0	100,0	100,0	100,0	100,0	100,0

* Óbitos por causas mal definidas correspondem ao capítulo XVII – sintomas, sinais e achados anormais de exames clínicos e de laboratório não classificados em outra parte (códigos R00-R99), da 10ª Revisão da Classificação Internacional de Doenças (CID-10) e ao capítulo XVI – sintomas, sinais e afecções mal definidas (códigos 780-799) da 9ª Revisão (CID-9).
Fonte: Ministério da Saúde/SVS – Sistema de Informações sobre Mortalidade (SIM).

Os desdobramentos de ações pelo MS e pelas entidades gestoras do SUS têm-se traduzido no aumento da qualidade e serviços para a população, principalmente na qualificação da gestão de áreas como promoção, assistência, vigilância e complexo produtivo. Essa fase reflete uma nova forma de olhar a saúde, reconhecendo que, além de ser um direito de todos, contribui para o desenvolvimento econômico do país ao gerar empregos e renda, uma vez que representa entre 7% e 8% do PIB, quando se englobam as atividades industriais e os serviços relacionados à saúde (BRASIL, 2009).

Esses resultados são alcançados através dos avanços constantes nos diversos programas de saúde, como exemplificado na Figura 2.1. Todas as atuações estão alinhadas dentro de um contexto macro de políticas intersetoriais.

---

[3] Causa mortis originada por fator externo como "bala perdida".

Figura 2.1 Exemplo de Políticas na área da saúde.
Plano Nacional de Saúde (2008-2011).

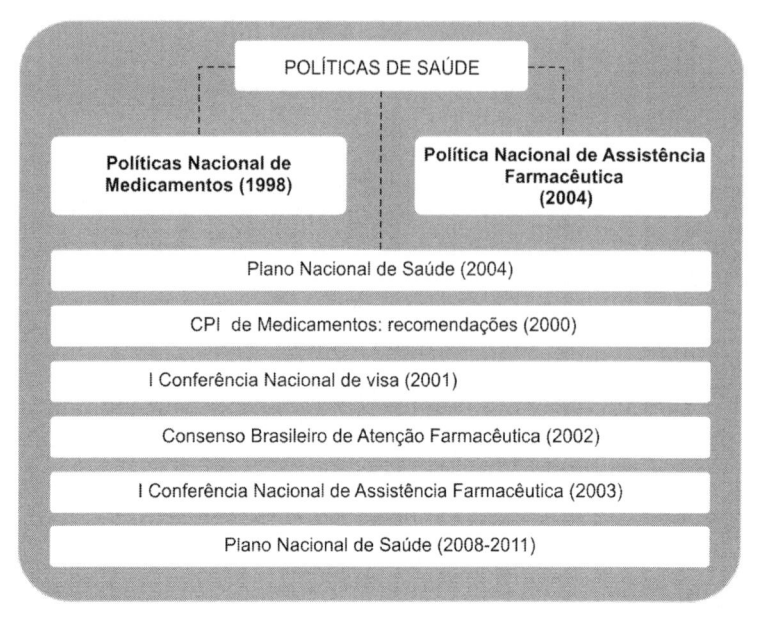

```
                        POLÍTICAS DE SAÚDE

    Políticas Nacional de              Política Nacional de Assistência
    Medicamentos (1998)                        Farmacêutica
                                                  (2004)

                    Plano Nacional de Saúde (2004)

                 CPI de Medicamentos: recomendações (2000)

                   I Conferência Nacional de visa (2001)

              Consenso Brasileiro de Atenção Farmacêutica (2002)

            I Conferência Nacional de Assistência Farmacêutica (2003)

                  Plano Nacional de Saúde (2008-2011)
```

Fonte: Adaptação própria de ANVISA, 2010.
(II Fórum de Rastreabilidade de Medicamentos).

2.3 CENÁRIO EPIDEMIOLÓGICO

2.3.1 Tendências de mortalidade

Estima-se que, em 2030, ¾ de todas as mortes serão causadas pelo envelhecimento da população em países de baixa e média renda. Nos próximos 20 anos a proporção de morte para doenças não transmissíveis terá um crescimento significativo global. As mortes por doenças cardiovasculares aumentarão de 17,1 milhões para 23,4 milhões e as por câncer passarão de 7,4 milhões para 11,8 milhões. As mortes devido a câncer, doenças cardiovasculares e acidentes de tráfico representarão 56% das causas de óbito, passando para 67 milhões (WHO, 2008).

Essa ampliação nas mortes por doenças não transmissíveis será acompanhada por grandes declínios na mortalidade para as principais *causa mortis*, como maternal, perinatal e nutricional, incluindo a infecção pelo HIV, a tuberculose (TB) e a malária. No entanto, em relação às mortes provocadas pelo HIV/AIDS, espera-se um aumento de 2,2 milhões (ano de 2008) para o máximo de 2,4 milhões em 2012 e um declínio para 1,2 milhões em 2030 (WHO, 2008). Ainda se observa no Gráfico 2.2 a projeção de mortes em países com renda baixa, média e alta.

Gráfico 2.2 Projeção alta, média e baixa de *causa mortis*.

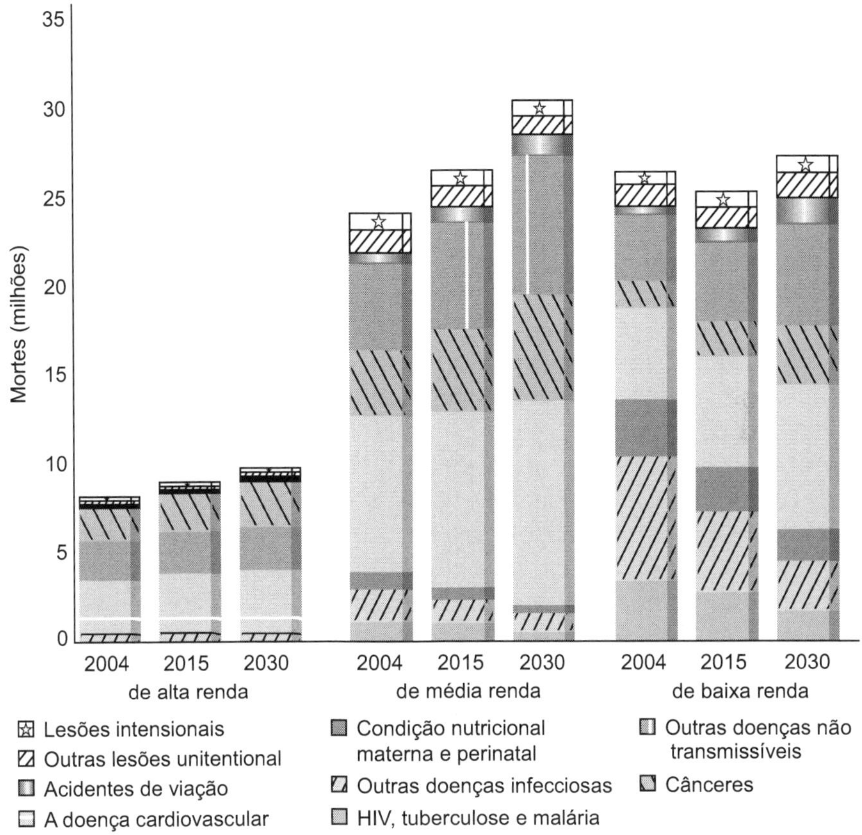

[Gráfico de barras empilhadas mostrando mortes (milhões) para países de alta renda, média renda e baixa renda nos anos 2004, 2015 e 2030.]

- ▨ Lesões intensionais
- ▨ Outras lesões unitentional
- ☐ Acidentes de viação
- ☐ A doença cardiovascular
- ■ Condição nutricional materna e perinatal
- ▨ Outras doenças infecciosas
- ☐ HIV, tuberculose e malária
- ☐ Outras doenças não transmissíveis
- ☐ Cânceres

Fonte: WHO, 2008.

Questões que impactam diretamente na saúde da população e proporcionam melhor qualidade de vida são constantemente monitoradas internacionalmente pela OMS. Nesse sentido, observa-se nas Tabelas 2.3 e 2.4, a relação de melhoria da expectativa de vida da população, quando há investimentos em saneamento básico e a água potável. Esses resultados contribuem sensivelmente para minimizar os gastos com tratamento de saúde, impactando diretamente na taxa de morbimortalidade.

Os resultados dos esforços globais para acesso a saneamento básico e água potável demonstram que a qualidade de vida melhorou. Contudo, o crescimento mundial da população e as condições socioeconômicas, associadas ao ressurgimento de endemias, apontam a necessidade da constante vigilância epidemiológica para ações e prevenções.

2.3.2 Situacional epidemiológico das doenças no Brasil

A Vigilância Epidemiológica (VE) no Brasil foi definida pela LOS como *o conjunto de atividades que permite reunir a informação indispensável para conhecer, a qualquer momento, o comportamento ou história natural das doenças, bem como detectar ou prever alterações de seus fatores condicionantes, com o fim de recomendar oportunamente, sobre bases firmes, as medidas indicadas e eficientes que levem à prevenção e ao controle de determinadas doenças (BRASIL, 2008).*

Dessa forma, a Secretaria de Vigilância em Saúde (SVS) do MS trabalha para a promoção e disseminação do uso de metodologia epidemiológica em todos os níveis do SUS, objetivando o estabelecimento de sistemas de informação e análises que permitam o monitoramento do quadro sanitário do país e subsidiem a formulação, implementação e avaliação das ações de prevenção e controle de doenças e agravos, a definição de prioridades e a organização dos serviços e ações de saúde (BRASIL, 2008).

Quanto às doenças transmissíveis, essas representavam a principal causa de morte nas capitais brasileiras na década de 1930, respondendo por mais de um terço dos óbitos registrados nesses locais, percentual provavelmente muito inferior ao que ocorria na área rural, da qual não se tem registros adequados. As melhorias sanitárias, o desenvolvimento de novas tecnologias como as vacinas e os antibióticos, a ampliação do acesso aos serviços de saúde e as medidas de controle, fizeram com que esse quadro se modificasse bastante até os dias atuais. O Brasil tem alcançado êxito como a eliminação do sarampo, mas outras ainda apresentam quadro de persistência ou de redução, sendo necessário o fortalecimento de novas estratégias que proponham maior integração entre as áreas de prevenção e controle e a rede assistencial, já que um importante foco da ação nesse conjunto de doenças está voltado para o diagnóstico e tratamento das pessoas doentes, visando à interrupção da cadeia de transmissão (ALBUQUERQUE, 2002; BRASIL, 2009).

Além da necessidade de promover ações de prevenção e controle de doenças transmissíveis que mantêm importante magnitude em nosso país, é necessário ampliar a capacidade de atuação para novas situações que se colocam sob a forma de surtos ou devido ao surgimento de doenças inusitadas, muitas vezes com gravidade elevada. Desde o início da década de 1980, algumas doenças infecciosas passaram a ser registradas ou foram reintroduzidas no Brasil, destacando-se a AIDS (1980), a dengue (1982), a cólera (1991) e a hantavirose (1993) sendo que dentre essas somente a cólera apresentou redução significativa na última década (BRASIL, 2008).

Tabela 2.3 Percentual de investimento nos fatores de risco – água e saneamento básico

Estado Membro da OMS	% Melhorias no acesso a água potável / Ano									% Melhoria em Saneamento básico / Ano								
	Urbano			Rural			Total			Urbano			Rural			Total		
	1990	2000	2006	1990	2000	2006	1990	2000	2006	1990	2000	2006	1990	2000	2006	1990	2000	2006
Brasil	93	96	97	54	57	58	83	89	91	82	83	84	37	37	37	71	74	77
Região das Américas	96	98	98	73	78	81	90	93	94	89	91	92	58	65	68	81	85	87
Região da Europa	98	99	100	87	90	92	95	97	97	97	97	97	84	85	85	93	92	92

Fonte: Elaboração própria com dados da World Health Statistics, 2008.

Tabela 2.4 Mortalidade e surto de doenças

Estado Membro das OMS	Anos de expectativa de vida / Ano									Morbidade (por 100.000 habitantes) / Ano								
	Masculino			Feminino			Ambos			Incidência de TB (Tuberculose)			Prevalência de TB			TB entre pessoas HIV+		
	1990	2000	2006	1990	2000	2006	1990	2000	2006	1990	2000	2006	1990	2000	2006	1990	2000	2006
Brasil	63	67	68	70	73	75	67	70	72	84	60	50	129	89	55	0	0	1
Região das Américas	68	70	72	74	77	78	71	73	75	65	45	37	96	61	44	0	0	0
Região da Europa	67	68	70	74	76	78	70	72	74	37	51	49	53	70	54	0	0	0

Fonte: Elaboração própria com dados da World Health Statistics, 2008.

O grupo de doenças transmissíveis ainda traz um impacto importante sobre a morbidade, principalmente para aquelas enfermidades as quais não se dispõe de mecanismos eficazes de prevenção e/ou que apresentam uma estreita associação com causas ambientais, sociais e econômicas (BRASIL, 2009).

2.3.3 Situacional sobre doenças negligenciadas

Os próximos subitens destacam seis doenças negligenciadas. Essas foram selecionadas com base na Portaria nº 5 de 21/02/2006 da SVS que apresenta uma Lista Nacional de Doenças e Agravos de Notificação Compulsória (LNDANC). Nessa relação são apresentadas quarenta enfermidades prioritárias para o país, dentre as quais seis negligenciadas: doença de Chagas, dengue, hanseníase, leishmaniose, malária e tuberculose. Considerando, igualmente, que no ano de 2006 o Departamento de Ciência e Tecnologia (DECIT) do MS, priorizou suas ações de pesquisa em saúde nessas mesmas doenças, o recorte para análise nesta obra ocorreu nesse escopo.

2.3.3.1 Doença de Chagas

Dados gerais

Esta doença é causada pelo parasita Trypanosoma cruzi (*T. cruzi*) transmitido principalmente por insetos conhecidos como "barbeiros" ou "chupões". Estimativas indicam que existem no mundo cerca de 10 milhões de pessoas infectadas com o mal e 25 milhões correm risco, causando mais de 10 mil mortes/ano, e mais de 8 milhões de pessoas contraindo a doença nas Américas a cada ano. A doença de Chagas ocorre em duas fases e mata mais pessoas nessa região do que qualquer outra doença parasitária, incluindo a malária. Os tratamentos existentes não são satisfatórios e podem ter efeitos colaterais tóxicos. (WHO, 2012)

A OMS reconheceu que a problemática é mundial, pois houve casos notificados em países não endêmicos como Espanha, EUA e Austrália. Dessa forma, em janeiro de 2012 essa organização, aliada à Fundação Bill Gattes e outros parceiros incluíram a doença na Declaração de Londres (WHO, 2012).

Estimativas afirmam que 1.067 dos 65.255 (16 por 1 mil) imigrantes latino-americanos que vivem na Austrália podem estar infectados com o *T. cruzi*. No Canadá, em 2001, 1.218 dos 131.135 imigrantes (9 por 1 mil) também estavam infectados. Já nos EUA, um levantamento apontou que, de 1981 a 2005, entre 56 mil e 357 mil dos 7,2 milhões de imigrantes legais (8 a 50 por 1 mil) podiam estar infectados e na Espanha, 5.125 dos 241.866 imigrantes legais (25 por 1 mil) podem estar infectados (WHO, 2008).

No Brasil, estimativas apontam que existem de 2 a 3 milhões de pessoas infectadas com a doença. Na Figura 2.2 observa-se a distribuição da doença no mundo e estimativa de infectados em países não-endêmicos.

Figura 2.2 Distribuição da doença de Chagas no mundo.

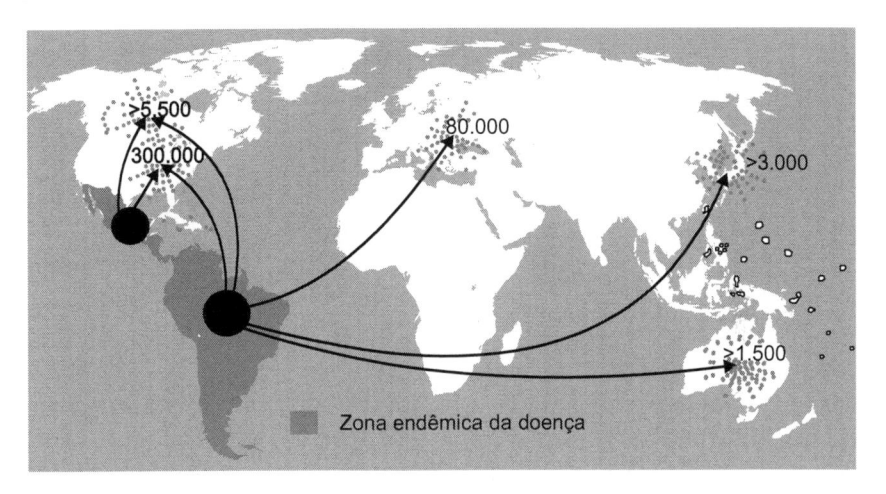

Fonte: COURA, 2010.

2.3.3.2 Dengue

Dados gerais

O vírus da dengue pode ser transmitido pela picada de duas espécies de mosquitos: *Aedes aegypti* ou *Aedes albopictus*, onde o primeiro também pode transmitir a febre amarela. O mosquito apresenta manchas brancas no corpo, pica durante o dia (principalmente ao amanhecer e no fim da tarde) e vive nas proximidades ou interior de casas e prédios. As fêmeas necessitam de sangue para amadurecer seus ovos, por esse motivo somente elas picam e, com isso, podem transmitir a doença (WHO, 2008).

Ela também é conhecida como "febre quebra-ossos" e é uma doença febril causada por vírus da família dos flavivírus. Os tipos de vírus existentes são Den1, Den2, Den3 e Den4, que podem causar tanto a forma clássica como a forma hemorrágica da doença. Ela pode ser encontrada em aproximadamente 100 países das Américas, África, Ilhas do Pacífico, Ásia e Mediterrâneo, como observado na Figura 2.5 (WHO, 2008).

A dengue é uma doença grave e potencialmente letal. A OMS estima que cerca de 2,5 bilhões de pessoas correm o risco de contraí-la. O número de infecções aumentou drasticamente nas últimas décadas devido ao aumento da urbanização, o comércio e as viagens em todo globo terrestre.

Figura 2.3 Distribuição de dengue no mundo.

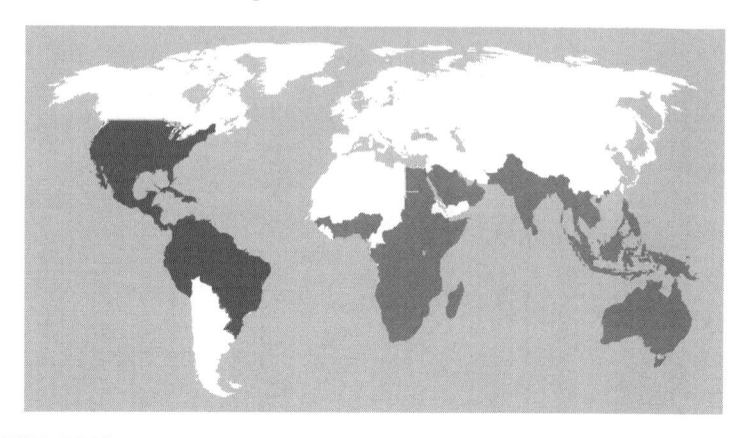

Fonte: WHO, 2010.

Os maiores problemas e desafios no controle da dengue são a inexistência de vacinas, áreas extensas de disseminação do mosquito, conhecimento científico insuficiente para a redução das populações do vetor, problemas na detecção e notificação precoce dos casos da doença e fragilidade da integração entre a vigilância entomológica e a vigilância epidemiológica. Nas Figuras 2.4 e 2.5, podem ser observados os tipos de dengue circulantes em território brasileiro e as áreas mais susceptíveis no país para a doença (BRASIL, 2010).

Embora ainda não haja uma vacina, a multinacional Sanofi Pasteur e algumas Instituições de Pesquisa da Fundação Oswaldo Cruz e do Instituto Butantan estão com trabalho em desenvolvimento, com a previsão dos primeiros resultados para 2012. Dessa forma, a única solução é evitar que o mosquito portador do vírus não se reproduza impedindo assim a contaminação da população (WHO, 2008).

2.3.3.3 Hanseníase
Dados gerais

A hanseníase é uma doença infecciosa, de evolução crônica causada pelo *Mycobacterium leprae*, única espécie de micobactéria que acomete principalmente a pele e os nervos periféricos das extremidades do corpo, especificamente células de *Schwann*.[4] Ela está concentrada em 17 países e 200 mil novos casos são reportados à OMS a cada ano (WHO, 2012).

---

[4] São células gliaies (células não neuronais do sistema nervoso central que proporcionam suporte e nutrição aos neurônios) periféricas que se originam na crista neural embrionária e acompanham ao neurônio durante seu crescimento e desenvolvimento. Recobrem as prolongações dos neurônios.

Figura 2.4 Dengue – Sorotipos circulantes no Brasil entre 2001 a 2006.

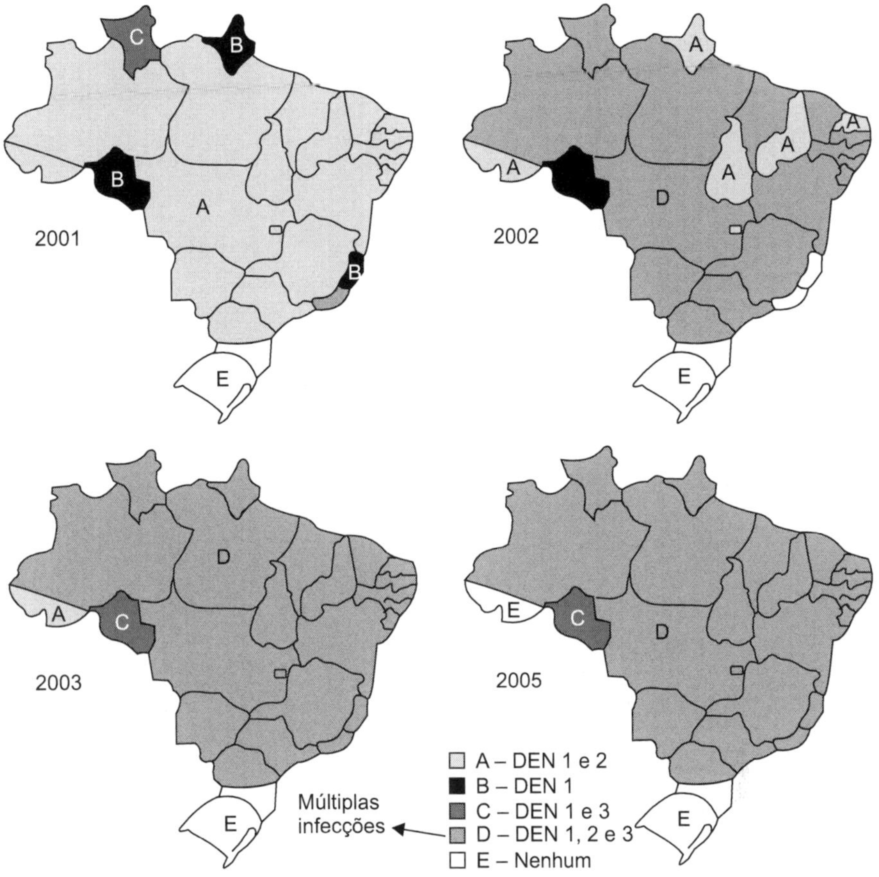
2001
2002
2003
2005
A
B
C
D
E
Múltiplas infecções
A – DEN 1 e 2
B – DEN 1
C – DEN 1 e 3
D – DEN 1, 2 e 3
E – Nenhum

Fonte: Revista de Saúde Pública 2010;44(1):200-2.

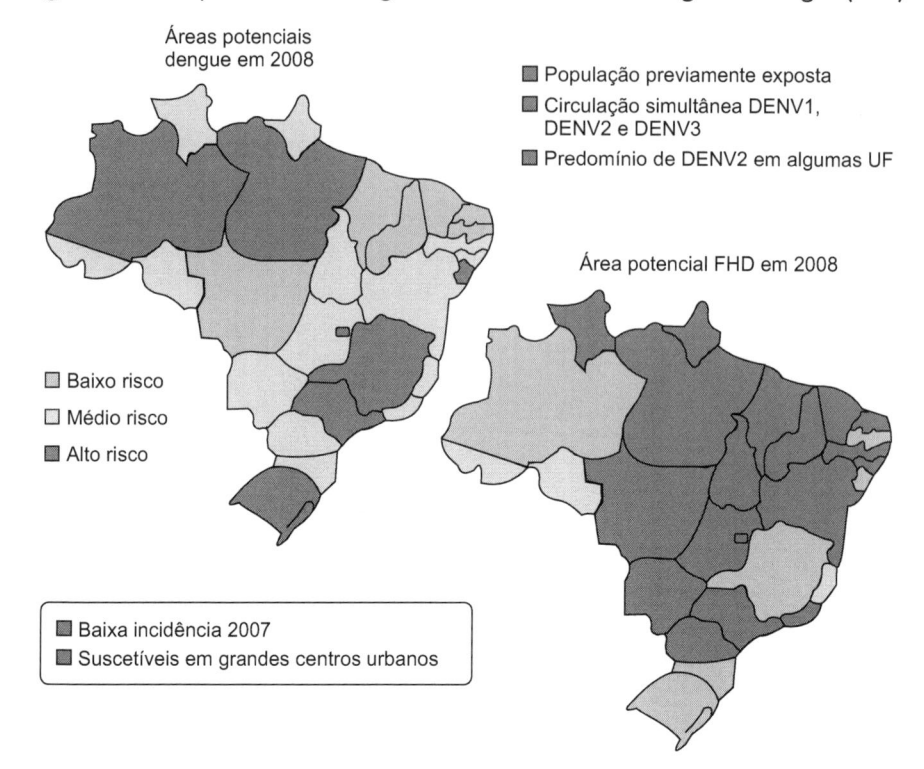

Figura 2.5 Áreas potenciais de dengue comum e Febre Hemorrágica da Dengue (FHD).

Áreas potenciais dengue em 2008

- População previamente exposta
- Circulação simultânea DENV1, DENV2 e DENV3
- Predomínio de DENV2 em algumas UF

Área potencial FHD em 2008

- Baixo risco
- Médio risco
- Alto risco

- Baixa incidência 2007
- Suscetíveis em grandes centros urbanos

Fonte: Revista de Saúde Pública 2010;44(1):200-2.

Essa doença ainda é um problema de saúde pública. Em 1990, a prevalência era de 19,5 casos p/10.000 habitantes, e, diminuiu para 2,1, em 2007. No Sul e Sudeste a prevalência foi menor que 1/10.000 habitantes, nas outras regiões essa meta ainda não foi atingida. O Norte apresenta 5,43, o Nordeste 3,15 e o Centro-Oeste 4,06. Já entre os estados, o Tocantins e o Mato Grosso são os que apresentavam as maiores prevalências. Os principais fatores que contribuíram para esses avanços foram a introdução da poliquimioterapia (PQT), a descentralização das ações de vigilância e controle para os municípios e sua integração com a estratégia de saúde da família (BRASIL, 2010).

Essa doença tem um passado infeliz, de discriminação e isolamento dos doentes, que já não existe nos dias de hoje, pois a doença pode ser tratada e curada. A transmissão se dá por germes eliminados por gotículas da saliva que são inaladas, penetrando no organismo pela mucosa do nariz. Outra possibilidade é o contato direto com a pele através de feridas de doentes. No entanto, é necessário um contato íntimo e prolongado para a contaminação, como, por exemplo, a convivência de familiares na mesma residência. Daí a importância do exame dos familiares do doente de hanseníase (ALBUQUERQUE, 1999).

O período de incubação dura em média dois a sete anos, embora existam referências a períodos mais curtos, de sete meses, como também mais longos, de 10 anos. A doença apresenta baixa letalidade e mortalidade, podendo ocorrer em qualquer idade, raça ou gênero. Cabe ressaltar que existe relação entre endemicidade e baixos índices de desenvolvimento humano (IDH).

A maioria da população adulta é resistente à hanseníase, mas as crianças são mais susceptíveis, geralmente adquirindo a doença quando há um paciente contaminante na família. Entre os fatores predisponentes estão o baixo nível socioeconômico, a desnutrição e a superpopulação doméstica. Devido a isso, a doença ainda tem grande incidência nos países subdesenvolvidos (ALBUQUERQUE, 1999).

A hanseníase tem cura e o tratamento varia de acordo com a forma da doença: seis meses para as formas mais brandas e 12 meses para as formas mais graves.

Na Figura 2.6, da OMS, pode-se observar a taxa prevalente de hanseníase global no início de 2009.

Figura 2.6 Distribuição de hanseníase no mundo.

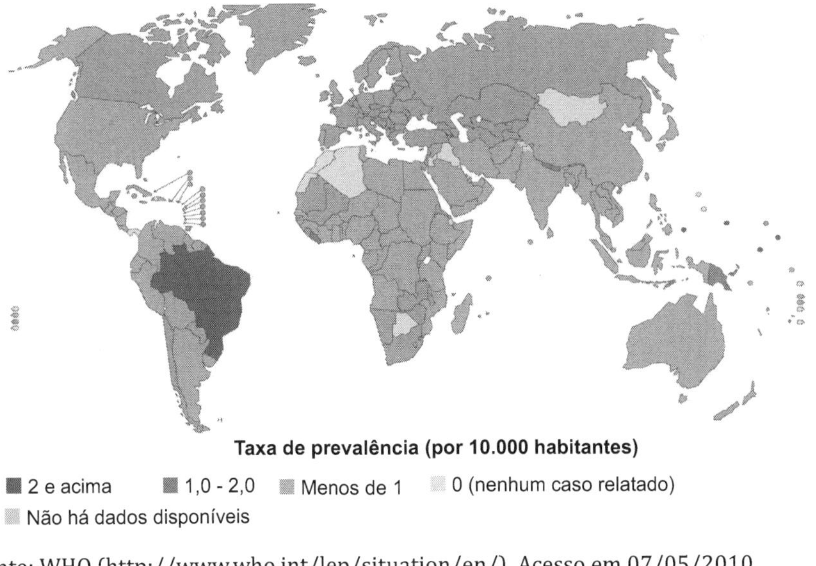

Taxa de prevalência (por 10.000 habitantes)
■ 2 e acima   ■ 1,0 - 2,0   ■ Menos de 1   ▫ 0 (nenhum caso relatado)
▫ Não há dados disponíveis

Fonte: WHO (http://www.who.int/lep/situation/en/). Acesso em 07/05/2010.

2.3.3.4 Leishmaniose

Dados gerais

Existem dois tipos da doença, a Leishmaniose Visceral (LV) e a Leishmaniose Tegumentar (LT). A cutânea é a forma da doença que afeta a pele, causa úlceras no rosto, nos braços e pernas, resultando em sérias deficiências físicas e problemas sociais. A leishmaniose mucocutânea, derivada da forma cutânea, causa ulceração, seguida da destruição de membranas mucosas e do tecido do nariz, da boca e da garganta. Ela pode levar à morte por infecção secundária das vias respiratórias. Esses tipos se espalharam na América Latina desde a época dos Incas; as máscaras fúnebres sem nariz dão o testemunho da presença dessa doença "que come a carne". O Peru é um dos países mais afetados, enquanto a Bolívia, o Brasil e o Peru contabilizam 90% de todos os casos mundiais. Registra-se o aumento considerável do número de pessoas infectadas desde o início dos anos 1980, seguindo a migração sazonal de agricultores em grande escala. Estes tipos são conhecidos com LT (WHO, 2010).

A LV tem apresentado, nos últimos anos, ampliação da área de ocorrência e no número de casos. Aproximadamente 500 mil novos casos ocorrem a cada ano e morrem cerca de 50 mil pessoas. É mais frequente no sul da Ásia, sul do Sudão, Etiópia e Brasil, sendo este, registrado um crescimento recente (WHO, 2012). As razões desse comportamento não se encontram completamente esclarecidas, mas os processos migratórios e a urbanização, com a invasão de áreas anteriormente silvestres, têm sido apontados como seus principais fatores (BRASIL, 2010).

A OMS disponibiliza em seu site, a geografia da LV e LT no mundo. Estes mapas podem ser visualizados nas Figuras 2.7 e 2.8 (WHO, 2010).

Figura 2.7 Distribuição LT no mundo.

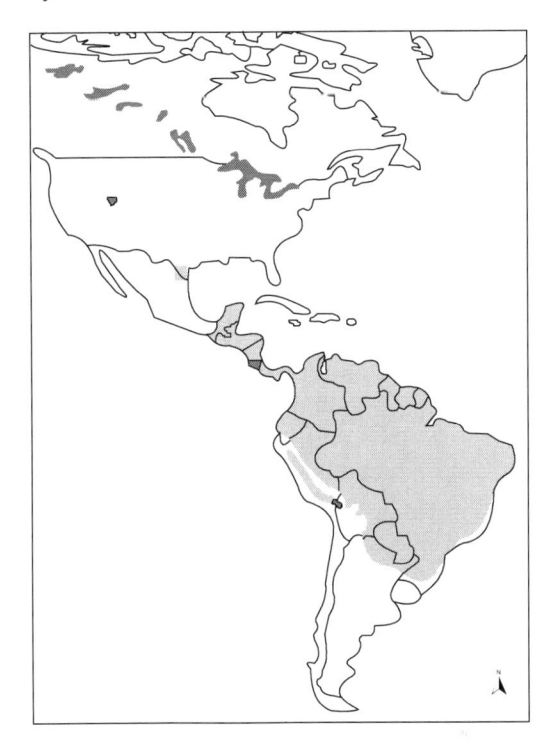

Fonte: WHO (www.who.int/leishmaniasis/leishmaniasis_maps/en/).
Acesso em 10/11/2010.

Figura 2.8 Distribuição LV no mundo.

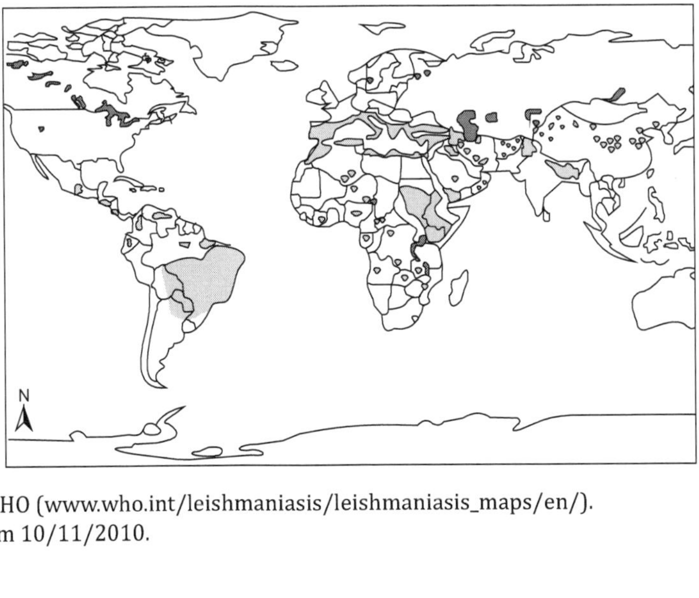

Fonte: WHO (www.who.int/leishmaniasis/leishmaniasis_maps/en/).
Acesso em 10/11/2010.

2.3.3.5 Malária

Dados gerais

A malária é causada por protozoários do gênero *Plasmodium*, transmitidos pela picada da fêmea do mosquito Anopheles, que se reproduz em regiões que combinam calor, umidade e vegetação. Das quatro formas do parasita que causam a malária – *Plasmodium falciparum, vivax, ovale e malariae* –, o *P. falciparum* é o mais virulento. A transmissão do parasita pelos mosquitos é afetada pelo clima e geografia, e sua maior incidência se dá durante as estações de chuva (ALBUQUERQUE, 1999).

A malária está presente em mais de 100 países e ameaça 40% da população mundial. A cada ano, 500 milhões de pessoas chegam ao óbito, sendo as crianças de áreas rurais as principais vítimas (BRASIL, 2004).

No século XX, campanhas de drenagens de pântanos e pulverização de inseticida em casas permitiram que países desenvolvidos erradicassem a malária; contudo, para os países pobres a situação continuou a mesma. Estima-se que 90% dos casos mundiais e 90% de toda a mortalidade por malária ocorram na África subsaariana. A doença também ocorre nas Américas Central e do Sul, sobretudo na região amazônica, e em países da Ásia (UJVARI, 2003).

A região Amazônica concentra 99,8% do total de casos de malária no Brasil. No ano de 2007, essa concentração geográfica revelou-se também nos estados do Amazonas, Pará e Rondônia, constituindo 79,2% do total de casos no país (286 mil casos). Nesse ano, cerca de 80 municípios foram considerados de alto risco, com Índice Parasitário Anual (IPA) maior que 50/1.000 habitantes, e em 11 deles, o índice foi superior a 300/1.000 habitantes (BRASIL, 2010).

Cabe ressaltar, que durante os anos 1960 e até a metade da década de 1970, a média anual de casos de malária era inferior a 100 mil, aumentando para uma média anual de 500 mil nos anos de 1980. Em 1999, foram registrados 640 mil casos, levando ao MS a lançar o Plano de Intensificação das Ações de Controle da Malária na Amazônia Legal (PIACM), resultando na estabilização do número de casos no ano 2000 e redução para 390 mil casos em 2001.

Contudo, a falta de sustentabilidade das ações permitiu o aumento da infecção para 608 mil em 2003. A retomada das ações através do Programa Nacional de Controle da Malária (PNCM) reverteu essa tendência, com 458 mil casos, em 2007. Salienta-se que no início da implantação do SUS, ocorriam quase 1.000 óbitos anuais por malária, enquanto em 2006, houve registro de 93 óbitos somente, provavelmente pela ampliação do acesso ao diagnóstico e ao tratamento, assim como pelas modificações introduzidas no esquema terapêutico.

Pode ser observado na Figura 2.9 a situação da malária no mundo. Estão destacadas as nações livres da malária, bem como as regiões endêmicas, as com pré-eliminação, eliminação e prevenção da reintrodução da doença.

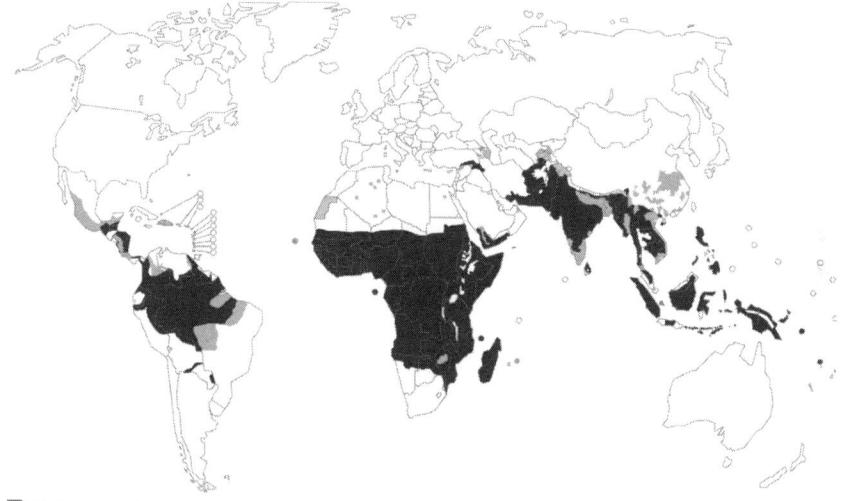

Figura 2.9 Panorama mundial de malária.

■ Paises ou áreas onde a transmissão da málaria ocorre
▣ Paises ou áreas com risco reduzido de transmissão da málaria
Este mapa destina-se como uma ajuda visual apenas e não como uma fonte definitiva de informações sobre endemicidade da málaria.

Fonte: World Malaria Report 2009 – WHO, Report 2011.

2.3.3.6 Tuberculose

Dados gerais

A tuberculose (TB) é uma doença transmissível causada por uma micobactéria *Micobacterium tuberculosis* (*M. tuberculosis*) também conhecido como bacilo de Koch (BK). O complexo *M. tuberculosis* e constituído de varias espécies: *M. tuberculosis, M. bovis, M. africanum* e *M. microti. Mycobacterium tuberculosis* que se caracteriza como um importante problema de saúde pública para o Brasil e para o mundo (BRASIL, 2010).

Na presente década, representa uma média de 70.000 casos novos por ano, o que coloca o Brasil entre os 22 países com mais alta carga da doença. A incidência dessa doença vem declinando significativamente, atingindo, em 2007, 38,2 casos por 100.000 habitantes. Nesse ano, as regiões Norte e Sudeste registraram taxas superiores à nacional, sendo pressionada globalmente pelos portadores de HIV. No país, é a causa de morte mais frequente entre pacientes com AIDS. A proporção de casos de TB testados para o HIV alcançou os 63% em 2007. Além disso, o fenômeno da Multi-Droga Resistência (MDR) tem-se constituído em uma preocupação global em função das bactérias se tornarem resistentes aos antibióticos atuais. Cabe ressaltar que em 1990 a taxa da mortalidade por TB também reduziu, de 3,6 por 100.000 habitantes para 2,6, registrados em 2005 (BRASIL, 2010).

Embora existam vários programas e planos de caráter nacional e internacional para combater essa moléstia, seu crescimento é preocupante, principalmente com relação à resistência ao tratamento. Devido ao longo período de tratamento, os pacientes o negligenciam quando começam sentir-se bem, provocando resistência do bacilo aos medicamentos.

Na Figura 2.10, observa-se a distribuição de TB mundial no ano de 2008. Havia uma estimativa de 9,4 milhões de casos incidentes (equivalente a 139 casos por 100.000 da população) de TB mundialmente. Esse aumento pode ser comparado com o ano anterior, onde foram estimados 9,3 milhões de casos. Como ocorre uma redução lenta nas taxas de incidência *per capita*, ainda continuará a ser compensada pelo aumento da população.

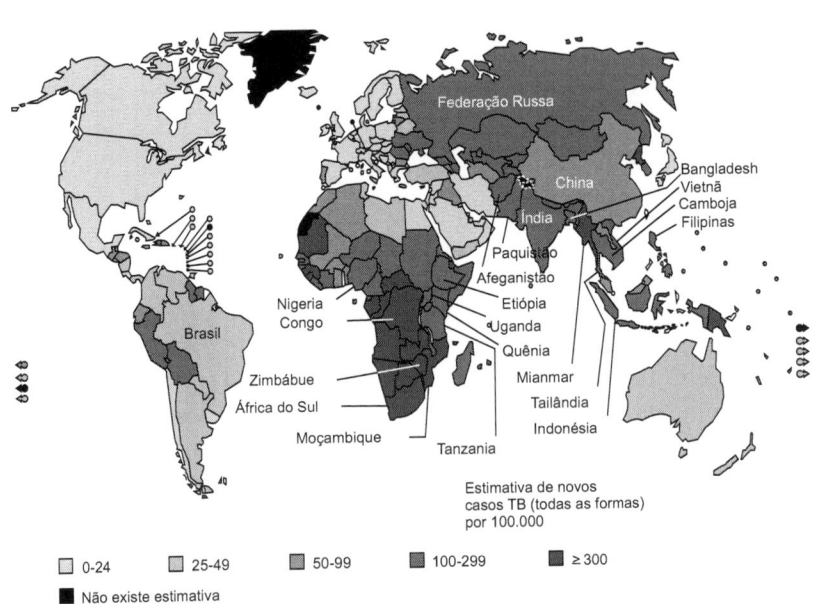

Figura 2.10 Estimativa dos casos de tuberculose no mundo.

Fonte: Global tuberculosis control 2011. WHO, 2011.

CAPÍTULO 3
DINÂMICA DO MERCADO FARMACÊUTICO E A COMERCIALIZAÇÃO DOS MEDICAMENTOS PARA DOENÇAS NEGLICENCIADAS

> "La historia nos enseña que la gente y las naciones solo actúan sabiamente después de haber agotado todas las demás alternativas."
>
> *Abba Eban*

Este capítulo apresenta o cenário macro do mercado farmacêutico global, destacando o panorama brasileiro inserido nesse comércio. Especificamente são abordados os gastos com os medicamentos e IFA relativos às doenças negligenciadas tratadas neste livro. Para tanto, os produtores são localizados, bem como os últimos cinco anos da balança comercial no país e o respectivo dispêndio governamental.

3.1 INTRODUÇÃO

A economia de mercado surge em presença da competitividade e dinamismo das relações de consumo – é a ciência que estuda as formas de comportamento humano resultantes da relação existente entre as ilimitadas necessidades para atender à população e os recursos que, embora escassos, são distribuídos em diversos setores da sociedade (ROSSETI, 1997).

A história registra a abordagem de uma dinâmica industrial, tendo como ponto de partida Schumpeter (1942) e outros autores, conhecidos como neo-schumpterianos ou evolucionistas (NELSON e WINTER, 1982; DOSI, 1984; FREEMAN e PEREZ, 1988). Igualmente, a dinâmica econômica existente em um mercado capitalista flui catalisada pelos seguintes aspectos: respostas às pressões da concorrência, ação estatal e os fatores sociopolíticos e econômicos. A resposta como progresso técnico é evidenciada pela geração permanente de inovações introduzidas em todo cadeia produtiva (MALDONADO e GADELHA, 2005).

Segundo Kotler,

> *A segmentação do mercado é o reconhecimento de que cada mercado é composto de segmentos distintos, consistindo em compradores com diferentes necessidades, estilos de compra e respostas a variações na oferta. Nenhuma oferta ou enfoque ao mercado satisfará a todos os compradores. Cada segmento de mercado representa uma oportunidade diferente* (KOTLER, 1985).

Para a área da saúde, o que se observa é um "*mix*" público-privado que envolve prestadores de serviços e produtores de bens privados e públicos, como no caso dos medicamentos. Ocorre também a regulação governamental, além da atuação de instituições filantrópicas e Organizações Não-Governamentais (ONGs). Dessa forma, é um "mercado" de bens e serviços de saúde, com relações não mercantilistas associadas a elementos de mercado (SANTOS, 2001). Já Gadelha (2002) estudou a competitividade de cadeias integradas no Brasil e cunhou o termo Complexo Econômico-Industrial da Saúde (CEIS) (GADELHA, 2002; 2003).

O setor da economia com maior destaque dentro desse complexo é o da indústria farmacêutica, pois se fundamenta em segmentos tecnologicamente dinâmicos, dentre os quais a biotecnologia e a química fina. Juntamente com os defensivos agrícolas, é considerada um dos setores mais importantes, sendo inclusive a responsável pela maior parte das importações que o Brasil realiza em termos de produtos de Química Fina (SIQUIM, 1994).

A principal característica do setor é a concentração em grandes mercados e a participação de um número reduzido de empresas. Segundo estudos do IMS Health (2010), até 2015, os gastos globais com medicamentos alcançarão aproximadamente US$ 1.100 bilhões, refletindo uma taxa de crescimento entre 3-6% num período de cinco anos. Isto representa pouco se comparado com os 6,2% de crescimento anual dos últimos cinco anos. Por outro lado, o mercado *Pharmerging* apresentará alto crescimento liderado pela China. Eles contribuirão com 28% do total declarado para 2015. Quando comparado há 10 anos, eram apenas 12%. Cabe ressaltar que nesse período haverá substancial aumento no consumo de medicamentos genéricos, migrando de 20% para 39% a presença no mercado total (IMS HEALTH, 2011).

Dentre os motivos que impulsionam essas tendências estão: expiração de patentes e, por conseguinte a entrada de medicamentos genéricos, terapias-alvo com novos mecanismos de ação, aprovação de biossimilares e o mercado *Pharmerging*.

O Brasil tem presença significativa no mercado *Pharmeging*, uma vez que mostra um aumento de US$ 10 bilhões/ano. O segmento de genéricos no país representa aproximadamente 20% das vendas totais no mercado, e no período de 2003-2011 foi registado um crescimento de 42,3%. Segundo a Associação Brasileira das Indústrias de Medicamentos Genéricos (Pró Genéricos), após a entrada no mercado de um remédio genérico, em geral, ele proporciona uma redução no preço, na prática, de cerca de 50%, e em oito anos um aumento do consumo aproximadamente de 300% (PRÓ GENÉRICOS, 2011).

Dentre os fatores responsáveis pelo país alcançar esta posição podem ser destacadas as políticas dos governos a favor dos produtos genéricos e a expiração de patentes de remédios de marca. De cada 100 unidades vendidas no país, 20 são de genéricos, correspondendo a R$ 4,5 bilhões, ou seja, 15% do comércio brasileiro de medicamentos (PRÓ-GENÉRICOS, 2010).

O papel da saúde do indivíduo é um importante componente do capital humano e se pode captar através de vários aspectos de melhoria nos níveis de saúde das populações que se relacionam entre si e afetam de maneira positiva o desenvolvimento econômico. Portanto, os efeitos da enfermidade são severos e reduzem o acesso da renda da sociedade em seu conjunto e das perspectivas de desenvolvimento econômico, com especial consideração dos elevados custos econômicos de enfermidades evitáveis (RIBERA, 2005).

Os casos mais representativos são a malária, tuberculose e AIDS, alcançando trágicas consequências, não só do ponto de vista de saúde pública, mas também dizimando a força de trabalho, ocasionando um grande número de órfãos, potencializando a pobreza e a desigualdade, além de pressionar os serviços de saúde e sociais (DND*i*, 2009;).

A potência dos números do mercado farmacêutico, aliada à necessidade de atenção à saúde, com melhor acesso às populações menos favorecidas, demonstra a dimensão da pressão e o "engessamento" do Estado ao depender das formulações e apresentações impetradas pelo poder de investimento das indústrias farmacêuticas. Igualmente, a Defesa Nacional em fármacos e medicamentos vem sendo fomentada pelo Governo, a fim de se adquirir autonomia e tecnologia para tratar sua população. Nesse sentido, as universidades, instituições de pesquisa, laboratórios farmacêuticos nacionais e os laboratórios farmacêuticos oficiais (LFO),[1] são alguns dos agentes catalisadores para avançar nesse campo da ciência, principalmente no que tange às DTN (BRASIL, 2008).

3.2 A EVOLUÇÃO DO MERCADO FARMACÊUTICO E O ACESSO DA POPULAÇÃO AOS MEDICAMENTOS

De acordo com avaliação da OMS, até os anos de 1940, os laboratórios farmacêuticos consistiam essencialmente na manufatura orientada a produtos que já se encontravam disponíveis. De 1905 a 1935, uma média de seis novos produtos eram incorporados anualmente à farmacopéia americana. A indústria, por outro lado, fornecia os princípios ativos para formulação artesanal

---

[1] São laboratórios farmacêuticos públicos, chamados "Oficiais" porque são ligados diretamente ao Governo, seja Estadual ou Federal (MAGALHÃES *et al.*, 2011).

por varejistas, que eram responsáveis pela apresentação final para consumo pela população. Já os avanços científicos e tecnológicos observados durante as décadas de 1940 e 1950 resultaram no desenvolvimento de uma grande quantidade de novos produtos. Naquele momento, as indústrias farmacêuticas incorporaram o processo denominado integração vertical, associando à produção de MP a P&D de novos produtos, além da formulação e comercialização (OMS, 2007).

Com a maior competitividade do novo cenário mundial, definido após a Segunda Guerra, as grandes empresas internacionalizaram-se, conquistando posição de liderança, especialmente na década de 1950, com base no bloco de inovações que se iniciou nos países desenvolvidos, principalmente nos EUA e alguns países europeus, e foi transposto para os países em desenvolvimento, inclusive o Brasil (SANTOS, 2001).

As peculiaridades e falhas de mercado proporcionaram a esse setor um crescimento acentuado e paralelo do CEIS e da intervenção pública, naqueles locais onde prevaleceu a concepção do *Welfare State* ou "Estado do bem-estar". Esse processo ocorreu no sentido inovativo amplo, que envolve desde as novas tecnologias associadas aos paradigmas de síntese e de biotecnologia, até as novas formas de competição, pela diferenciação de produtos, do marketing e comercialização da produção, dentre outras transformações (GADELHA, 2008).

Com isso, o setor farmacêutico atual caracteriza-se por ser extremamente complexo, devido à quantidade de atores envolvidos e seus diferentes papéis, que vão desde a pesquisa e desenvolvimento, passando pela produção e comercialização, até o consumo e pós-consumo dos medicamentos. Esse mercado apresenta peculiaridades que tornam difícil a sua comparação com algum outro setor especificamente (SANTOS, 2001).

A dinâmica do mercado farmacêutico apresenta crescimento pressionado pela luta competitiva, seja para obter vantagens e lucros extraordinários em relação aos seus concorrentes ou para defender-se e mesmo sobreviver no mercado. Esse dinamismo é o agente que transforma os conhecimentos, novos ou mesmo antigos, em novos produtos e processos, gerando, de modo não intencional, a expansão do sistema econômico. Ocorre que esse processo ativo de transformação é condicionado por relações sociais e políticas que envolvem interesses privados, a luta competitiva nos Estados para obter sistemas de bem-estar e de ciência e tecnologia, o ambiente macroeconômico, o sistema de financiamento e de formação de recursos humanos, entre muitos outros. (GADELHA e ROMERO, 2005) (BUSS, 2008).

3.2.1 Novos medicamentos e a disponibilização à população

Segundo Chirac (2006), entre os anos de 1975 e 2004, 1.556 novos medicamentos foram registrados no mundo (EUA, Europa, Ásia e Américas) como se observa no Gráfico 3.1. Contudo, somente 21 deles são indicados para doenças tropicais e tuberculose, constituindo assim 12% das doenças globais. No ano de 2002, enquanto o mercado global de medicamentos ainda movimentava US$ 400 bilhões, estavam sendo desenvolvidos pela indústria farmacêutica e de biotecnologia, nos EUA, 194 novos medicamentos. Desse total, apenas uma única droga era contra doenças parasitárias e nenhuma se destinava a vacina contra doenças tropicais (CHIRAC, 2006).

Gráfico 3.1 Descoberta de novas drogas para DTN (%).

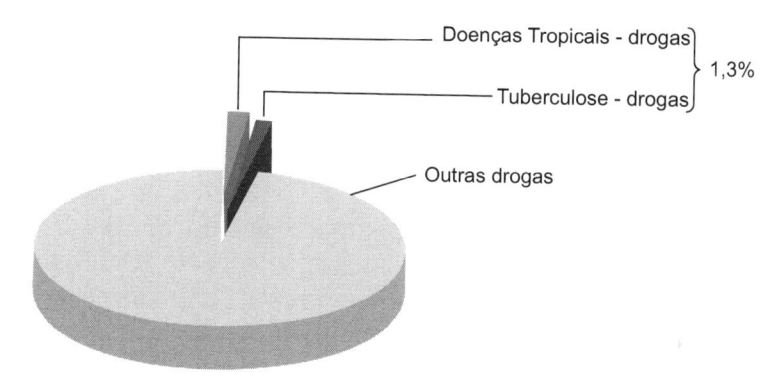

Doenças Tropicais - drogas
Tuberculose - drogas
1,3%
Outras drogas

Fonte: Chirac e Torreele, 2006.

Segundo Moran (2009), em seu estudo, o financiamento mundial de inovação para DTN revelou que menos de 5% desse financiamento foi investido no grupo das doenças extremamente negligenciadas.

Ainda que o setor privado seja extremamente relevante no que se refere à eficiência e resolutividade no campo farmacêutico, há falhas importantes no funcionamento dessa dinâmica, como o alcance dos objetivos sociais e sanitários, que certamente não fazem parte da pauta de prioridades da indústria farmacêutica. Nesse sentido, ações que permeiem a Política Nacional de Saúde e a regulação desse setor devem ser essencialmente de responsabilidade estatal (SANTOS, 2001). Assim, a estratégia da produção pública de medicamentos pelos LFO e/ou as parcerias-público-privadas (PPP) para Parceria de Desenvolvimento de Produto (PDP_R), supre uma parte dessa lacuna no mercado.

Alianças estratégicas entre empresas e PPP – que envolvem não somente o governo, mas também as universidades, centros de pesquisa e empresas – são necessárias à continuidade do processo inovador. Em outras palavras, à medida que o processo de inovação se torna mais complexo e as empresas tornam-se mais especializadas, a geração de inovações passa a depender crescentemente de "redes cooperativas" e de arranjos institucionais de apoio (VIEIRA e ALBUQUERQUE, 2007).

Nesse sentido, se estabelecem claras linhas divisórias entre os que estão capacitados a promover ou a participar ativamente em uma dinâmica de inovação e aprendizado, e aqueles que foram, ou tendem a ser, deslocados e marginalizados pelas transformações na base técnico-produtiva. No aspecto econômico, os que se mantêm mais dinâmicos e competitivos são os segmentos e organizações que se colocam à frente do processo inovativo (LASTRES, 1999).

Assim, é importante considerar os mecanismos que regem os processos para geração e transferência de conhecimento. As abordagens atuais de referência sobre os processos de inovação têm essencialmente uma natureza sistêmica, focada nos fluxos de conhecimento e na aprendizagem coletiva, envolvendo a interação de vários agentes econômicos, sociais e políticos. Dentro dessa abordagem, uma das formas de fomento pelo Estado foi o desenvolvimento do conceito de Sistema de Inovação,[2] e, posteriormente a publicação da Lei de Inovação brasileira (Lei nº 10.973, de 2 de dezembro de 2004), a Política Industrial, Tecnológica e de Comércio Exterior (PITCE) de 2004 e em maio/2008 a Política de Desenvolvimento Produtivo (PDP).

Dessa forma, cabe destacar alguns exemplos de sucesso e outros em andamento de PPP para PDP_R. Segundo o MS, até maio de 2012 haviam 34 PDP instituídas. Alguns exemplos são:

- **Medicamento para Malária**: a multinacional farmacêutica Sanofi-Aventis com o LFO Farmanguinhos.[3]
- **Medicamento pediátrico para doença de Chagas**: a multinacional farmacêutica Roche + farmoquímica nacional NORTEC e o LFO LAFEPE.
- **Vacina 10-valente contra *Streptococcus pneumoniae* e acordo para o desenvolvimento colaborativo de uma vacina inativada purificada contra a dengue (DPIV)**: farmacêutica multinacinal GlaxoSmithKline (GSK) e LFO Biomanguinhos.[4]

---

[2] O conceito de Sistemas de Inovação foi desenvolvido, em meados da década de 1980, destacando-se os trabalhos de Freeman (1987), Lundvall (1992) e Nelson (1993). Sob uma ótica de análise nacional, podemos entender Sistema de Inovação como o conjunto de instituições e organizações responsáveis pela criação e adoção de inovações em um determinado país. Nessa abordagem, as políticas nacionais passam a enfatizar as interações entre as instituições que participam do amplo processo de criação do conhecimento e da sua difusão e aplicação (OCDE, Manual de Oslo, 1996, p. 7).

[3] Laboratório público da FIOCRUZ de medicamentos ligado diretamente ao Ministério da Saúde.

[4] Laboratório público da FIOCRUZ de vacinas ligado diretamente ao Ministério da Saúde.

- **Medicamento a partir de compostos derivados da Lidocaína**: a empresa farmacêutica nacional CRISTÁLIA com o LFO Farmanguinhos.
- **Transferência de tecnologia para fabricação nacional do antirretroviral atazanavir**: participação do LFO Farmanguinhos e a multinacional farmacêutica Bristol-Myers Squibb.
- **Vacina poliomielite inativada (injetável), que será incorporada ao calendário de imunização do SUS**: O LFO Biomanguinhos e a farmacêutica multinacional Sanofi/Pasteur.
- **Transferência de tecnologia para fabricação nacional do medicamento Pramipexol, para doença de Parkinson**: O LFO Farmanguinhos e a farmacêutica multinacional Boehringer Ingelheim.

Com esse intuito, a OMS defende a necessidade dos países estabelecerem Políticas e Regulamentações Nacionais de Medicamentos. Essas políticas devem abranger a importação, a produção local, a comercialização e o uso dos medicamentos com o objetivo de proporcionar ganhos de eficiência em todos os níveis e setores relacionados com essa cadeia, a fim de cumprir o propósito maior de garantir a todos os cidadãos o acesso a medicamentos eficazes, seguros, de reconhecida qualidade e a um custo razoável (WHO, 2007). Observa-se na Tabela 3.1, sem refletir em questões peculiares de cada nação, o percentual do PIB despedido com saúde em alguns países, tanto pelo setor regulado como pelo Estado.

Tabela 3.1 Gastos com saúde em alguns países

Países selecionados	Gastos em saúde (% do PIB)		Gasto *per capita* em saúde (US$)*
	Público	Privado	
Noruega	7,5	0,8	4.763
Suécia	7,4	1,7	3.323
Canadá	7,1	3,1	3.900
EUA	7,1	8,8	7.285
França	8,7	2,2	3.709
Reino Unido	6,9	1,6	2.992
Itália	6,7	1,9	2.686
Portugal	7,1	2,8	2.284
Espanha	6,1	2,3	2.671
Argentina	5,1	4,3	1.322
Chile	3,7	2,4	863
Costa Rica	5,9	2,3	899
México	2,7	3,1	819
Brasil	3,5	4,8	837

* Em dólares internacionais, ou seja, valores padronizados segundo paridade de poder de compra. Essa medida minimiza as consequências das diferenças de preços entre países.
Fonte: Human Development Report, 2010.

3.2.2 O cenário do mercado brasileiro

Até 2013, há expectativa para o mercado brasileiro alcançar entre 8% e 11% e o chinês, entre 23% e 26%. As taxas são altas, se comparadas com a expectativa de expansão global, entre 4% e 7%, entre 2008 e 2013. Já nos chamados mercados maduros, que incluem os EUA, Japão, França, Alemanha, entre outros, o índice deverá ficar entre 2% e 5%.

O Brasil crescerá no *ranking* global como demonstrado na Tabela 3.2. O país saltou de 10º lugar no ranking para o 7º lugar em apenas cinco anos e a projeção é que ele ficará entre os cinco primeiros em 2015. A estabilidade da economia, o maior acesso aos medicamentos e as políticas do governo na área de saúde também colocam o país na rota de potencial investimento de grandes grupos internacionais (IMS HEALTH, 2011).

Tabela 3.2 Tendências no mercado mundial

Ranking	2005	Índice	Ranking	2010	Índice	Ranking	2015	Índice
1	Estados Unidos	100	1	Estados Unidos	100	1	Estados Unidos	100
2	Japão	36	2	Japão	33	2	Japão	36
3	França	14	3 ▲	China	13	3	China	31
4	Alemanha	14	4	Alemanha	13	4	Alemanha	14
5	Itália	9	5 ▼	França	13	5	França	13
6	Reino Unido	7	6 ▼	Itália	9	6 ▲	Brasil	12
7	Espanha	7	7	Brasil	8	7 ▼	Itália	9
8	Canadá	7	8	Espanha	7	8 ▲	Índia	8
9 ▲	China	6	9 ▼	Canadá	7	9 ▼	Espanha	8
10 ▼	Brasil	5	10 ▼	Reino Unido	7	10 ▲	Rússia	7
11	México	4	11 ▲	Rússia	4	11 ▼	Canadá	6
12	Austrália	4	12 ▲	Índia	4	12 ▼	Reino Unido	6
13	Coreia	3	13 ▼	Austrália	4	13 ▲	Venezuela	6
14	Turquia	3	14 ▼	México	4	14 ▼	Turquia	5
15 ▼	Índia	2	15 ▼	Coreia	4	15	Coreia	5
16 ▼	Rússia	2	16 ▼	Turquia	3	16 ▼	Austrália	4
17	Holanda	2	17 ▼	Polônia	2	17	México	4
18 ▼	Bélgica	2	18 ▼	Holanda	2	18 ▲	Argentina	3
19 ▼	Polônia	2	19 ▼	Bélgica	2	19 ▼	Polônia	3
20	Grécia	2		Grécia	2	20 ▼	Bélgica	2

▼▲ Mudança na classificação em 5 anos.

Fonte: The Global Use of Medicines: Outlook through 2015. Report by the IMS Institute for Healthcare Informatics.
Nota do Autor: Esta fonte é original em Inglês.

Esse avanço conta com a participação das empresas nacionais no mercado de genéricos desde sua regulamentação no Brasil em 1999. Contudo, as transnacionais vêm ampliando sua participação nesse mercado, que triplicou no ano de 2009. Esse fato é confirmado pela compra da nacional Medley pela francesa Sanofi-Aventis em 2009 e da americana Pfizer adquirindo 40% do laboratório nacional Teuto em 2010. Vale lembrar que a suíça Novartis já opera no genérico pela Sandoz (PRÓ GENÉRICOS 2011).

O mercado farmacêutico brasileiro contém empresas relevantes de capital nacional (Abreu, J. *et al.*, 2008), como o grupo EMS, Aché, Eurofarma, Cristália e Hypermarcas. Essas empresas têm se mostrado inovadoras com o lançamento de medicamentos genéricos e similares e de referência, isso devido aos esforços de Pesquisa, Desenvolvimento e Inovação (PD&I).

Outro exemplo no mercado farmacêutico é a formação de uma "superempresa farmacêutica" através de uma *joint venture*. Em março de 2012, quatro empresas brasileiras criaram a BIONOVIS, prometendo colocar o Brasil no mercado futuro de produtos biossimilares. O projeto reúne os laboratórios nacionais EMS, Aché, União Química e Hypermarcas. De acordo com os executivos da empresa, ela deve ter um capital aproximadamente de US$ 400 milhões e o Banco Nacional de Desenvolvimento Econômico e Social (BNDES) fará parte do negócio. Nesta mesma área foi criada também a Orygen Biotecnologia (investimento das brasileiras Eurofarma, Cristália, Biolab e Libbs). Na Tabela 3.3, podem-se observar os 20 maiores produtores farmacêuticos instalados no Brasil.

Tabela 3.3 Os 20 maiores laboratórios farmacêuticos brasileiros

Laboratório farmacêutico	Ano 2011 Vendas em milhões US$	% de participação no mercado total
EMS Pharma	2.004	7,77
Medley	1.832	7,11
Aché	1.350	5,24
Sanofi-Aventis	1.193	4,63
Eurofarma	1.068	4,14
Neoquímica	956	3,71
Novartis	912	3,54
MSD	660	2,56
Pfizer	627	2,43
Bayer Pharma	557	2,16
Astrazeneca Brasil	524	2,03
Nycomed Pharma Ltda	491	1,90
Teuto Brasileiro	488	1,89
Merck Serono	479	1,86
Boehringer Ing	475	1,84
Biolab-Sanus Farma	454	1,76
Legrand	405	1,57
Sandoz do Brasil	404	1,57
Roche	390	1,51
DM Ind. Farmacêutica	382	1,48

Fonte: IMS Health, 2012.

Vale refletir que o crescimento financeiro das *Big Pharmas* não tem proporcionado significativa melhoria da equidade no acesso aos fármacos. A OMS estima que atualmente mais de 1/3 da população mundial ainda não tem acesso regular aos medicamentos essenciais. A situação é ainda mais grave nos países em desenvolvimento, pois, apesar do aumento no volume financeiro da indústria farmacêutica em termos globais, não há um equivalente acréscimo no consumo do número de unidades farmacêuticas. Isso se reflete em que a elevação se deve a aumentos nominais e reais dos preços (WHO, 2009).

Esse fato pode ser evidenciado no Gráfico 3.2 quando se notam o faturamento farmacêutico no Brasil e o volume de unidades farmacêuticas comercializadas nos últimos 9 anos. Observa-se que, embora o faturamento tenha praticamente triplicado em reais, o mesmo não ocorre com a quantidade de medicamentos (unidades) no mesmo período, quando somente dobrou.

É importante ressaltar, que o mercado brasileiro apresenta a peculiaridade, na legislação, dos medicamentos similares.[5] Esse tipo de medicamento também vem logrando crescimento, conforme se observa no Gráfico 3.3. Aliado aos genéricos e aos Medicamentos Isentos de Prescrição[6] (MIP), nos últimos dois anos, a média de crescimento foi de aproximadamente 20%.

Segundo o Banco Mundial, somente 1/5 da população brasileira é consumidora regular de medicamentos (BRASIL, 2000). A Figura 3.1 demonstra os gastos mensais de medicamentos em função da classe social brasileira. Embora a despesa da classe D seja cerca de 3 vezes menor, ela absorve um montante 4 vezes maior que a classe A no faturamento do mercado farmacêutico anual.

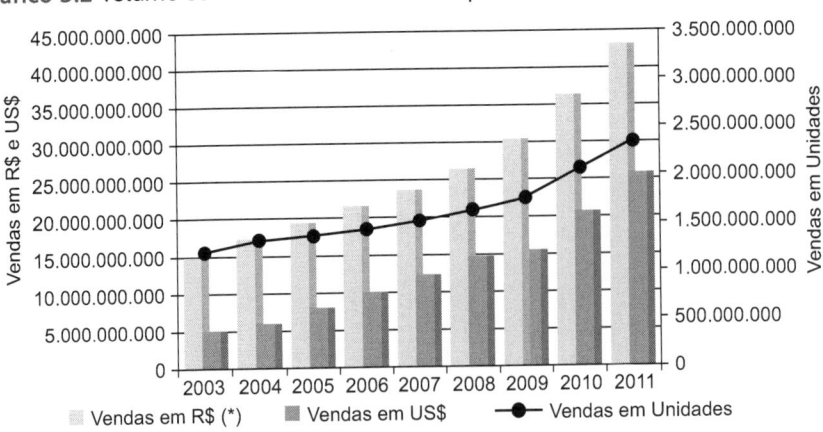

Gráfico 3.2 Volume de vendas no Brasil das empresas farmacêuticas.

Fonte: IMS Health. Elaborado por Sindusfarma/Gerência de Economia, 2012.

---

[5] São os medicamentos que apresentam as mesmas semelhanças do medicamento genérico – qualidade etc., somente diferindo em forma e/ou apresentação (ver detalhes em www.anvisa.gov.br).
[6] Normalmente antiácidos, analgésicos etc. Em inglês são os chamados OTC (*over the counter*).

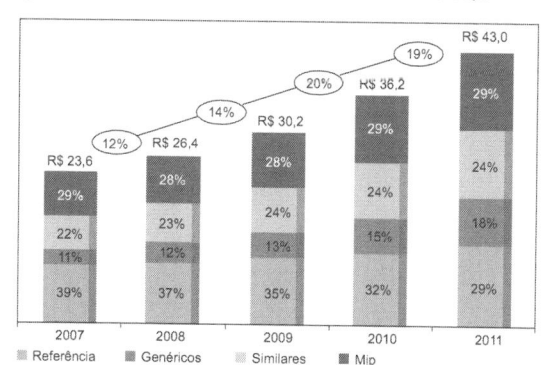

Gráfico 3.3 Evolução do mercado brasileiro em bilhões de R$.

	2007	2008	2009	2010	2011
Total	R$ 23,6	R$ 26,4	R$ 30,2	R$ 36,2	R$ 43,0
Crescimento	12%	14%	20%	19%	
Mip	29%	28%	29%	29%	24%
Similares	22%	23%	24%	24%	18%
Genéricos	11%	12%	13%	15%	29%
Referência	39%	37%	35%	32%	29%

Figura 3.1 Gastos com medicamentos de acordo com a classe social.

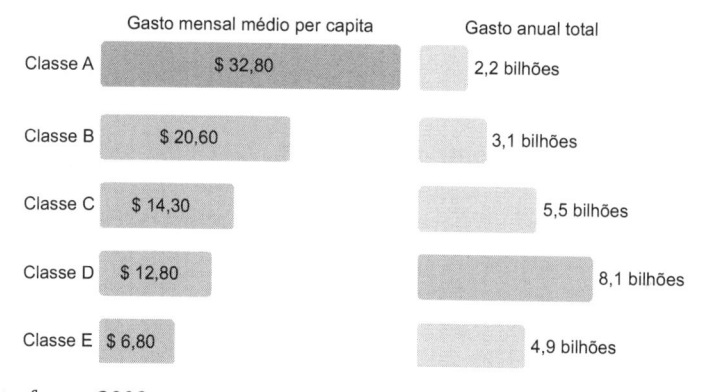

	Gasto mensal médio per capita	Gasto anual total
Classe A	$ 32,80	2,2 bilhões
Classe B	$ 20,60	3,1 bilhões
Classe C	$ 14,30	5,5 bilhões
Classe D	$ 12,80	8,1 bilhões
Classe E	$ 6,80	4,9 bilhões

Fonte: Interfarma, 2009.

Portanto, o acesso aos medicamentos, no que tange à universalidade e à equidade, é um desafio enfrentado pela população brasileira mesmo diante dos investimentos e favorecimento dos setores público e privado. Na Tabela 3.4 estão demonstrados os gastos com saúde nas esferas do poder público e privado. Observa-se o montante de mais de R$ 170 bilhões por ano na área da saúde, onde a proporção público/privado gira em 50%. Cabe salientar que da parte privada ainda Figuram subsídios do governo, como a renúncia fiscal.

O setor de saúde brasileiro (fármacos, medicamentos, equipamentos, materiais médicos, produtos para diagnóstico etc.) apresenta um déficit comercial crescente de US$ 700 milhões/ano no final da década de 1980, e se aproxima perigosamente dos US$ 11 bilhões no ano de 2011. Os fatores que elevam essa lacuna estão no peso dos produtos com maior densidade de conhecimento e tecnologia, perda de competitividade internacional das indústrias (extremamente dependentes em setores estratégicos, tanto do ponto de vista tecnológico quanto das necessidades de saúde) e fragilidade do CEIS – situação de vulnerabilidade do SUS (MS/SCTIE, 2010).

Tabela 3.4 Estimativa de gastos com saúde no Brasil no ano de 2006

		% de Participação	R$ Bilhões
Público 50%	Federal	46,70%	40,78
	Estadual	26,12%	22,81
	Municipal	27,18%	23,73
	Total público	100%	87,32
Privado 50% (tem $ público de renúncia fiscal)	Planos seguros	51,30%	44,88
	Desembolso direto	18,70%	16,41
	Medicamentos	30%	26,25
	Total Privado	100%	87,54
Público-privado	Total Brasil		174,76

Fontes: Subsecretaria de Planejamento e Orçamento (SPO/MS), Sistema de Informação sobre Orçamentos Públicos em Saúde (SIOSP/MS), Agência Nacional de Saúde (ANS) e Pesquisa de Orçamentos Familiares (POF/IBGE).

3.2.2.1 A dependência brasileira em insumos farmacêuticos ativos

Na dinâmica do CEIS, estão inseridos os IFA, cuja a dependência do Brasil para produção interna é praticamente total. Esse cenário conferiu à política social brasileira uma situação de vulnerabilidade. Observa-se no Gráfico 3.4, a conjuntura do saldo da balança comercial da cadeia produtiva farmacêutica, e nele a contribuição dos IFA para a produção dos medicamentos. Em valores *free on board*[7] (FOB), no ano de 2011 houve decréscimo em relação ao déficit dos farmoquímicos, passando de US$ 6,334 bilhões contra os US$ 6,340 bilhões alcançados em 2010, fato não retratado nos déficits dos anos anteriores.

O estudo da ABIQUIFI (2011) ainda desperta atenção no que se refere à entrada de medicamentos no país. Mesmo com grandes empresas multinacionais instaladas, como Sanofi, Roche e Pfizer, além das nacionais como EMS, Aché e Eurofarma, a importação ainda é crescente. Dessa forma, não somente os remédios de marca são alvos no comércio, mas também os genéricos.

Desde a implantação da Lei dos medicamentos genéricos, a quantidade de registros na ANVISA por diversos países tem aumentado a cada ano. Observa-se no Gráfico 3.5, além da Índia com 64% de produtos, a presença de nações como Suíça, Grécia, Itália, dentre outros, que sequer apareciam anteriormente. Como esse mercado contribui no conjunto do mercado farmacêutico em cerca de 20% das vendas em unidades, a tendência é cada vez mais expandir-se entre 30-60% como ocorre em mercados maduros como EUA, França e Alemanha (PRÓ GENÉRICOS, 2010).

---

[7] Valores livres de impostos.

Gráfico 3.4 Importações e exportações de insumos farmacêuticos e medicamentos – US$ FOB Milhões – 2005 a 2011.

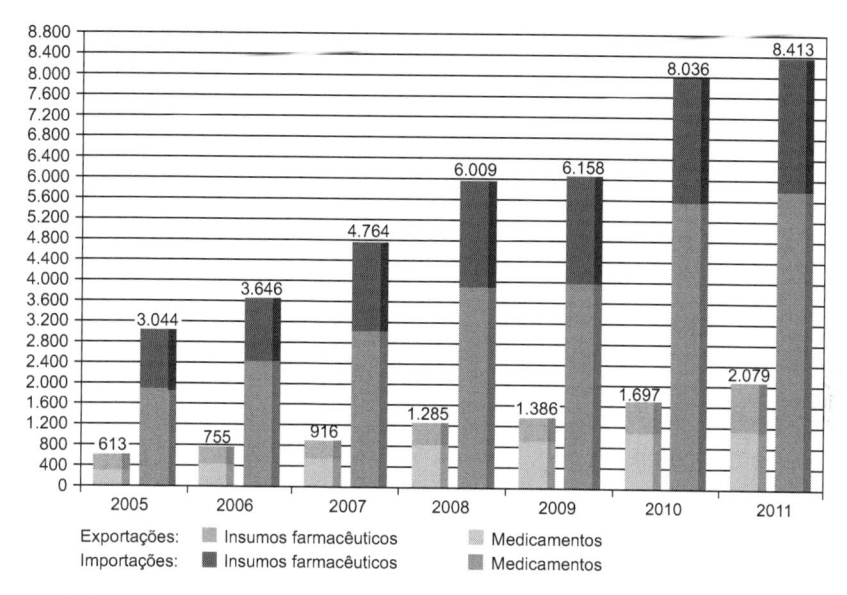

Ano	Exportações Insumos	Exportações Medicamentos	Importações Insumos	Importações Medicamentos
2005	613		3.044	
2006	755		3.646	
2007	916		4.764	
2008	1.285		6.009	
2009	1.386		6.158	
2010	1.697		8.036	
2011	2.079		8.413	

Fonte: ABIQUIFI, 2012.

Gráfico 3.5 Números de registros no Brasil de medicamentos genéricos por país de origem do produto.

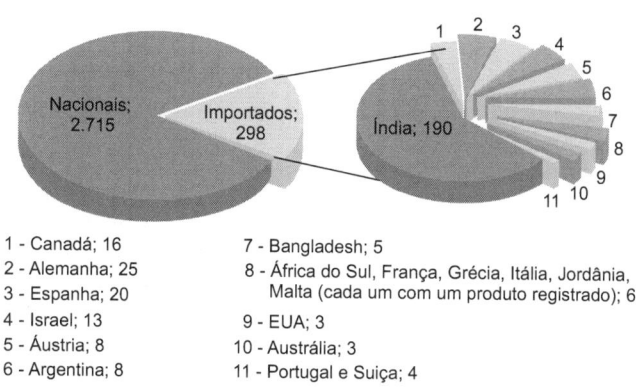

- Nacionais: 2.715
- Importados: 298
- Índia: 190
- 1 - Canadá; 16
- 2 - Alemanha; 25
- 3 - Espanha; 20
- 4 - Israel; 13
- 5 - Áustria; 8
- 6 - Argentina; 8
- 7 - Bangladesh; 5
- 8 - África do Sul, França, Grécia, Itália, Jordânia, Malta (cada um com um produto registrado); 6
- 9 - EUA; 3
- 10 - Austrália; 3
- 11 - Portugal e Suiça; 4

Fonte: ANVISA, 2010.

O elenco de IFA ou medicamentos genéricos entrantes no solo brasileiro fomentam o CEIS. Contudo, demonstram a fragilidade no desenvolvimento e produção interna desses, a fim de fortalecer a defesa nacional com geração de competências tecnológicas, empregos e riqueza para o país, sobretudo no que tange às doenças tropicais.

3.3 CARÊNCIA DE AÇÕES E IMPACTO NAS DOENÇAS BRASILEIRAS

O Estado, em busca de melhorar o acesso aos medicamentos, em seu contexto do uso racional e seguro, não pode estar restrito à disponibilidade do medicamento, requerendo a articulação das ações inseridas na Assistência Farmacêutica e envolvendo, ao mesmo tempo, o acesso a todo conjunto de ações de atenção à saúde, com serviços qualificados, integrantes do conjunto das políticas públicas (SCHENKEL, 2004).

Essas ações transversais acontecem gradativamente, enquanto a demanda dos 190 milhões de brasileiros cresce em ritmo muito mais rápido, expondo a complexidade no tratamento das DTN e a internalização dos fármacos e medicamentos no país. A afirmação é ratificada quando se observa que a pesquisa clínica no mundo movimenta US$ 40 bilhões em investimentos por ano, enquanto no Brasil são investidos pouco mais de US$ 139 milhões. Na Tabela 3.5 está demonstrado um recorte do percentual de estudos clínicos referentes algumas doenças tropicais.

Tabela 3.5 Investimentos em estudos clínicos nas doenças brasileiras

	Quantidade	
	Estudos no Mundo	Estudos no Brasil
Dengue	37	1 (2,7%)
Malária	405	0 (0%)
Tuberculose	346	22 (2,4%)
Leishmaniose	60	8 (1,3%)

Fonte: www.clinicaltrials.gov, novembro 2009.

Como elencado no Capítulo 2, as DTN não são atacadas da mesma forma como para as demais enfermidades no mundo. O combate enfrenta numerosas dificuldades, rotuladas na literatura especializada como *falhas* de (MAHONEY & MOREL, 2006):
- **Ciência**: são escassos os conhecimentos científicos e tecnológicos necessários para o desenvolvimento de intervenções, como vacinas contra doenças parasitárias, ou mais eficazes, por exemplo, o tratamento mais rápido para TB. São falhas decorrentes do reduzido investimento em P&D nessas doenças pelos setores público e privado dos países mais desenvolvidos e constituem a base do "hiato 10/90".[8]

---

[8] Ou "gap 10/90" – somente cerca de 10% do investimento global em P&D em saúde destina-se ao estudo das doenças que representam 90% dos problemas mundiais (dados disponíveis em www.globalforumhealth.org).

- **Mercado**: o custo de algumas intervenções sanitárias, sabidamente eficazes, como medicamentos contra HIV/AIDS ou vacinas de última geração, impede sua aquisição pelos países em desenvolvimento.
- **Saúde púbica**: existem recursos para saúde, mas deficiências de planejamento, ou prioridades sanitárias equivocadas, fazem com que a distribuição desses recursos não chegue às populações afetadas em sua totalidade (ANON, 2002).

3.4 ASPECTOS GERAIS SOBRE OS FÁRMACOS E MEDICAMENTOS DISPONÍVEIS PARA TRATAR DOENÇAS NEGLIGENCIADAS

3.4.1 Terapias empregadas segundo RENAME e dicionário de especialidades médicas (DEF)

Nas Tabelas 3.6 a 3.10, observa-se o cruzamento dos medicamentos da RENAME 2010 com o dicionário de especialidades médicas (DEF), cuja indicação para o enfrentamento das DTN tem sido recomendada por ambos. Os LFO produzem 41 apresentações de medicamentos necessárias para tratar as DTN. Esses mesmos laboratórios atendem cerca de 50% da demanda, sendo necessária aquisição da outra metade nos laboratórios farmacêuticos privados.

Tabela 3.6 Produto para doença de Chagas

MEDICAMENTOS		IFA	PRODUTOR	
RENAME 2010	DEF 2009/2010		Privado	Público
Benznidazol	Rochagan	Benznidazol	Roche	Não

Fonte: Elaboração própria com dados obtidos do MS, ALFOB e Dicionário de Especialidades Farmacêuticas (2010).
Nota: Em dezembro de 2011 a ANVISA concedeu registro do medicamento Benznidazol pediátrico para o LFO LAFEPE.

Tabela 3.7 Produto para Hanseníase

MEDICAMENTOS		IFA	PRODUTOR	
RENAME 2010	DEF 2009/2010		Privado	Público
Clofazimina	Não	Clofazimina	Importado da Sigma (USA) dentre outros	Não
Dapsona	Furp-Dapsona	Dapsona	Não	1. Farmanguinhos 2. FURP
Prednisona	1. Meticorten 2. Predval 3. Prednisona 4. Predson 5. Prednisona 6. Prednisona 7. Prednisona 8. Flamacorten	Prednisona	1. Shering-ploug 2. Sanval 3. Prati Donaduzzi 4. Cristália 5. União Química 6. Sigma Pharma 7. Eurofarma 8. Globo	1. Farmanguinhos 2. FUNED 3. LAQFA 4. LFM 5. LTF
Rifampicina	Rifaldin	Rifampicina	Sanofi-Aventis	1. Farmanguinhos 2. FURP 3. LAFEPE 4. LFM 5. LIFAL 6. NUPLAN
Talidomida	Funed-Talidomida	Talidomida	Não	1. FUNED

Fonte: Elaboração própria com dados obtidos do MS, ALFOB e Dicionário de Especialidades Farmacêuticas (2010).

Tabela 3.8 Produto para Leishmaniose

MEDICAMENTOS		IFA	PRODUTOR	
RENAME 2010	DEF 2009/2010		Privado	Público
Anfotericina B	1. Abelcet 2. AmBisome 3. Amphocil 4. Anfotericin B 5. Fungizon	Anfotericina B	1. Bagó 2. Gilead Sciences 3. Zodiac 4. Cristália 5. Bristol-Myers Squibb	Não
Antimoniato de meglumina	Glucantime	Antimoniato de meglumina	Sanofi-Aventis	Não
Isetionato de pentamidina	Não	Isetionato de pentamidina	Importado da ATT Pharmaceutical (USA) dentre outros	Não

Fonte: Elaboração própria com dados obtidos do MS, ALFOB e Dicionário de Especialidades Farmacêuticas (2010).

CAPÍTULO 3 • DINÂMICA DO MERCADO FARMACÊUTICO E A COMERCIALIZAÇÃO DOS MEDICAMENTOS... 53

Tabela 3.9 Produto para Malária

MEDICAMENTOS			IFA	PRODUTOR	
RENAME 2010	DEF 2009/2010			Privado	Público
Arteméter	Não		• Arteméter	Importado da ATT Pharmaceutical (USA) dentre outros	Não
Artesunato de sódio	Não		• Artesunato de sódio	Importar da Best Pharma Tech (USA)	Não
Artesunato de sódio + Mefloquina	Não		• Artesunato de sódio • Cloridrato de Mefloquina	Não	1. Farmanguinhos
Cloridrato ou fosfato de clindamicina	1. Senoclin 2. Anaerocid 3. Clindacin 4. Clindarix 5. Dalacin T 6. Clindamicina 7. Clindamicina		• Cloridrato de clindamicina • Fosfato de clindamicina	1. Novafarma 2. Sigma Pharma 3. Cellofarm 4. Ariston 5. Pfizer 6. União Química 7. Eurofarma	Não
Difosfato ou dicloridrato de cloroquina	1. Plaquinol 2. Quinacris 3. Reuquinol		• Difosfato de cloroquina • Dicloridrato de cloroquina	1. Sanofi-Aventis 2. Cristália 3. Apsen	1. Farmanguinhos 2. LAQFA 3. LQFEx
Cloridrato de doxiciclina	1. Vibradoxin 2. Vibramicina 3. Doxiclin 4. Doxiciclina 5. Doxiciclina		• Cloridrato de doxiciclina	1. Sandoz 2. Pfizer 3. Phartab 4. Sigma Pharma 5. Rambaxy	1. IQUEGO
Cloridrato de mefloquina	Não		• Cloridrato de mefloquina	Importar da Eurolabs dentre outros	1. LAQFA 2. LFM 3. LIFAL 4. LQFEx
Difosfato de primaquina	Não		• Difosfato de primaquina	Não	1. Farmanguinhos
Dicloridrato ou sulfato de quinina	1. Monotrean 2. Monotrean + B6		• Dicloridrato de quinina • Sulfato de quinina	1. Daiichi Sankyo 2. Daiichi Sankyo	1. LQFEx

Fonte: Elaboração própria com dados obtidos do MS, ALFOB e Dicionário de Especialidades Farmacêuticas (2010).

Tabela 3.10 Produto para Tuberculose

MEDICAMENTOS			PRODUTOR	
RENAME 2010	DEF 2009/2010	IFA	Privado	Público
Sulfato de estreptomicina	Furp-Estreptomicina	Sulfato de estreptomicina	Não	1. FURP
Cloridrato de etambutol	Furp-Etambutol	• Cloridrato de etambutol	Não	1. Farmanguinhos 2. FURP 3. IQUEGO 4. LAQFA 5. LIFAL
Etionamida	Não	• Etionamida	Não	1. Farmanguinhos 2. IQUEGO 3. LAQFA
Isoniazida	1. Lafep-Isoniazida 2. Furp-Isoniazida	• Isoniazida	Não	1. Farmanguinhos 2. FURP 3. LAFEPE 4. LAQFA 5. LFM
Isoniazida + rifampicina	3. Lafe-Isoniada + Rifampicina	• Isoniazida • Rifampicina	Não	1. Farmanguinhos 2. FURP 3. LAFEPE 4. NUPLAN 5. LIFAL
Pirazinamida	1. Pirazinon 2. Lafep-Pirazinamida 3. Furp-Pirazinamida	• Pirazinamida	1. Sanval	1. Farmanguinhos 2. FURP 3. IQUEGO 4. LAFEPE 5. LAQFA 6. LFM 7. NUPLAN
Rifampicina	1. Rifaldin 2. Furp-Rifampicina Lafep-rifampicina	• Rifampicina	1. Sanofi- -Aventis	1. Farmanguinhos 2. FURP 3. LAFEPE 4. LFM 5. LIFAL 6. NUPLAN
Rifampicina + isoniazida + Pirazinamida + cloridrato de Etambutol	Não	• Rifampicina • Isoniazida • Pirazinamida • Cloridrato de etambutol	Não	Não

Fonte: Elaboração própria com dados obtidos do MS, ALFOB e Dicionário de Especialidades Farmacêuticas (2010).

3.5 INFORMAÇÕES DO MERCADO SOBRE DTN

No intuito de obter um panorama de como as seis DTN tratadas neste livro estão sendo abordadas no mercado global, efetuou-se busca no *Chemical Business News*,[9] as divulgações mercadológicas nos últimos 25 anos. Nesse sentido, notam-se no Gráfico 3.6 que a malária e tuberculose são as enfermidades mais comentadas no mundo e no território brasileiro. Apesar disso, das 4009 reportagens no período, somente 2,2% pertencem ao Brasil. O total global representa em média 106 notícias por ano ligadas as DTN em estudo.

Gráfico 3.6 Informações mercadológicas de DTN no mundo e Brasil.

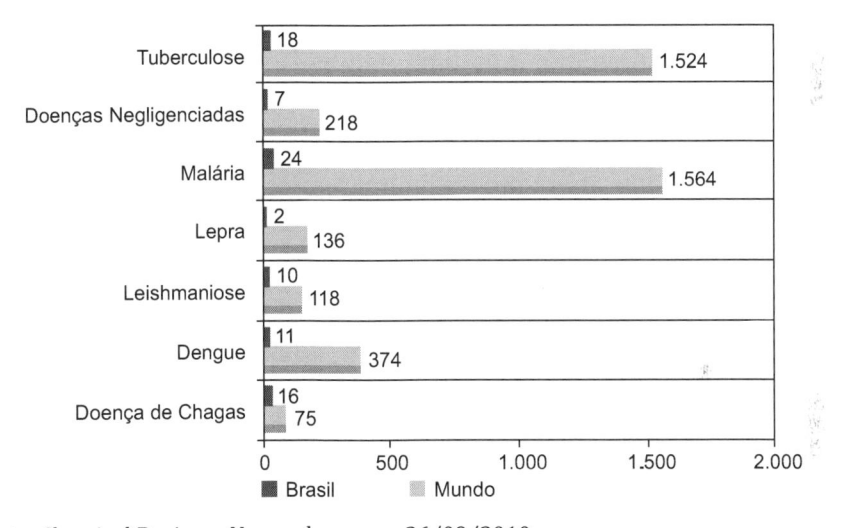

Doença	Brasil	Mundo
Tuberculose	18	1.524
Doenças Negligenciadas	7	218
Malária	24	1.564
Lepra	2	136
Leishmaniose	10	118
Dengue	11	374
Doença de Chagas	16	75

Fonte: Chemical Business News – busca em 26/09/2010.

Cabe registrar que o tema DTN tem se destacado em nações como Reino Unido, Suécia, Canadá, EUA, Alemanha, China dentre outros. Nos textos mais recentes (entre os anos de 2005 a 2010) são abordadas as ações de empresas (parcerias e/ou iniciativas isoladas) como GlaxoSmithKline, AstraZeneca, Bayer, Genzyme Corporation, Immune Network Ltd., Eisai Pharma Japan, dentre outras. Os destaques, em geral, são de projetos voltados para atender a alguma demanda de DTN, como desenvolvimento de novo diagnóstico para Chagas ou tuberculose, nova formulação de um medicamento para malária, teste para leishmaniose, vacina para dengue, tuberculose etc.

---

[9] *Software* especializado para busca de notícias no mundo e por países específicos na área de química – marca registrada *DialogWeb*™.

Nesse movimento, são mencionadas também as ações governamentais, como a Fundação Oswaldo Cruz e não governamentais, como o DND*i*, *Global Fund to Fight AIDS, Tuberculosis and Malaria, Bill & Melinda Gates Foundation* etc.

3.6 INFORMAÇÕES MERCADOLÓGICAS DOS IFA PARA DTN

3.6.1 Fabricantes

Na Tabela 3.11 observa-se a relação dos IFA para tratar cada agravo e eu respectivo produtor nacional e internacional. O número de fabricantes estrangeiros (3.097), quando comparado com os fabricantes no Brasil, é muito pequeno, somente dois. Como exemplo, destacam-se 321 produtores para isoniazida, enquanto que no solo brasileiro não há nenhum fabricante. No ano de 2009, existia somente uma empresa, a Ecadil Indústria Química S/A, e ainda assim, esta empresa é oriunda da Degussa AG, como fornecedora de insumos da Degussa Pharma DV – ASTA Medica para o mercado da América do Sul, segundo orientações em inglês disponíveis no site da empresa brasileira. Para o ano de 2010 essa companhia não mais aparece no Index 2010 da Associação Brasileira da Indústria Farmoquímica e Insumos Farmacêuticos (ABIQUIFI).

3.6.2 Dados da balança comercial brasileira

Os dados de importação e exportação extraídos da Secretaria de Comércio Exterior apresentam crescimento constante, com exceção para o ano de 2009, como demonstrado nos Gráficos 3.12 e 3.13, onde estão discriminadas as quantidades em quilogramas e respectivos valores FOB.

Cabe registrar que dentre os 24 IFA para DTN, 10 deles não possuem códigos próprios para NCM. Os mesmos estão classificados por associação de outros compostos (ABIQUIFI, 2010). São eles:
- **Benzonidazol** cód. NCM 2933.29.19: outros compostos heterocíclicos com 1 ciclo nitroimidazol.
- **Dapsona** cód. NCM 2930.90.79: outras sulfonas.
- **Arteméter** e **artesunato de sódio** cód. NCM 2932.99.99: outros compostos heterocíclicos de heteroátomos de oxigênio.
- **Mefloquina**, **cloroquina** e **primaquina** cód. NCM 2933.49.90: outros compostos contendo ciclos de quinoleína etc.
- **Estreptomicina** cód. NCM 2941.20.10: sulfato de estreptomicina, e NCM 2941.20.90: estreptomicina, outros derivados e seus sais.
- **Etambutol** cód. NCM 2922.19.99: outros aminoálcoois, seus éteres, ésteres e sais.
- **Etionamida** cód. NCM 2933.39.99: outros compostos heterocíclicos com 1 ciclo piridina não condensado.

Tabela 3.11 Fabricantes de Insumos Farmacêuticos Ativos para DTN

Doença	IFA	Fabricante Nacional	N° Fabricante Internacional
Chagas	Benznidazol	Não	23
Hanseníase	Clofazimina	Não	33
	Dapsona	Não	305
	Prednisona	Não	181
	Rifampicina	Não	234
	Talidomida	• Champion • Microbiológica	129
Leishmaníase	Anfotericina B	Não	124
	Antimoniato de meglumina	• Triquim*	59
	Isetionato de pentamidina	Não	34
Malária	Arteméter	Não	180
	Artesunato de sódio	Não	4
	Cloridrato de clindamicina	Não	43
	Fosfato de clindamicina	Não	43
	Difosfato de cloroquina	Não	41
	Dicloridrato de cloroquina	Não	41
	Cloridrato de doxiciclina	Não	54
	Cloridrato de mefloquina	Não	20
	Difosfato de primaquina	Não	34
	Dicloridrato de quinina	Não	253
	Sulfato de quinina	Não	253
Tuberculose	Sulfato de estreptomicina	Não	40
	Cloridrato de etambutol	Não	38
	Etionamida	Não	185
	Isoniazida	Não	321
	Pirazinamida	Não	191
	Rifampicina	Não	234
	TOTAL →	2	3.097

*Localiza-se na Argentina.

Fonte: Elaboração própria com dados do Index 2010 da ABIQUIFI – 29ª edição e SciFinder Scholar.

Entre os anos 2005 a 2009 foram importados 51.500 toneladas de IFA, destinados à produção de medicamentos para DTN, gerando um faturamento de US$ 761,4 milhões (Gráfico 3.7).

No Brasil, não havia legislação específica que normatizassem os insumos farmacêuticos, sua importação, rastreabilidade etc., a não ser a Lei nº 6.360 de 23/09/1976 que "dispõe sobre a vigilância sanitária a que ficam sujeitos os medicamentos, as drogas, os insumos farmacêuticos e correlatos, cosméticos, saneantes e outros produtos, e dá outras providências". No ano de 2005 a ANVISA inicia o processo de regulação através da Resolução da Diretoria Colegiada – RDC nº 249 de 13/09/2005 (Regulamento Técnico das Boas Práticas de Fabricação de produtos intermediários e Insumos Farmacêuticos Ativos) e em 2009 a RDC nº 57 de 18/11/2009 (registro de insumos farmacêuticos ativos IFA).

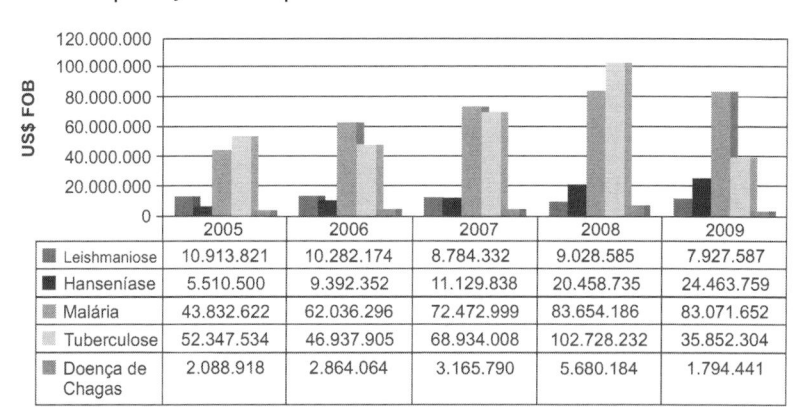

Gráfico 3.7 Importação de IFA para DN entre 2005 e 2009.

US$ FOB	2005	2006	2007	2008	2009
Leishmaniose	10.913.821	10.282.174	8.784.332	9.028.585	7.927.587
Hanseníase	5.510.500	9.392.352	11.129.838	20.458.735	24.463.759
Malária	43.832.622	62.036.296	72.472.999	83.654.186	83.071.652
Tuberculose	52.347.534	46.937.905	68.934.008	102.728.232	35.852.304
Doença de Chagas	2.088.918	2.864.064	3.165.790	5.680.184	1.794.441

Fonte: Elaboração própria com dados do SECEX – sistema Aliceweb.

Nesse sentido, cumprido o prazo de adequações emanados nas RDCs, espera-se uma melhor garantia da qualidade para os IFA importados, bem como ratificar aqueles produzidos no Brasil.

O Gráfico 3.8 apresenta, de forma geral, uma sazonalidade na exportação dos IFA, com exceção para tuberculose, fato que pode ser atribuído às dificuldades nas compras governamentais (licitação, empenho, entrega etc), ou ainda simplesmente à demanda do Mercosul, que utiliza o Brasil como canal de distribuição. O volume foi de US$ 5,3 milhões e 809,4 toneladas.

Esse é um déficit que precisa ser superado na balança comercial brasileira, além de fomentar o desenvolvimento da farmoquímica nacional, gerando tecnologia, empregos e valorizando a soberania nacional.

Gráfico 3.8 Exportação IFA para DN entre 2005 2009.

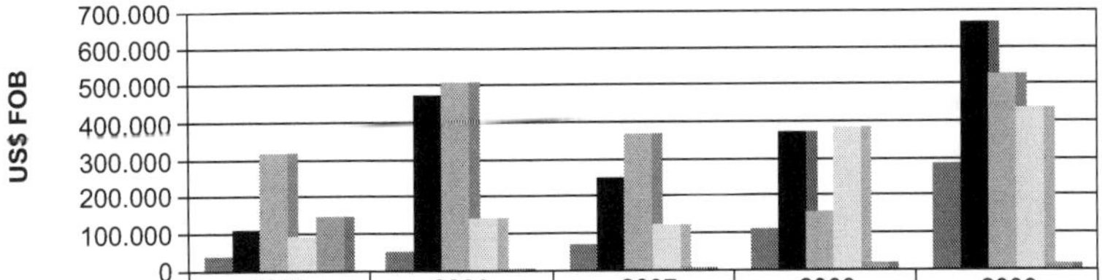

US$ FOB	2005	2006	2007	2008	2009
Leishmaniose	37.820	45.690	56.514	101.566	285.661
Hanseníase	107.226	468.109	243.252	365.298	660.872
Malária	308.017	491.390	345.537	147.861	522.389
Tuberculose	85.661	112.400	104.072	361.116	431.188
Doença de Chagas	136.071	587	521	14.822	4.003

Fonte: Elaboração própria com dados do SECEX – sistema Aliceweb.

Alguns produtos formulados para DTN também figuram na balança comercial brasileira, como a rifampicina e a estreptomicina. Esses medicamentos movimentaram no período analisado cerca de US$ 7,8 milhões e US$ 817 mil para importação e exportação, respectivamente. Em relação à quantidade, o volume foi de 123,4 toneladas importadas e 42 toneladas exportadas, observados nos Gráficos 3.9 e 3.10.

Gráfico 3.9 Importação de medicamento entre 2005 e 2009.

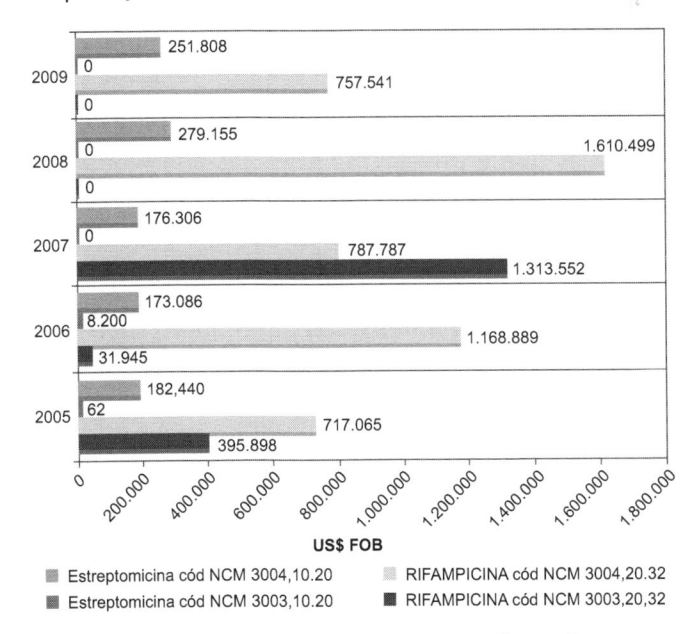

Ano	Valores (US$ FOB)
2009	251.808; 0; 757.541; 0
2008	279.155; 0; 1.610.499; 0
2007	176.306; 0; 787.787; 1.313.552
2006	173.086; 8.200; 1.168.889; 31.945
2005	182.440; 62; 717.065; 395.898

- Estreptomicina cód NCM 3004,10.20
- Estreptomicina cód NCM 3003,10.20
- RIFAMPICINA cód NCM 3004,20.32
- RIFAMPICINA cód NCM 3003,20,32

Fonte: Elaboração própria com dados do SECEX – sistema Aliceweb.

Gráfico 3.10 Exportação de medicamento entre 2005 e 2009.

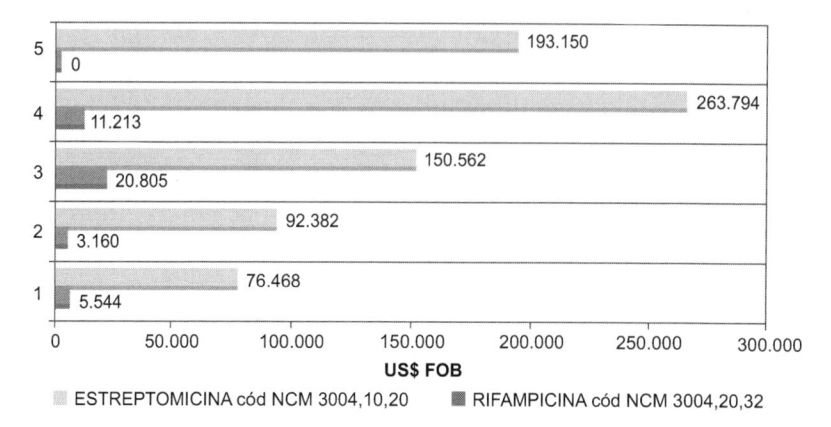

	US$ FOB
5	0 / 193.150
4	11.213 / 263.794
3	20.805 / 150.562
2	3.160 / 92.382
1	5.544 / 76.468

■ ESTREPTOMICINA cód NCM 3004,10,20   ■ RIFAMPICINA cód NCM 3004,20,32

Fonte: Elaboração própria com dados do SECEX – sistema Aliceweb.

Esses medicamentos apresentam 2 códigos de NCM para o mesmo produto; contudo, se destinam ao mesmo componente químico usado pelos importadores no momento da classificação na Receita Federal.

3.7 GASTOS DO MINISTÉRIO DA SAÚDE COM TRATAMENTO PARA DTN

O governo adquiriu 607.627.407 unidades farmacêuticas para tratar DTN entre os anos 2005 a 2009, movimentando cerca de R$ 145 milhões (Gráfico 3.11), a um preço médio de R$ 0,24 cada (DAF/MS, 2010).

Gráfico 3.11 Gastos totais com de medicamento entre 2005 e 2009.

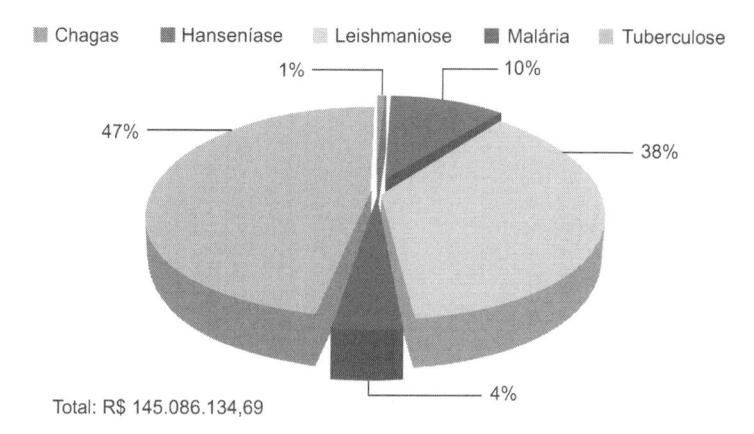

■ Chagas   ■ Hanseníase   ■ Leishmaniose   ■ Malária   ■ Tuberculose

- Chagas: 47%
- Hanseníase: 1%
- Leishmaniose: 10%
- Malária: 38%
- Tuberculose: 4%

Total: R$ 145.086.134,69

Fonte: Elaboração própria com dados do SECEX – sistema Aliceweb.

A demanda de gastos para compra de medicamentos destinados ao tratamento da tuberculose absorve 47% dos gastos do MS em relação ao total para DTN. No entanto, o esforço financeiro para tratar Chagas ou Leishmaniose é muito maior, devido ao custo do medicamento ser capaz de alcançar até 100 vezes o valor de um remédio para TB, e com um número menor de pacientes. No Gráfico 3.12, os quantitativos e valores gastos por cada ano.

Gráfico 3.12 Aquisição de medicamentos para DTN pelo MS.

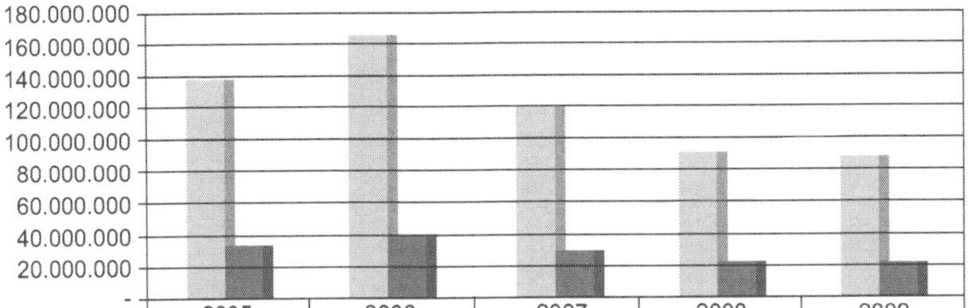

	2005	2006	2007	2008	2009
Qtde UFs	139.785.497	166.470.950	120.843.640	91.300.340	89.226.980
R$	32.439.965,37	38.222.918,43	28.437.964,44	23.659.790,68	22.718.065,42

■ Qtde UFs ■ R$

Fonte: Elaboraçao própria com dados do SECEX – sistema Aliceweb.

Quando se compara a importação de IFA (Gráfico 3.7) com a aquisição de medicamentos (Gráfico 3.12), verifica-se que a cada ano é despendido um maior valor financeiro para uma menor quantidade de unidades farmacêuticas. Fato similar ao mercado farmacêutico geral do Brasil demonstrado na Figura 3.8 (paga-se cerca duas vezes mais pela mesma quantidade de medicamentos adquirida no ano de 2011).

A Tabela 3.12 demonstra os valores gastos por ano para cada medicamento, assim como os respectivos quantitativos de unidades farmacêuticas (DAF/MS, 2010).

Ao analisar as respectivas aquisições no mercado privado e público, nota-se que as empresas multinacionais ficaram com 59,1%, as nacionais com 10,57%, os LFO com 20,01% e ONGs (OPAS e UNICEF) com 0,53%. Os 9,79% restantes ainda estavam aguardando licitação.

Tabela 3.12 Preço médio da unidade de medicamento para DTN

DTN	MEDICAMENTO	DOSAGEM	PREÇO MÉDIO cada Unidade (R$)
Chagas	Benznidazol	Comprimido 100 mg	4,07
	Clofazimina	Cápsula 50 mg	0,11
	Clofazimina	Cápsula 100 mg	0,15
	Dapsona	Comprimido 50 mg	–
	Dapsona	Comprimido 100 mg	–
	Minociclina	Comprimido 100 mg	0,68
Hanseníase	Pentoxifilina	Comprimido 400 mg	0,22
	Ofloxacino	Comprimido 400 mg	0,38
	Prednisona	Comprimido 5 mg	0,02
	Prednisona	Comprimido 20 mg	0,07
	Rifampicina	Cápsula 300 mg	0,14
	Rifampicina	Suspensão oral 20 mg/mL	0,83
	Talidomida	Comprimido 100 mg	0,41
Leishmaniose	Anfotericina B	Pó para preparação injetável 50 mg em desoxicolato de sódio	50,72
	Antimoniato de meglumina	Solução injetável 300 mg/mL (81 mg Sb5+ /mL	4,63
	Isetionato de pentamidina	Pó para solução injetável 300 mg	37,00

(Continua)

Tabela 3.12 Preço médio da unidade de medicamento para DTN

DTN	MEDICAMENTO	DOSAGEM	PREÇO MÉDIO cada Unidade (R$)
Malária	Arteméter	Solução injetável 80 mg/mL	–
	Artesunato de sódio	Pó para solução injetável 60 mg	–
	Artesunato de sódio + Mefloquina	Comprimido 25 mg + 55 mg	0,15
	Artesunato de sódio + Mefloquina	Comprimido 100 mg + 220 mg	0,59
	Cloridrato ou fosfato de clindamicina	Cápsula 150 mg	0,61
	Cloridrato ou fosfato de clindamicina	Cápsula 300 mg	0,61
	Cloridrato ou fosfato de clindamicina	Solução injetável 150 mg/mL	1,20
	Difosfato ou dicloridrato de cloroquina	Comprimido 250 mg (equivalente a 150 mg de cloroquina)	0,03
	Difosfato ou dicloridrato de cloroquina	Comprimido 83,2 mg (equivalente a 50 mg de cloroquina)	–
	Difosfato ou dicloridrato de cloroquina	Solução injetável 50 mg/mL	–
	Cloridrato de doxiciclina	Comprimido 100 mg	0,05
	Cloridrato de mefloquina	Comprimido 250 mg	1,86
	Difosfato de primaquina	Comprimido 5 mg	0,01
	Difosfato de primaquina	Comprimido 15 mg	0,02
	Dicloridrato ou sulfato de quinina	Solução injetável 300 mg/mL	1,65
	Dicloridrato ou sulfato de quinina	Comprimido 500 mg	0,32

(Continua)

Tabela 3.12 Preço médio da unidade de medicamento para DTN

DTN	MEDICAMENTO	DOSAGEM	PREÇO MÉDIO cada Unidade (R$)
	Amicacina	Solução inj 500 mg	0,99
	Claritromicina	Comprimido 500 mg	0,60
	Ofloxacino	Comprimido 400 mg	0,38
	Terizidona	Cápsula 250 mg	4,11
	Sulfato de estreptomicina	Pó para solução injetável 1 g	0,96
	Cloridrato de etambutol	Comprimido 400 mg	0,10
	Cloridrato de etambutol	Solução oral 25 mg/mL	–
	Etionamida	Comprimido 250 mg	0,29
Tuberculose	Isoniazida	Comprimido 100 mg	0,02
	Isoniazida + rifampicina	Cápsula 75 mg + 150 mg	–
	Isoniazida + rifampicina	Cápsula 100 mg + 150 mg	0,10
	Isoniazida + rifampicina	Cápsula 200 mg + 300 mg	0,17
	Pirazinamida	Comprimido 500 mg	0,12
	Pirazinamida	Solução oral 30 mg/mL	1,95
	Rifampicina	Cápsula 300 mg	0,14
	Rifampicina	Suspensão oral 20 mg/mL	0,83
	Rifampicina + isoniazida + pirazinamida + cloridrato de etambutol	Cápsula 150 mg + 75 mg + 400 mg + 275 mg	0,13

(Continua)

Fonte: Elaboração própria com dados do programa Bíblia do MS – antigo Robocop.

Comparando os valores despendidos em DTN no ano de 2009 (Tabela 3.12) com os gastos totais em medicamentos do mesmo ano pelo MS (Tabela 1.1), encontram-se 0,3% dedicados as DTN. Embora esse percentual seja mínimo, se somado à importação de IFA do Gráfico 3.9 corresponde a aproximadamente R$ 176 milhões. Caso essa produção fosse local, esse valor ficaria totalmente no país.

Capítulo 4
Competência para Inovar e Tendências Tecnológicas para o Enfrentamento das Doenças Neglicenciadas

> "A melhor forma de manter as capacidades intelectuais, inclusive a memória, é utilizá-las."
>
> *Gilberto Fernando Xavier*

Este capítulo aborda a identificação de competências para geração e socialização do conhecimento. Nesse âmbito o cenário brasileiro de especialistas nas seis doenças negligenciadas contempladas é mapeado. Também é sinalizada a situação global para essas doenças, ou seja, as tendências de P&D no mundo e seus respectivos especialistas.

4.1 INTRODUÇÃO

Segundo a *Organisation for Economic Co-operation and Development* (OECD), 55% da riqueza mundial é o conhecimento. Drucker (2000) ressalta que o aumento na geração desse conhecimento ocorrerá com o aumento da gestão do conhecimento.

As novas tendências que influenciam no desenvolvimento industrial de um país são o conhecimento como recurso principal e o aprendizado como processo central. Portanto, é fundamental ampliar a base de competências em recursos humanos para aumentar o potencial de inovação (LUNDVAL, 1998; CASSIOLATO e LASTRES, 1999).

A cooperação é a principal ferramenta no modelo da Hélice Tríplice[1] (HT) proposta por Etzkowitz (2009), onde as capacidades existentes na universidade, aliadas às empresas e ao fomento do governo, podem gerar resultados surpreendentes para o desenvolvimento do país.

A formação de competências para inovar requer, previamente, uma inteligência cooperativa definida como a construção do conhecimento

---

[1] A HT é uma plataforma para a formação de instituições (organização híbridas), a criação de novos formatos organizacionais para promover a inovação, como uma síntese de elementos da própria HT – a HT captura essa transformação de papéis e relacionamentos como espirais entrelaçadas em diferentes relações de um com o outro baseada no conhecimento (ETZKOWITZ, 2009).

em colaboração com pares de trabalho. Essa pressupõe processos de desenvolvimento colaborativo capazes de produzir informações de alta qualidade de conhecimento científico e tecnológico, onde os especialistas possuem acesso irrestrito às informações criadas pela comunidade, revisão colaborativa das contribuições dos integrantes, governança baseada mais em autoridade do que em sanções e níveis integrados de envolvimento e responsabilidades (AMBROSI, 2005).

Schumpeter (1942) propôs o termo "destruição criativa", descrevendo as inovações tecnológicas como fundamentais para esse novo paradigma de inovação nas empresas, bem como a dinâmica segundo a qual as mesmas se processam. Já o termo "indústria baseada no conhecimento" foi usado pela primeira vez por Machlup, em 1962, reconhecendo de forma correta a principal característica da nova economia emergente. Em 1973, Daniel Bell introduziu a noção da "sociedade de informação" e em 1977, Marc Uri Porat escreveu uma obra com nove volumes, avaliando e estimulando o tamanho dessa economia, e descreveu esse setor emergente como uma "*economia da informação*" (MACHLUP, 1962; BELL, 1973; PORAT, 1977).

Em 1977, Tidd e colaboradores trataram inovação como uma mudança em produtos e serviços oferecidos por uma determinada organização, ou mudança no modo ou processo pelo qual são criadas e ainda entregues por essa organização (TIDD, 1977).

Conforme relatado por Chandler (1962), Hamel e Prahalad (1995), Penrose (1995), Pavitt (1998) e Coutinho & Bomtempo (2005), as interações existentes em uma determinada empresa são obtidas pela sinergia das capacidades e competências. Dessa forma, é fundamental a socialização das informações para geração de conhecimento e, por conseguinte, a aprendizagem das empresas (NONAKA & TAKEUCHI, 1995; LEONARD--BARTON, 1995; KIM, 1999; DUTRÉNIT, 2004).

Nesse sentido, é salutar identificar e promover a sinergia destes especialistas para o avanço na ciência. Desta forma, o desenvolvimento tecnológico em determinadas áreas e, por conseguinte, a desejada inovação será alcançada. Associando essa afirmação com a abordagem deste livro, objetivamos contribuir para melhoria no tratamento e erradicação das DTN.

4.2 COMPETÊNCIAS NO TERRITÓRIO BRASILEIRO ATRAVÉS DO PORTAL INOVAÇÃO

As ações para o enfrentamento das DTN, primeiramente, perpassam pela identificação do potencial de conhecimento disponível no Brasil. Esses especialistas podem ser elencados pela análise dos perfis científicos e tecnológicos de toda força de trabalho disponível nas universidades, empresas, governo e institutos científicos.

As peculiaridades do Brasil em saúde pública apontam para vários fatores e doenças. No entanto, a identificação de especialistas, no país, para as DTN proporcionam melhor compreensão do cenário brasileiro; isso devido à experiência cultural e política cada um. Portanto, esse entendimento contribui no fomento ao crescimento e desenvolvimento do país no que tange ao CEIS.

O Portal Inovação (PI_N) é resultado de demanda do Ministério da Ciência e Tecnologia (MCT) ao Centro de Gestão e Estudos Estratégicos (CGEE), cujo método adotado para mapear as competências nacionais foi a Plataforma Lattes[2]. Para tal, foi realizado um acordo de cooperação específico com o Conselho Nacional de Desenvolvimento Científico e Tecnológico (CNPq). No ano de 2006, o MCT delegou a gestão operacional do Portal à Agência Brasileira de Desenvolvimento Industrial (ABDI) do Ministério do Desenvolvimento, Indústria e Comércio Exterior (MDIC), quando, neste ínterim, a Financiadora de Estudos e Projetos (FINEP) formalizou o registro no Portal como condição para participação em editais de subvenção. Desde então, o PI_N permite promover a cooperação tecnológica no país e disponibiliza ferramentas para a gestão da inovação, com informações estratégicas de redes de relacionamento e outras oportunidades para inovar.

Nesse sentido, o mapeamento das competências nacionais pode ser resgatado considerando a Plataforma Lattes para o perfil científico e o próprio PI_N para o tecnológico, cujos trabalhadores e empresas estão registrados. Assim, a plataforma conta com a possibilidade de interação com portais públicos nas áreas de CT&I, disponibilizando sistemas de conhecimento, informações estratégicas, redes de relacionamento e de comunidades de prática, onde todos estão especificados como representantes de algum ator de inovação do País (fundação, universidade, empresa etc).

Dentre as ferramentas de conhecimento no portal, destacam-se as informações estratégicas, redes de relacionamento e cartograma. Esse último, como exemplo, está demonstrado na Figura 4.1, com o total de atores[3] de inovação existente no Brasil.

---

[2] Criada pelo Conselho Nacional de Desenvolvimento Científico e Tecnológico (CNPq), a Plataforma Lattes consiste no conjunto de sistemas de informação, bases de dados, *data warehouses*, portais e sistemas de conhecimento voltados ao mapeamento das competências nacionais e das ações de fomento em CT&I. O Portal Inovação possui acesso a uma cópia atualizada continuamente das bases Lattes de currículos e grupos de pesquisa. No Portal Inovação essas fontes de informação são reindexadas e disponibilizadas para que seus usuários possam encontrar competências em todas as áreas do conhecimento. Para tal, foram desenvolvidos sistemas de busca voltados a facilitar a interação e cooperação entre atores envolvidos com inovação.

[3] Neste caso, refere-se a qualquer especialista de inovação lotado em empresas, universidades ou governo.

Figura 4.1 Cartograma do Portal Inovação.

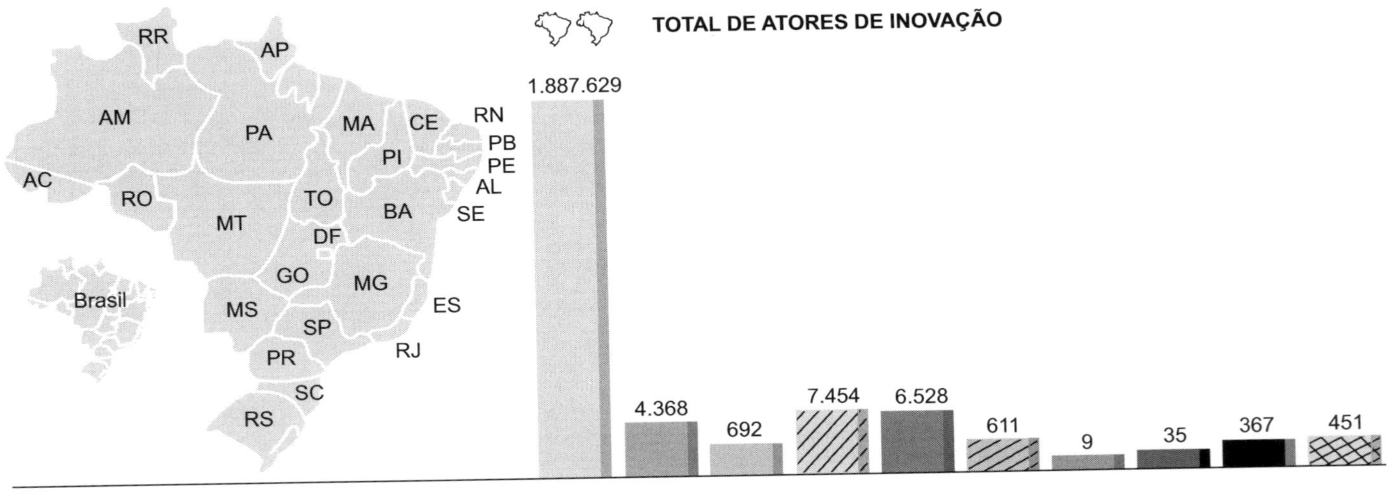

TOTAL DE ATORES DE INOVAÇÃO

- 1.887.629
- 4.368
- 692
- 7.454
- 6.528
- 611
- 9
- 35
- 367
- 451

Legenda:

- ICTIs – Instituição de Ciência, Tecnologia e Inovação;
- UIP&Ds – Unidade Institucional de P&D;
- NITs – Núcleo de Inovação Tecnológica;
- Agentes de Inovação – são organizações, redes e indivíduos que representam, apóiam ou interagem com outros visando promover a cooperação tecnológica e a inovação. Entre eles, incluem-se associações empresariais, sociedades profissionais, programas especiais, além dos órgãos do governo.

- Especialistas (CV-Lattes)
- Especialistas CV-Lattes registrados
- Especialistas (Portal Inovação)
- Empresas (Portal Inovação)
- ICTIs (CV-Lattes)
- ICTIs (Portal Inovação)
- UIP&D (Portal Inovação)
- NITs (Portal Inovação)
- Agentes de inovação (Organizações)
- Agentes de inovação (Pessoas)

Cabe ressaltar que somente 0,2% dos especialistas cadastrados na base Lattes estão concomitantemente registrados no PI$_N$, ainda que a busca seja feita em ambos. Eles são identificados no cartograma como CV-Lattes registrados[4]. Igualmente, segundo dados do IBGE (2006), os números de empresas correspondem a 0,1% da quantidade formal existente no país. Esse panorama demonstra a lacuna existente em desinformação sobre o uso de uma ferramenta que promove inovação no país.

O PI$_N$ fornece buscas somente para os currículos Lattes atualizados nos últimos 18 meses, garantindo assim resultados de competências ativas. Observa-se que, mesmo o PI$_N$ só resgatando dados atuais, ainda são encontrados 5,4% de especialistas que não preencheram suas informações corretamente, de modo que ao fazer a consulta aparece na pesquisa um campo "não informado".

A partir dos dados coletados no território brasileiro existem 40.770 especialistas trabalhando com DTN e, especificamente, 40.356 com as seis enfermidades discutidas neste livro. No Gráfico 4.1 se observa a distribuição das competências por cada tipo de doença, sendo tuberculose (TB) a com o maior número de profissionais, 10.960, o que representa 27,2% do total específico. Não obstante, na outra ponta encontra-se a malária, com 9,4% dos pesquisadores disponíveis. Assim, pode-se identificar o grau de envolvimento dos especialistas brasileiros em relação às DTN.

Mesmo sendo a tuberculose a doença que possui o maior percentual de cientistas envolvidos, ainda não se conseguiu diminuir o seu tempo de tratamento (mínimo de 6 meses), além do que alguns pacientes já apresentam bacilos da doença resistentes aos medicamentos existentes. Acrescenta-se que nenhum dos IFA é produzido no país.

Em relação à a doença de Chagas, é importante ressaltar que somente 11,7% dos especialistas se dedicam à pesquisa nessa área, e até o momento só há disponível um tipo de tratamento, e que até então não era produzido no Brasil até 2011. Destaca-se ainda que esse remédio possui alta toxicidade.

A Tabela 4.1 demonstra a quantidade de especialistas distribuídos nos estados brasileiros e em destaque os estados com maior número por DTN.

---

[4] Os especialistas nesta condição podem inserir informações tecnológicas ou outras informações que normalmente não são próprias do Lattes, como demandas e ofertas. Por isso a diferenciação entre "especialistas CV-Lattes e "especialistas CV-Lattes registrados (plataforma lattes + PIN).

Gráfico 4.1 Número de especialistas no Brasil por tipo de doença e grau máximo de titulação.

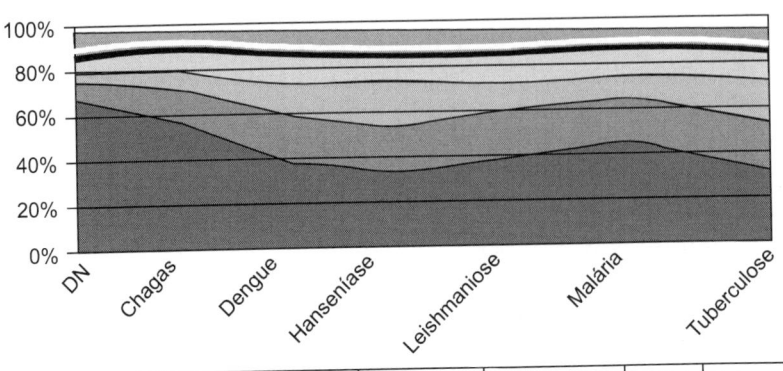

	DN	Chagas	Dengue	Hanseníase	Leishmaniose	Malária	Tuberculose
Não informado	36	279	716	576	530	224	794
Ensino fundamental	1	0	0	0	1	2	0
Ensino médio	8	56	126	104	94	35	158
Graduação	35	487	1.120	757	910	447	1.238
Especialização	17	501	1.265	1.543	866	408	2.211
Mestre	54	933	1.999	1.576	1.647	819	2.583
Doutor	263	2.477	2.552	1.907	2.583	1.856	3.976

Fonte: Elaboração própria com dados do Portal Inovação extraído em 22/07/2010.

Verifica-se que os maiores números estão em SP, RJ e MG, com 8.560, 5.956 e 4.061, respectivamente. Cabe ressaltar que a distribuição regional não impede a colaboração em rede pois, como se observa no item 4.1.2, as competências ligadas às instituições de determinado estado efetuam parcerias com outros, como USP e UnB, FIOCRUZ e UFMG etc.

Para todas as doenças, a capital paulista lidera o número de competências disponíveis, seguido pelo RJ, na seguinte ordem de relevância: tuberculose>Chagas>dengue>leishmaniose>hanseníase>malária. Já a terceira maior quantidade de especialistas por doença/estado é alternada pela malária e tuberculose, onde o estado do PA supera MG para malária e RS para tuberculose. Também se observa que o estado com menor número de profissionais é RR, com 0,6% do total, ou seja, 70 profissionais.

Tabela 4.1 Número de especialistas no Brasil por Estado da Federação e cada tipo de doença

Unidade da Federação	Doenças Negligenciadas	Chagas	Denge	Hanseníase	Leishmania	Malária	Tuberculose
AC	0	7	18	22	14	30	22
AL	7	42	89	80	76	37	116
AM	6	52	132	144	169	375	183
AP	0	8	16	9	8	36	19
BA	13	242	342	244	409	69	508
CE	16	115	628	499	333	57	579
DF	13	181	209	142	211	149	271
ES	1	27	112	105	84	22	157
GO	2	154	238	200	145	58	208
MA	4	49	184	315	295	126	292
MG	50	715	802	556	914	282	742
MS	2	42	154	98	216	20	159
MT	2	36	164	144	129	88	130
PA	13	124	224	380	241	352	394
PB	10	76	205	228	91	25	352
PE	16	141	379	311	264	73	454
PI	13	28	147	166	159	24	160
PR	15	225	430	315	303	98	520
RJ	122	763	1.276	784	853	611	1.547
RN	3	47	145	95	123	32	161
RO	4	14	52	46	52	120	59
RR	0	3	35	6	6	14	6
RS	10	177	265	174	104	112	924
SC	4	75	101	94	65	43	238
SE	3	30	78	65	53	10	88
SP	85	1.337	1.283	1.184	1.231	862	2.578
TO	0	12	52	47	62	26	53
Não Informado	0	11	18	10	21	40	40
Total	414	4.733	7.778	6.463	6.631	3.791	10.960

Legenda: Estados com maior número de especialistas — 1º lugar, 2º lugar, 3º lugar
Fonte: Elaboração própria com dados do Portal Inovação extraído em: 22/07/2010.

4.2.1 Mapa de competências

Em geral, os especialistas fomentam suas pesquisas através dos recursos de suas instituições e/ou órgãos de fomento, além de parcerias com outras competências, a fim de enriquecerem seus trabalhos. As relações desses profissionais estão elencadas no PI_N por ordem de relevância[5] e podem ser observadan através dos mapas de competências gerados no próprio portal.

O avanço das pesquisas nos últimos anos tem se caracterizado pela interrelação entre os especialistas, com aprofundamento nas parcerias e conhecimento específico de cada profissional.

Nesse sentido, esperava-se que o PI_N retratasse os principais especialistas da área e a formação de redes. Contudo, observou-se durante o resgate das informações a presença de profissionais apenas graduados, por exemplo, em direito, veterinária e enfermagem e alguns com especialização, gerando resultados inconsistentes. Esse fato ocorre porque no momento da pesquisa efetuada, o PI_N considera como pesquisador "mais relevante" aquele que possui mais "palavras-chaves" cadastradas para aquela busca no seu currículo lattes. Diante desses fatos, optou-se por aprofundar a pesquisa diretamente na Base Lattes do CNPq, por nível de relevância/categoria[6] dos pesquisadores, como pode ser visto a partir do item 4.2.

4.2.1.1 Mapa de competência para "doenças negligenciadas"

Foram identificados 414 especialistas para DTN no território nacional. Contudo, para melhor visualização, na Figura 4.2 está demonstrada somente a interação entre os 25 primeiros especialistas (mapa de competências).

Deste modo, é possível analisar cada especialista e obter informações detalhadas sobre os trabalhos e atuação do pesquisador. Seguem discriminados os 10 primeiros especialistas para DTN, contendo titulação máxima e sua respectiva instituição filiada:

1º Jorge Souza Mendonça – Farmanguinhos/FIOCRUZ – Mestrado em Química.
2º Núbia Boechat – FIOCRUZ/RJ e IQ-UFRJ – Doutorado em Química.
3º Denise Nacif Pimenta – FIOCRUZ/RJ – Doutorado em Ciências da Saúde.
4º Marcos Vinício Chein Feres – UFJF – Doutorado em Direito.
5º Rodrigo Guerino Stabeli – UNIR, UFRJ, FIOCRUZ e MCT – Doutorado em Bioquímica.

---

[5] O grau de relevância dos especialistas no Portal Inovação é determinado pela frequência de ocorrência do termo buscado no portal, ou seja; o registro do profissional que tiver o maior número de termos (palavras utilizadas na realização da busca dentro de sua base - produção) será apresentado em primeiro lugar na lista.

[6] É um escore de qualificação e produtividade aplicado pelo CNPq, onde determina o nível do Pesquisador e sua respectiva categoria, onde se leva em conta o número de orientações realizadas e produção científica na área estabelecida. O maior índice é 1A e o menor 2. Veja mais em http://dgp.cnpq.br/censo2002/estratificacao/saibamais.html.

6º Lidia Moreira Lima – UFRJ, SBQ e CYTED – Doutorado em Química.
7º Adriano Defini Andricopulo – USP, SBQ – Doutorado em Química Orgânica.
8º Alexandre Felip Silva Corrêa – FIOCRUZ, UVA, FEUDUC – Doutorado em Bioquímica.
9º Carlos Cezar Flores Vidotti – FACIPLAC – Doutorado em Medicina.
10º Tânia Maria de Almeida Alves – FIOCRUZ/RJ – Doutorado em Química.

Figura 4.2 Mapa de competências para DTN.

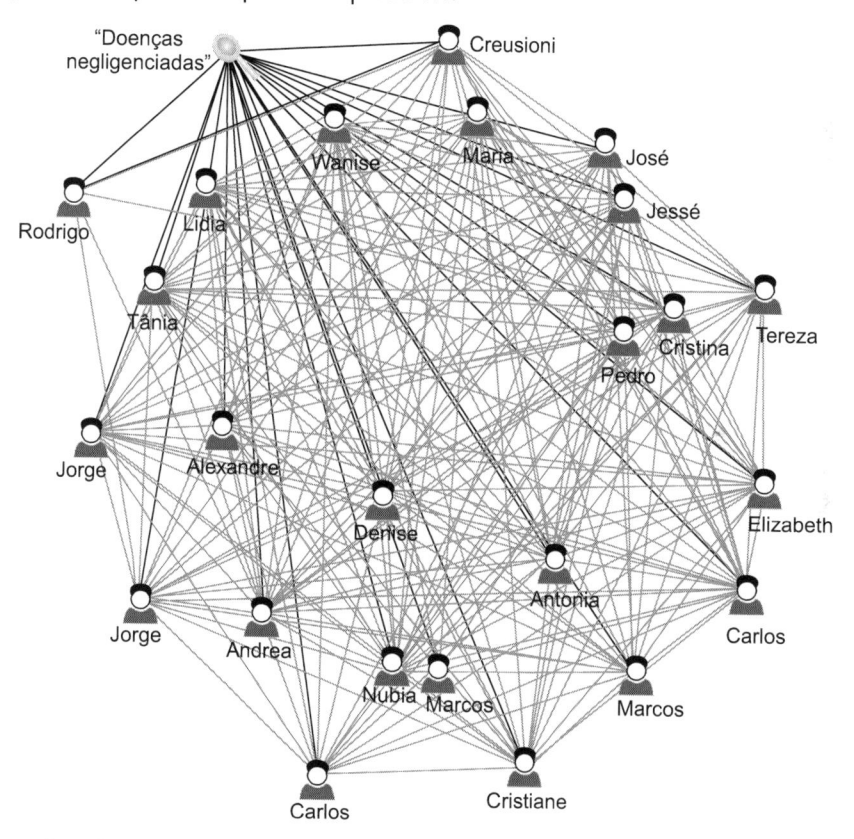

Fonte: Portal Inovação – extraído em 23/07/2010.

4.2.1.2 *Para a doença de "Chagas"*

Foram identificados 4.733 especialistas para doença de Chagas no território nacional. Foi gerado o mapa de competências pelo PI_N, assim como observado no mapa da DTN, mas não será "plotado" para essa, e nem as demais pesquisadas. O motivo, é que as interações detectadas entre eles são muito similares, além do que a relação dos 10 primeiros especialistas elencados no PI_N está discriminada em cada pesquisada. Dessa forma, segue por ordem de relevância, os de doença de Chagas:

1º Jose Borges Pereira – FIOCRUZ/RJ, UFRJ, ENSP, UERJ, SESAPI, MS, FACEPE, FAP/DF, FUNDECT/MS, FIOCRUZ – Doutorado em Medicina.
2º Maria Aparecida Shikanai Yasuda – FMUSP, HCFMUSP, USP – Doutorado.
3º João Carlos Pinto Dias – FIOCRUZ/RJ – Doutorado em Medicina.
4º Antonio Luiz Pinho Ribeiro – UFMG, CNPq, ABRAHUE – Doutorado em Medicina.
5º Maria Elena Guariento – UNICAMP – Doutorado em Clínica Médica.
6º Rubens Antonio da Silva – SUCEN – Mestrado em Saúde Coletiva.
7º Silvana Marques de Araujo – UEM – Doutorado em Parasitologia.
8º Cleudson Nery de Castro – UnB – Doutorado em Medicina.
9º Alejandro Marcel Hasslocher Moreno – FIOCRUZ, IEDS, IPEC – Especialização.
10º Dalmo Correia Filho – UFTM, UFU – Doutorado em Medicina.

4.2.1.3 Para a doença "dengue"

Foram identificados 7.778 especialistas para dengue no território nacional. Abaixo, a relação dos 10 primeiros especialistas elencados no PI_N por ordem de relevância para dengue:

1º Hermann Gonçalves Schatzmayr † – FIOCRUZ/RJ – Graduação em Veterinária.
2º Rita Maria Ribeiro Nogueira – FIOCRUZ/RJ – Doutorado em Parasitologia.
3º Marize Pereira Miagostovich – FIOCRUZ – Doutorado em Biologia Parasitária.
4º Rivaldo Venâncio da Cunha – FIOCRUZ/RJ, UFMS e OPAS – Doutorado em Medicina Tropical.
5º Flavia Barreto dos Santos – FIOCRUZ/RJ e UNB – Doutorado em Biologia.
6º Benedito Antônio Lopes da Fonseca – USP – Doutorado em Virologia Molecular.
7º Francisco Chiaravalloti Neto – FSP – Doutorado em Saúde Coletiva.
8º Ortrud Monika Barth Schatzmayr – FIOCRUZ e UFRJ – Doutorado.
9º Claire Fernandes Kubelka – FIOCRUZ/RJ – Doutorado em Microbiologia.
10º Sérgio Oliveira De Paula – UFV – Doutorado em Imunologia Básica.

4.2.1.4 Para a doença "hanseníase"

Foram identificados 6.463 especialistas para hanseníase no território nacional. Contudo, devido à quantidade, na Figura 4.9 está demonstrada somente a relação entre os 25 primeiros especialistas. Abaixo, a relação dos 10 especialistas elencados no PI_N por ordem de relevância para hanseníase:

1º Isabela Maria Bernardes Goulart – UFU – Doutorado em Clínica Médica.
2º Vera Lucia Gomes de Andrade – OMS e WHO – Doutorado.
3º Norma Tiraboschi Foss – FMRP – USP – Doutorado.
4º Leontina da Conceicao Margarido – USP e FMUFPR – Doutorado em Dermatologia.
5º Francisco Carlos Félix Lana – UFMG – Doutorado em Enfermagem Interunidades.
6º Vânia Del'Arco Paschoal – FAMERP e UNIFAIMI – Doutorado em Ciências da Saúde.
7º Antonio Carlos Ceribelli Martelli – CCD, UNIMED e ND – Especialização.
8º Euzenir Nunes Sarno – CNPq, FIOCRUZ – Especialização em Anatomia Patológica.
9º Somei Ura – ILSL – Mestrado em Medicina.
10º Rosa Maria Cordeiro Soubhia – FAMERP – Doutorado em Ciências da Saúde.

4.2.1.5 Para a doença "leishmaniose"

Foram identificados 6.631 especialistas para leishmaniose no território nacional. Contudo, devido ao grande número, na Figura 4.10 observa-se somente a relação entre os 25 primeiros especialistas. Abaixo, a relação dos 10 especialistas elencados no PI_N por ordem de relevância para leishmaniose:

1º Thais Gomes Verzignassi Silveira – UEM – Doutorado em Bioquímica.
2º Raimunda Nonata Ribeiro Sampaio – MS, UNB, CNPq – Doutorado em Medicina.
3º Armando de Oliveira Schubach – FIOCRUZ/RJ, CNPq, FAP/DF, MS/DECIT, FAPERJ, FAPEMAT e FAPEMIG – Doutorado em Parasitologia.
4º Mary Marcondes – UNESP – Doutorado.
5º Jackson Mauricio Lopes Costa – UFMA e FIOCRUZ – Doutorado em Doenças Infecciosas e Parasitarias.
6º Maria Valdrinez Campana Lonardoni – UEM – Doutorado em Imunologia.
7º Carlos Henrique Nery Costa – UFPI, GOVERNO/PI, SBMT, RSBMT e RENORBIO – Doutorado em Saúde Pública Tropical.

8º Aloísio Falqueto – UFES – Doutorado em Medicina.
9º Vitor Márcio Ribeiro – PUC Minas e CVSA – Doutorado em Parasitologia.
10º Albino Verçosa de Magalhães – CNPq – Doutorado em Doutorado em Medicina.

4.2.1.6 Para a doença "malária"

Foram identificados 3.791 especialistas para malária no território nacional. Contudo, devido ao grande número, na figura 4.11 está demonstrada a relação entre os 25 primeiros especialistas. Abaixo, a relação dos 10 especialistas elencados no PI_N por ordem de relevância para malária:

1º Claudio Tadeu Daniel Ribeiro – CNPq, FIOCRUZ/RJ, FAPERJ, IFTM, AFM, IM, SBM, ANMF e SHB – Doutorado.
2º Wanderli Pedro Tadei – INPA e UEA – Doutorado.
3º Cor Jesus Fernandes Fontes – UFMT e MS – Doutorado em Medicina.
4º Antonio Walter Ferreira – IMTSPUSP, FMUSP e ICBUSP – Doutorado em Imunologia.
5º Carlos Eduardo Tosta da Silva – UNB, USP, CNPq, MS, SBMT, ABDC e WHO – Doutorado em Imunologia.
6º Maria Carmen Arroyo Sanchez – USP – Doutorado em Imunologia.
7º Sandra do Lago Moraes – USP – Doutorado em Imunologia.
8º Antoniana Ursine Krettli – FIOCRUZ, CNPq e UFMG – Doutorado em Parasitologia.
9º Marinete Marins Povoa – UFPA, IEC e FAPESPA – Doutorado em Parasitologia.
10º Maristela Gomes da Cunha – UFPA – Doutorado em Imunologia.

4.2.1.7 Para a doença "tuberculose"

Foram elencados no PI_N 10.960 especialistas para TB no território nacional. Contudo, devido ao grande número, na Figura 4.12 está demonstrada somente a relação entre os 25 primeiros especialistas. Abaixo, a relação dos 10 especialistas elencados no PI_N por ordem de relevância para TB:

1º Tereza Cristina Scatena Villa – USP – Doutorado em Enfermagem.
2º Antonio Ruffino Netto – USP, CNPq, UBA, EPIDEMIOL, REDE TB, IAL, UESB e SVS-MS – Doutorado em Saúde.
3º Eliana Roxo – IB – Doutorado em Epidemiologia Experimental e Aplicada às Zoonoses.
4º Silvia Helena Figueiredo Vendramini – FAMERP – Doutorado em Saúde Pública.

5º Julia Ignez do Nascimento Salem José – INPA e UFAM – Doutorado em Microbiologia.
6º Valdir de Souza Pinto – SES, AUT e FG – Mestrado em Programa de Pós Graduação.
7º Jordana de Almeida Nogueira – USP – Doutorado em Enfermagem.
8º Afranio Lineu Kritski – CNPq e UFRJ – Doutorado em Infectologia.
9º Fernanda Carvalho de Queiroz Mello – UFRJ, CNPq – Doutorado em Medicina.
10º Fernando Augusto Fiuza de Melo – ICF, IAMSP e MS – Doutorado em Medicina.

4.2.2 Instituições dos especialistas

Os 40.770 especialistas elencados no PI_N, para as doenças pesquisadas, estão ligados a algum tipo de organização profissional, como observado na Tabela 4.2.

Tabela 4.2 Tipo de organização de endereço profissional dos especialistas no portal inovação

Agente de Inovação	3	62	112	101	100	50	146
ICTI	317	3.172	4.392	4.392	4.081	2.563	5.968
NIT	90	1.495	3.262	3.262	2.442	1.176	4.829
Empresa	0	0	0	0	1	0	1
Não Informado	4	4	12	5	7	2	16
Total	414	4.733	7.778	6.463	6.631	3.791	10.960

Fonte: Elaboração própria com dados do Portal Inovação extraído em 22/07/2010.

Dentre as organizações dos 10 primeiros especialistas identificados, as que se destacaram de acordo com cada busca realizada por tipo de doença e relevância em pesquisa podem ser identificadas na Tabela 4.3.

Observa-se que a USP está presente para cinco das seis DTN pesquisadas, ficando excluída somente a leishmaniose. Da mesma forma a FIOCRUZ não aparece nesse *ranking* para a hanseníase.

Tabela 4.3 Organizações dos especialistas em pesquisa de DTN

ICTI, NIT ou Empresa	Doença de Chagas	Dengue	Hanseníase	Leishmaniose	Malária	Tuberculose	Tema geral: Doenças negligenciadas
FACIPLAC							X
Fiocruz	X	X		X	X	X	X
FSP		X					
ILSL			X				
OPAS		X					
PUC Minas				X			
UEA					X		
UEM	X			X			
UERJ	X						
UESB						X	
UFAM						X	
UFES				X			
UFJF							X
UFMA				X			
UFMG	X		X		X		
UFMS		X					
UFMT					X		
UFPA					X		
UFPI					X		
UFPR			X				
UFRJ	X	X				X	X
UFTM	X						
UFU	X		X				
UFV		X					
UnB	X	X		X	X		
UNESP				X			
UNICAMP	X						
UniFAIMI			X				
UNIMED			X				
UNIR							X
USP	X	X	X		X	X	X

Legenda: FACIPLAC – Faculdades Integradas da União Educacional do Planalto Central; FIOCRUZ – Fundação Oswaldo Cruz; FSP – Faculdade de Saúde Pública; ILSL – Instituto Lauro de Souza Lima; OPAS – Organização Panamericana de Saúde; PUC Minas – Pontifícia Universidade Católica de Minas Gerais; UEA – Universidade do Estado do Amazonas; UEM – Universidade Estadual de Maringá; UERJ – Universidade do Estado do Rio de Janeiro; UESB – Universidade Estadual do Sudoeste da Bahia; UFAM – Universidade Federal do Amazonas; UFES – Universidade Federal do Espírito Santo; UFJF – Universidade Federal de Juiz de Fora; UFMA – Universidade Federal do Maranhão; UFMG – Universidade Federal de Minas Gerais; UFMG – Universidade Federal de Minas Gerais; UFMS – Universidade Federal de Mato Grosso do Sul; UFMT – Universidade Federal de Mato Grosso; UFPA – Universidade Federal do Pará; UFPI – Universidade Federal do Piauí; UFPR – Universidade Federal do Paraná; UFRJ – Universidade Federal do Rio de Janeiro; UFTM – Universidade Federal do Triângulo Mineiro; UFU – Universidade Federal de Uberlândia; UFV – Universidade Federal de Viçosa; UnB – Universidade de Brasília; UNESP – Universidade Estadual Paulista; UNICAMP – Universidade Estadual de Campinas; UniFAIMI – União das Escolas do Grupo FAIMI de Educação; UNIMED – União de Médicos Associados; UNIR – Universidade Federal de Rondônia; USP – Universidade de São Paulo.
Fonte: Elaboração própria com dados do Portal Inovação extraído em 22/07/2010.

4.3 COMPETÊNCIAS NO TERRITÓRIO BRASILEIRO E O CNPq

Para melhor estratificação do recorte de competências brasileiras, foram identificados na plataforma Lattes os especialistas de acordo com sua categoria e nível de relevância atribuído pelo CNPq e não mais "geral" como no PI_N. Por conseguinte, foram detectados 2.633 especialistas, como se observa no Gráfico 4.2.

Gráfico 4.2 Número de especialista por DTN segundo o CNPq.

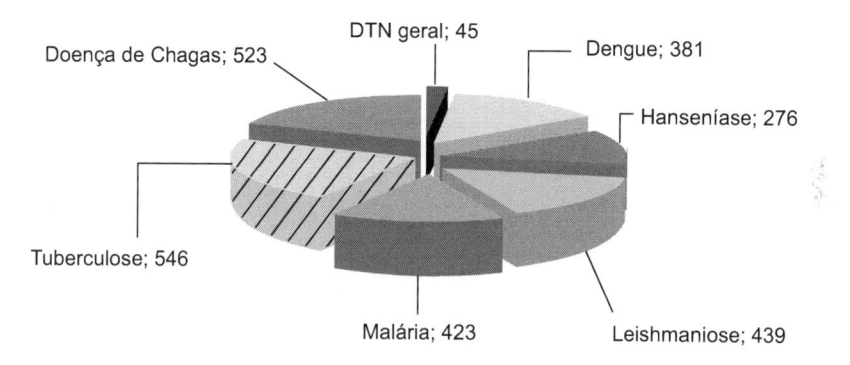

- Doença de Chagas; 523
- DTN geral; 45
- Dengue; 381
- Hanseníase; 276
- Tuberculose; 546
- Malária; 423
- Leishmaniose; 439

Fonte: Elaboração própria com dados da plataforma Lattes/CNPq extraída em 28/08/2010.

Desses pesquisadores, estratificou-se o quantitativo total de acordo com a categoria/nível, titulação e instituição filiada para cada doença/tema pesquisado. Nesse sentido, as Tabelas 4.4 a 4.10 demonstram esse total e ao lado somente os 10 primeiros indicados na lista que se obtém na base Lattes do CNPq.

Tabela 4.4 Número de pesquisadores em Doenças Negligenciadas por categoria/nível CNPq

Categoria/Nível	Total	Pesquisador para Doenças Negligenciadas	
		Nome de até 10 primeiros	Título – Instituição
1A	6	Carlos Medici Morel	Doutor em Ciências Biológicas – FIOCRUZ
		Alaíde Braga de Oliveira	Doutor em Química – UFMG
		Odir Antonio Dellagostin	Doutor em Biologia Molecular – UFPel
		Egler Chiari	Doutor em Parasitologia – UFMG
		Eloi de Souza Garcia	Doutor em Biologia Molecular – ABL
		Douglas Wagner Franco	Doutor em Química – USP
1B	4	Elizabeth Igne Ferreira	Doutor em Química Orgânica – USP
		Euzenir Nunes Sarno	Especialização em Anatomia – FIOCRUZ
		Francois Germain Noel	Doutor em Ciências Farmacêuticas – UFRJ
		Tereza Cristina Scatena Villa	Doutor em Enfermagem – USP
1C	8	Adriano Defini Andricopulo	Doutor em Química Orgânica – USP
		Oscar Bruna-Romero	Doutor em Biologia Molecular e Celular – UFMG
		Maria Cristina Vidal Pessolani	Doutor em Bioquímica – FIOCRUZ
		Jose Roberto Lapa e Silva	Doutor em Doenças Cardiopulmonar – UFRJ
		Leila Maria Beltramini	Doutor em Ciências Biológicas – USP
		Bartira Rossi Bergmann	Doutor em Ciências Biológicas – UFRJ
		Denise Madalena Palomari	Doutor em Biologia – UNESP
		Heitor Franco de Andrade Junior	Doutor em Patologia – USP
1D	5	Rodrigo Guerino Stabeli	Doutorado em Bioquímica – FIOCRUZ
		Gerd Bruno da Rocha	Doutor em Química – UFPB
		Alejandro Pedro Ayala	Doutor em Física – UFCE
		Denise Valle	Doutor em Ciências Biológicas – FIOCRUZ
		José Albertino Rafael	Doutor em Ciências Biológicas – INPA
2	22	Lidia Moreira Lima	Doutor em Química – SBQ
		Rodrigo Luiz Oliveira Rodrigues Cunha	Doutor em Química – UFABC
		Tânia Maria de Almeida Alves	Doutor em Química – FIOCRUZ
		Ricardo José Nunes	Doutor em Química – UFSC
		André Gustavo Tempone Cardoso	Doutor em Ciências – Instituto Adolfo Lutz
		Angelo de Fátima	Doutor em Química – UFMG
		Jamary Oliveira Filho	Doutor em Neurologia – UFBA
		Sinval Pinto Brandão Filho	Doutor em Biologia – FIOCRUZ
		Mariane Martins de Araújo Stefani	Doutor em Microbiologia e Imunologia – UFG
		Leoberto Costa Tavares	Doutor em Fármacos e Medicamentos – USP
TOTAL	45		

Fonte: Elaboração própria com dados da plataforma Lattes/CNPq extraída em 28/08/2010.

Tabela 4.5 Pesquisadores em doença de Chagas por categoria/nível CNPq

Pesquisador para Chagas			
Categoria/Nível	Total	Nome de até 10 primeiros	Título – Instituição
1A	81	Antonio Luiz Pinho Ribeiro	Doutor em Infectologia e Medicina Tropical – UFMG
		Jose Jurberg	Doutor em Ciências Veterinárias – UFRRJ
		José Rodrigues Coura	Doutor em Medicina – FIOCRUZ
		Manoel Otávio da Costa Rocha	Doutor em Infectologia e Medicina Tropical – UFMG
		Egler Chiari	Doutor em Parasitologia – UFMG
		Carlos Medicis Morel	Doutor em Ciências Biológicas – FIOCRUZ
		José Franco da Silveira Filho	Doutor em Ciências Biológicas – UNIFESP
		Carlos Mauricio de Figueiredo Antunes	Doutor em Epidemiologia – Sta. Casa BH
		George Alexandre DosReis	Doutor em Ciências Biológicas – UNIFESP
		Bianca Zingales	Doutor em Bioquímica – UFRJ
1B	50	Alejandro Miguel Katzin	Doutor em Microbiologia e Parasitologia – USP
		Ricardo Ribeiro dos Santos	Doutor em Clínica Médica – UEFS
		Edecio Cunha Neto	Doutor em Imunologia – USP
		Sérgio de Albuquerque	Doutor em Parasitologia – USP
		Anna Carla Renata Krepel Goldberg	Doutor em Fisiologia – INCT Investigação Imunologia
		Olindo Assis Martins Filho	Doutor em Bioquímica – FIOCRUZ
		Solange Lisboa de Castro	Doutor em Biologia – FIOCRUZ
		Luiz Carlos Dias	Doutor em Química – UNICAMP
		Paulo Cezar Vieira	Doutor em Química – UFSCAR
		Otavio Henrique Thiemann	Doutor em Biologia Molecular – USP
1C	59	Marcela de Freitas Lopes	Doutor em Ciências – UFRJ
		Lileia Gonçalves Diotaiut	Doutor em Ciências – FIOCRUZ
		Andrea Mara Macedo	Doutor em Bioquímica e Imunologia – UFMG
		Jose Roberto Mineo	Doutor em Imunologia – UFU
		Virmondes Rodrigues Junior	Doutor em Imunolgia – UFTM
		Carlos Leomar Zani	Doutor em Química – FIOCRUZ
		Joseli Lannes Vieira	Doutor em Ciências – FIOCRUZ
		Adauto Jose Goncalves de Araujo	Doutor em Saúde Pública – FIOCRUZ
		Jose Mauro Peralta	Doutor em Ciências – UFRJ
		Alberto Felix Antonio da Nobrega	Doutor em Ciências – UFRJ

(Continua)

Tabela 4.5 Pesquisadores em doença de Chagas por categoria/nível CNPq

Pesquisador para Chagas			
Categoria/Nível	Total	Nome de até 10 primeiros	Título – Instituição
1D	72	Eufrosina Setsu Umezawa	Doutor em Ciências – USP
		Tania Cremonini de Araujo-Jorge	Doutor em Ciências Biológicas – FIOCRUZ
		Luis Eduardo Ramirez Giraldo	Doutor em Parasitologia – UFTM
		Maria Regina D'Imperio Lima	Doutor em Ciências – USP
		Eliane Lages Silva	Doutor em Parasitologia – UFTM
		Valdo Jose Dias da Silva	Doutor em Fisiologia – UFTM
		Jaime Martins de Santana	Doutor em Patologia Molecular – UnB
		Fabio Trindade Maranhão Costa	Doutor em Micro Imuno e Parasitologia – USP
		Luiz Ernesto de Almeida Troncon	Doutor em Clínica Médica – USP
		Iara José de Messias Reason	Doutor em Ciências – UFPR
2	261	Maria Aparecida Shikanai Yasuda	Doutor em Moléstias Infecciosas e Parasitárias – USP
		Jamary Oliveira Filho	Doutor em Neurologia – UFBA
		Antonio Raimundo Lima Cruz Teixeira	Doutor em Patologia – UnB
		Monica Lucia Gomes	Doutor em Parasitologia – UEM
		Dalmo Correia Filho	Doutor em Infectologia e Medicina Tropical – UFMG
		Yara de Miranda Gomes	Doutor em Ciências – FIOCRUZ
		Célio Geraldo Freire de Lima	Doutor em Ciências – UFRJ
		Silvana Marques de Araujo	Doutor em Parasitologia – UEM
		Roberto Oliveira Dantas	Doutor em Medicina – USP
		Max Jean de Ornelas Toledo	Doutor em Parasitologia – UEM
TOTAL	523		

Fonte: Elaboração própria com dados da plataforma Lattes/CNPq extraída em 28/08/2010.

Tabela 4.6 Número de pesquisadores em Dengue por categoria/nível CNPq

Categoria/Nível	Total	Pesquisador para Dengue	
		Nome de até 10 primeiros	Título – Instituição
1A	37	Eduardo Massad	Doutor em Patologia Experimental – USP
		Mauricio Lima Barreto	Doutor em Epidemiologia – UFBA
		Patricia Torres Bozza	Doutor em Biologia – FIOCRUZ
		Mitermayer Galvao dos Reis	Doutor em Patologia Humana – FIOCRUZ
		Regina Maria Marteleto	Doutor em Comunicação – FIOCRUZ
		Takashi Yoneyama	Doutor em Engenharia Elétrica – ITA
		Luiz Juliano Neto	Doutor em Ciências Biológicas – UNIFESP
		Claudio Jose Struchiner	Doutor doenças infecciosas – FIOCRUZ
		Leila Maria Cardao Chimelli	Doutor em Neoropatologia – UFRJ
		Maria Aparecida Juliano	Doutor em Biologia Molecular – UNIFESP
1B	33	Luiz Tadeu Moraes Figueiredo	Doutor em Medicina – USP
		Pedro Fernando da Costa Vasconcelos	Doutor em Medicina – FIOCRUZ
		Ricardo Galler	Doutor em Ciências da Natureza – FIOCRUZ
		Erna Geessien Kroon	Doutor em Virologia – Viriontech do Brasil
		Francisco Antonio Bezerra Coutinho	Doutor em Física – USP
		Claudio Sergio Pannuti	Doutor em Ciências – USP
		Marilia Sa Carvalho	Doutor em Engenharia Biomédica – FIOCRUZ
		Russolina Benedeta Zingali	Doutor em Química Biológica – UFRJ
		Waleska Teixeira Caiaffa	Doutor em Parasitologia – UFMG
		Pedro Lagerblad de Oliveira	Doutor em Ciências – UFRJ
1C	43	Rita Maria Ribeiro Nogueira	Doutor em Biologia Parasitária – FIOCRUZ
		Celina Maria Turchi Martelli	Doutor em Saúde Pública – UFG
		Ricardo Lourenco de Oliveira	Doutor em Ciências Veterinárias – FIOCRUZ
		Ortrud Monika Barth Schatzmayr	Doutor em Botânica – FIOCRUZ
		Andrea Thompson Da Poian	Doutor em Química Biológica – UFRJ
		Francisco de Assis Mendonca	Doutor em Geografia – UFPR
		Claudio Antonio Bonjardim	Doutor em Ciências – UFMG
		Fernando Augusto Proietti	Doutor em Epidemiologia – UFMG
		Paulo Henrique Novaes Martins de Albuquerque	Doutor em Sociologia – UFPE
		Marcelo Nascimento Burattini	Doutor em doenças Infecciosas e Parasitárias – USP

(Continua)

Tabela 4.6 Número de pesquisadores em Dengue por categoria/nível CNPq

Pesquisador para Dengue			
Categoria/Nível	Total	Nome de até 10 primeiros	Título – Instituição
1D	65	Marize Pereira Miagostovich	Doutor em Biologia Parasitária – FIOCRUZ
		Benedito Antônio Lopes da Fonseca	Doutor em Virologia Molecular – USP
		Marcio Roberto Teixeira Nunes	Doutor em Biologia – UFPA
		Hyun Mo Yang	Doutor em Física – UNICAMP
		Maria Anice Mureb Sallum	Doutor em Saúde Pública – USP
		Tania Cremonini de Araujo-Jorge	Doutor em Ciências Biológicas – FIOCRUZ
		Denise Valle	Doutor em Ciências Biológicas – FIOCRUZ
		Marco Aurelio Krieger	Doutor em Ciências Biológicas – FIOCRUZ
		Carlos Rangel Rodrigues	Doutor em Química – UFRJ
		Pedro Hernan Cabello Acero	Doutor em Ciências Biológicas – FIOCRUZ
2	203	Claire Fernandes Kubelka	Doutor em Microbiologia – FIOCRUZ
		Claudia Nunes Duarte dos Santos	Doutor em Ciências Biológicas – FIOCRUZ
		Maria da Glória Lima Cruz Teixeira	Doutor em Saúde Coletiva – UFBA
		Ada Maria de Barcelos Alves	Doutor em Ciências Biológicas – FIOCRUZ
		Victor Hugo Aquino Quintana	Doutor em Imunologia Básica e Aplicada – USP
		Ronaldo da Silva Mohana Borges	Doutor em Química Biológica – UFRJ
		Maurício Lacerda Nogueira	Doutor em Ciências Biológicas – FAMERP
		Luzia Maria de Oliveira Pinto	Doutor em Imunologia – FIOCRUZ
		Margareth de Lara Capurro-Guimarães	Doutor em Bioquímica – USP
		Maria da Conceicao Nascimento Costa	Doutor em Saúde Pública – UFBA
TOTAL	381		

Fonte: Elaboração própria com dados da plataforma Lattes/CNPq extraída em: 28/08/2010.

Tabela 4.7 Número de pesquisadores em Hanseníase por categoria/nível CNPq

Pesquisador para Hanseníase			
Categoria/Nível	Total	Nome de até 10 primeiros	Título – Instituição
1A	42	Carlos Maurício de F. Antunes	Doutor em Epidemiologia – Sta. Casa M. de BH
		Célio Lopes da Silva	Doutor em Bioquímica – USP
		Leila Maria Cardao Chimeli	Doutor em Neuropatologia – UFRJ
		Manuel Barral Netto	Doutor em Patologia Humana – FIOCRUZ
		Cláudio José Struchiner	Doutor Dinâmica Populacional – FIOCRUZ
		Maurício Lima Barreto	Doutor em Epidemiologia – UFBA
		Carlos Medici Morel	Doutor em Ciências – FIOCRUZ
		José Roberto Lembertucci	Doutor em Infectologia e Medicina Tropical – UFMG
		Sérgio Koifman	Doutor em Medicina – FIOCRUZ
		Anita Waingort Novinsky	Doutor em História Social – USP
1B	31	Euzenir Nunes Sarno	Doutor em Anatomia Patológica – FIOCRUZ
		Ricardo Arraes de Alencar Ximenes	Doutor em Epidemiologia – UFPE
		Tereza Cristina Scatena Villa	Doutor em Enfermagem – USP
		Marilia Sa Carvalho	Doutor em Engenharia Biomédica – FIOCRUZ
		Leila de Souza Fonseca	Doutor em Microbiologia – UFRJ
		Henrique Leonel Lenzi	Doutor em Patologia Geral – FIOCRUZ
		Rosana Ferreira Sampaio	Doutor em Saúde Pública – UFMG
		Antônio Augusto Moura da Silva	Doutor em Saúde – UFMA
		Luiz Antonio Bastos Camacho	Doutor em Saúde Pública – FIOCRUZ
		Lorita Marlena Freitag Pagliuca	Doutor em Enfermagem – UFC
1C	29	Celina Maria Turchi Martelli	Doutor em Saúde Pública – UFG
		Jorg Heukelbach	Doutor em Farmacologia – Fundação Mandacaru
		Maria Cristina Vidal Pessolani	Doutor em Bioquímica – FIOCRUZ
		Ana Lúcia Sampaio Sgambatti de Andrade	Doutor em Saúde Pública – UFG
		Adauto Jose Goncalves de Araujo	Doutor em Saúde Pública – FIOCRUZ
		Luiz Ricardo Goulart Filho	Doutor em Genética Molecular – UFU
		Guilherme Loureiro Werneck	Doutor em Saúde Pública – UFRJ
		Maria Cristina Roque Antunes Barreira	Doutor em Medicina – USP
		Wim Maurits Sylvain Degrave	Doutor em Biologia Molecular – FIOCRUZ
		Maria Helena Oliva Augusto	Doutor em Sociologia – USP

(Continua)

Tabela 4.7 Número de pesquisadores em Hanseníase por categoria/nível CNPq

Categoria/Nível	Total	Pesquisador para Hanseníase	
		Nome de até 10 primeiros	Título – Instituição
1D	29	Elizabeth Pereira Sampaio	Doutor em Ciências Biológicas – FIOCRUZ
		Maria de Fatima Pessoa Militao de Albuquerque	Doutor em Saúde Pública – FIOCRUZ
		Jackson Mauricio Lopes Costa	Doutor em Doenças Infecciosas – FIOCRUZ
		Iara José de Messias Reason	Doutor em Ciências – UFPR
		José Luiz Martins do Nascimento	Doutor em Ciências Biológicas – UFPA
		Pedro Hernan Cabello Acero	Doutor em Ciências Biológicas – FIOCRUZ
		Sidney Emanuel Batista dos Santos	Doutor em Ciências Biológicas – UFPA
		Maysa Sacramento De Magalhães	Doutor em Engenharia de Produção – IBGE
		Francisco Jose Dutra Souto	Doutor em Medicina Tropical – UFMG
		Esper Georges Kallás	Doutor em Infectologia – USP
2	145	Claudio Guedes Salgado	Doutor em Medicina – UFPA
		Milton Ozório Moraes	Doutor em Biologia Celular – FIOCRUZ
		Jeane Eliete Laguila Visentainer	Doutor em Clínica Médica – UEM
		Paulo Renato Zuquim Antas	Doutor em Ciências – FIOCRUZ
		Juarez Antônio Simões Quaresma	Doutor em Patologia – UFPA
		Paulo Roberto Lima Machado	Doutor em Medicina – Escola Bahiana de Medicina e Saúde Pública
		Mirian Nacagami Sotto	Doutor em Patologia – USP
		Elizabeth De Francesco Daher	Doutor em Medicina – UFC
		Mariane Martins de Araújo Stefani	Doutor em Microbiologia e Imunologia – UFG
		Ligia Regina Franco Sansigolo Kerr	Doutor em Medicina – UFC
TOTAL	276		

Fonte: Elaboração própria com dados da plataforma Lattes/CNPq extraída em 28/08/2010.

Tabela 4.8 Número de pesquisadores em Leishmaniose por categoria/nível CNPq

Categoria/Nível	Total	Pesquisador para Leishmaniose	
		Nome de até 10 primeiros	Título – Instituição
1A	42	Manoel Barral Netto	Doutor em Patologia Humana – FIOCRUZ
		Aldina Maria Prado Barral	Doutor em Patologia Humana – FIOCRUZ
		Jeffrey Jon Shaw	Doutor em Parasitologia – UFPA
		Gabriel Grimaldi Filho	Doutor em Ciências – FIOCRUZ
		Vanete Thomaz Soccol	Doutor em Parasitologia – Universidade Positivo
		Edgar Marcelino de Carvalho Filho	Doutor em Medicina – UFBA
		Helio Langoni	Doutor em Virologia – UNESP
		Maria Fernanda Furtado de Lima e Costa	Doutor em Infectologia e Medicina Tropical – FIOCRUZ
		José Rodrigues Coura	Doutor em Medicina – FIOCRUZ
		Alvaro Jose Romanha	Doutor em Bioquímica e Imunologia – FIOCRUZ
1B	46	Wilson Mayrink	Doutor em Parasitologia – UFMG
		Maria Norma Melo	Doutor em Parasitologia – UFMG
		Sandhi Maria Barreto	Doutor em Parasitologia – UFMG
		Leda Quercia Vieira	Doutor em Bioquímica – UFMG
		Elisa Cupolillo	Doutor em Biologia Celular e Molecular – FIOCRUZ
		Olindo Assis Martins Filho	Doutor em Bioquímica e Imunologia – FIOCRUZ
		Alexandre Afranio Peixoto	Doutor em Genética – FIOCRUZ
		Ricardo Arraes de Alencar Ximenes	Doutor em Epidemiologia – UFPE
		Waleska Teixeira Caiaffa	Doutor em Parasitologia – UFMG
		Marcello Andre Barcinski	Doutor em Ciências – USP
1C	53	Bartira Rossi Bergmann	Doutor em Ciências Biológicas – UFRJ
		Ana Lúcia Teles Rabello	Doutor em Infectologia e Medicina Tropical – FIOCRUZ
		Clarisa Beatriz Palatnik de Sousa	Doutor em Ciências – UFRJ
		Amélia Maria Ribeiro de Jesus	Doutor em Imunologia – UFS
		Wagner Luiz Tafuri	Doutor em Parasitologia – UFMG
		Marcelo Nascimento Burattini	Doutor em Doenças Infecciosas e Parasitárias – CNPq
		Claudia Ida Brodskyn	Doutor em Imunologia – FIOCRUZ
		Kenneth John Gollob	Doutor em Imunologia – Sta. Casa de BH
		Carlos Delfin Chávez Olórtegui	Doutor em Bioquímica e Imunologia – UFMG
		Virmondes Rodrigues Junior	Doutor em Imunologia – UFTM

(Continua)

Tabela 4.8 Número de pesquisadores em Leishmaniose por categoria/nível CNPq

Pesquisador para Leishmaniose			
Categoria/Nível	Total	Nome de até 10 primeiros	Título – Instituição
1D	51	Jackson Mauricio Lopes Costa	Doutor em Doenças Infecciosas e Parasitárias – FIOCRUZ
		Hiro Goto	Doutor em Medicina – USP
		Roque Pacheco de Almeida	Doutor em Imunologia – UFS
		Frederic Jean Georges Frezard	Doutor em Biofísica – UFMG
		César Augusto Cuba Cuba	Doutor em Parasitologia – FNS
		Lain Carlos Pontes de Carvalho	Doutor em Imunologia – FIOCRUZ
		Ana Paula Salles Moura Fernandes	Doutor em Parasitologia – UFMG
		Paulo Eduardo Martins Ribolla	Doutor em Ciências Biológicas – UNESP
		Elvira Maria Saraiva Chequer Bou Habi	Doutor em Ciências – UFRJ
		Maria Ilma Andrade Santos Araujo	Doutor em Imunologia Molecular – UFBA
2	247	Gustavo Adolfo Sierra Romero	Doutor em Medicina Tropical – UnB
		Thais Gomes Verzignassi Silveira	Doutor em Ciências Biológicas – UEM
		Maria Valdrinez Campana Lonardoni	Doutor em Imunologia – USP
		Washington Luis Conrado dos Santos	Doutor em Patologia – Escola Bahiana de Medicina e Saúde Pública
		Carlos Henrique Nery Costa	Doutor em Saúde Pública – UFPI
		Sinval Pinto Brandão Filho	Doutor em Biologia – FIOCRUZ
		Edelberto Santos Dias	Doutor em Parasitologia – FIOCRUZ
		Armando de Oliveira Schubach	Doutor em Biologia – FIOCRUZ
		Stella Maria Barrouin Melo	Doutor em Imunologia – UFBA
		André Gustavo Tempone Cardoso	Doutor em Ciência – Instituto Adolfo Lutz
TOTAL	439		

Fonte: Elaboração própria com dados da plataforma Lattes/CNPq extraída em: 28/08/2010.

Tabela 4.9 Número de pesquisadores em Malária por categoria/nível CNPq

Pesquisador para Malária			
Categoria/Nível	Total	Nome de até 10 primeiros	Título – Instituição
1A	57	Antoniana Ursine Krettli	Doutor em Parasitologia – FIOCRUZ
		Mauricio Martins Rodrigues	Doutor em Ciências Biológicas – UNIFESP
		Luiz Bevilacqua	Doutor em Mecânica Aplicada – UFABC
		Erney Felicio Plessmann de Camargo	Doutor em Ciências – USP
		Manoel Otávio da Costa Rocha	Doutor em Infectologia e Medicina Tropical – UFMG
		Claudio Jose Struchiner	Doutor em Doenças Tropicais – FIOCRUZ
		José Rodrigues Coura	Doutor em Medicina – FIOCRUZ
		Manoel Barral Netto	Doutor em Patologia Humana – FIOCRUZ
		Aldina Maria Prado Barra	Doutor em Patologia Humana – FIOCRUZ
		Carlos Medicis Morel	Doutor em Ciências Biológicas – FIOCRUZ
1B	48	Claudio Tadeu Daniel Ribeiro	Doutor em Ciências – FIOCRUZ
		Alejandro Miguel Katzin	Doutor em Microbiologia – FIOCRUZ
		Francisco Antonio Bezerra Coutinho	Doutor em Física – USP
		Elizabeth Igne Ferreira	Doutor em Química – USP
		Carlos Everaldo Alvares Coimbra Junior	Doutor em Antropologia – FIOCRUZ
		Anna Carla Renata Krepel Goldberg	Doutor em Fisiologia – INCT Investigação Imunologia
		Alexandre Afranio Peixoto	Doutor em Genética – FIOCRUZ
		Marcelo Ribeiro da Silva Briones	Doutor em Microbiologia e Imunologia – UNIFESP
		Luis Carlos de Souza Ferreira	Doutor em Biofísica – USP
		Luiza Guilherme Guglielmi	Doutor em Imunologia – USP
1C	52	Marcelo Urbano Ferreira	Doutor em Parasitologia – USP
		Célia Regina da Silva Garcia	Doutor em Ciências Biológicas – USP
		Oscar Bruna-Romero	Doutor em Biologia Celular e Molecular – UFMG
		Heitor Franco de Andrade Junior	Doutor em Patologia – USP
		Ricardo Lourenco de Oliveira	Doutor em Ciências Veterinárias – FIOCRUZ
		Marcelo Nascimento Burattini	Doutor em doenças Infecciosas e Parasitárias – USP
		Paulo Filemon Paolucci Pimenta	Doutor em Ciências Biológicas – FIOCRUZ
		Jamil Assreuy	Doutor em Ciências Biológicas – UFSC
		José Walkimar de Mesquita Carneiro	Doutor em Química – UFF
		Carlos Leomar Zani	Doutor em Química – FIOCRUZ

(*Continua*)

Tabela 4.9 Número de pesquisadores em Malária por categoria/nível CNPq

Pesquisador para Malária			
Categoria/Nível	Total	Nome de até 10 primeiros	Título – Instituição
1D	70	Fabio Trindade Maranhão Costa	Doutor em Micro Imuno e Parasitologia – UNICAMP
		Marinete Marins Povoa	Doutor em Parasitologia Médica – FIOCRUZ
		Maria Regina D'Imperio Lima	Doutor em Ciências – USP
		Luciano Andrade Moreira	Doutor em Genética – FIOCRUZ
		Paulo Eduardo Martins Ribolla	Doutor em Biologia – UNESP
		Rita de Cássia Barradas Barata	Doutor em Medicina – USP
		Denise Valle	Doutor em Ciências Biológicas – FIOCRUZ
		Maria Anice Mureb Sallum	Doutor em Saúde Pública – USP
		Marly Augusto Cardoso	Doutor em Ciências de Alimentos – USP
		Jose Maria Alvarez Mosig	Doutor em Medicina – USP
2	196	Érika Martins Braga	Doutor em Parasitologia – UFMG
		Cor Jesus Fernandes Fontes	Doutor em Infectologia e Medicina Tropical – UFMT
		Luzia Helena Carvalho	Doutor em Parasitologia – FIOCRUZ
		Irene da Silva Soares	Doutor em Microbiologia Imunologia – USP
		Luís Marcelo Aranha Camargo	Doutor em Ciências – USP
		Margareth de Lara Capurro--Guimarães	Doutor em Ciências – USP
		Gerhard Wunderlich	Doutor em Microbiologia – USP
		Mariano Gustavo Zalis	Doutor em Ciências Biológicas – UFRJ
		Valter Ferreira de Andrade Neto	Doutor em Parasitologia – UFRN
		Alexandre Morrot	Doutor em Biofísica – UFRJ
TOTAL	423		

Fonte: Elaboração própria com dados da plataforma Lattes/CNPq extraída em 28/08/2010.

Tabela 4.10 Número de pesquisadores em Tuberculose por categoria/nível CNPq

Categoria/Nível	Total	Nome de até 10 primeiros	Título – Instituição
1A	45	Afranio Lineu Kritski	Doutor em Infectologia – UFRJ
		Celio Lopes Silva	Doutor em Bioquímica – USP
		Adauto Castelo Filho	Doutor em Infectologia – UNIFESP
		Odir Antonio Dellagostin	Doutor em Biologia Molecular – UFPEL
		Manoel Barral Netto	Doutorado em Patologia Humana – FIOCRUZ
		Mauricio Lima Barreto	Doutor em Epidemiologia – UFBA
		Carlos Mauricio de Figueiredo Antunes	Doutor em Epidemiologia – Sta. Casa BH
		Jose Roberto Lambertucci	Doutor em Infectologia e Medicina Tropical – UFMG
		Sergio Costa Oliveira	Doutor em Imunologia – UFMG
		David Driemeier	Doutor em Patologia Veterinária – UFRGS
1B	58	Tereza Cristina Scatena Villa	Doutor em Enfermagem – USP
		Leila de Souza Fonseca	Doutor em Microbiologia – UFRJ
		Ricardo Arraes de Alencar Ximenes	Doutor em Epidemiologia – UFPE
		Carlos Everaldo Alvares Coimbra Junior	Doutor em Antropologia – FIOCRUZ
		Luiz Carlos Severo	Doutor em Medicina – UFCSPA
		Silvio Arruda Vasconcellos	Doutor em Ciências Biológicas – USP
		Luiz Antonio Bastos Camacho	Doutor em Saúde Pública – FIOCRUZ
		Arnaldo Zaha	Doutor em Ciências Biológicas – UFRGS
		Lucia Helena Faccioli	Doutor em Patologia Experimental – USP
		Ana Maria Reis Ferreira	Doutor em Patologia Experimental – UFF
1C	59	Walter Lilenbaum	Doutor em Ciências – UFF
		José Soares Ferreira Neto	Doutor em Patologia Experimental – USP
		Jose Roberto Lapa e Silva	Doutor em Ciências – UFRJ
		Andrey Pereira Lage	Doutor em Ciências – UFMG
		Francisco Carlos Faria Lobato	Doutor em Ciência Animal – UFMG
		Álvaro Augusto Souza da Cruz Filho	Doutor em Medicina – UFBA
		Luciano Zubaran Goldan	Doutor em Medicina – USP
		Ligia Maria Vieira da Silva	Doutor em Medicina – UFBA
		Maria Ines Costa Dourado	Doutor em Epidemiologia – UFBA
		Marli Teresinha Gimeniz Galvão	Doutor em Doenças Tropicais – UFCE

(Continua)

Tabela 4.10 Número de pesquisadores em Tuberculose por categoria/nível CNPq

Categoria/Nível	Total	Pesquisador para Tuberculose	
		Nome de até 10 primeiros	Título – Instituição
1D	68	Maria de Fatima Pessoa Militao de Albuquerque	Doutor em Saúde Pública – FIOCRUZ
		Marta Regina Cezar-Vaz	Doutor em Enfermagem – UFRN
		Benedito Antônio Lopes da Fonseca	Doutor em Virologia Molecular –USP
		Ana Paula Junqueira Kipnis	Doutor em Imunologia – UFG
		Alexandrina Sartori	Doutor em Imunologia – UNESP
		Hyun Mo Yang	Doutor em Física – UNICAMP
		Elizabeth Pereira Sampai	Doutor em Ciências Biológicas – FIOCRUZ
		Maria Helena Andrade Santana	Doutor em Engenharia Mecânica – UNICAMP
		Esper Georges Kallás	Doutor em Epidemiologia – USP
		Sylvia Luisa Pincherle Cardoso Leao	Doutor em Microbiologia e Imunologia – UNIFESP
2	316	Susan Martins Pereira	Doutor em Saúde Coletiva – UFBA
		Fernanda Carvalho de Queiroz Mello	Doutor em Medicina – UFRJ
		Anete Trajman	Doutor em Clínica Médica – UGF
		Ethel Leonor Noia Maciel	Doutor em Saúde Coletiva – UFES
		Paulo Renato Zuquim Antas	Doutor em Ciências – FIOCRUZ
		Moises Palaci	Doutor em Ciências – UFES
		Theolis Costa Barbosa Bessa	Doutor em Patologia Humana – FIOCRUZ
		Marcus Vinícius Nora de Souza	Doutor em Química – FIOCRUZ
		Maria Rita Bertolozzi	Doutor em Saúde Pública – USP
		Maria Lucia Rosa Rossetti	Doutor em Ciências Biológicas – FEPPS
TOTAL	546		

Fonte: Elaboração própria com dados da plataforma Lattes/CNPq extraída em 28/08/2010.

Considerando esse recorte de categoria/nível do CNPq são registrados 6,5% de competências em nível máximo para DTN no Brasil, se comparado com o total de especialistas elencados pelo PI_N. Por outro lado, se realizar a busca refinando ao ponto de segregar somente os pesquisadores que possuem bolsa por produtividade, o índice diminui substancialmente para 0,005%, com a presença de apenas dois doutores (Tabela 4.11).

Cabe ressaltar que a linha de pesquisa de alguns doutores se estende a mais de uma DTN, e, portanto, seus nomes aparecem no elenco de outra doença. Além do que, esses profissionais atuam em sinergia constante com os demais elencados no PI_N, os quais, em grande parte, foram seus orientados ou pertencem ao seu grupo de pesquisa. Portanto, a fim de socializar o conhecimento e absorver experiência, o fomento em P,D&I para DTN deveriam ser formados com redes de 1 × 10 no mínimo, ou seja, 1 especialista da categoria/nível CNPq para 10 elencados no PI_N, contemplando assim o máximo de competências brasileiras para a cooperação criativa.

Tabela 4.11 Número de pesquisadores em doenças negligenciadas por bolsa de produtividade em desenvolvimento tecnológico e extensão inovadora

Categoria/Nível	Total	Nome	Título – Instituição
1D	1	Núbia Boechat Andrade	Doutora em Química
2	1	Pedro José Rolim Neto	Doutor em Ciências
TOTAL	02		

Fonte: Elaboração própria com dados da plataforma Lattes/CNPq extraída em 28/08/2010.

Ao "cruzar" os dados obtidos no software *Vantage point*, pôde-se visualizar claramente as parcerias das instituições que se estabelecem pelos pesquisadores nacionais. Devido ao amplo mapa que se formou não é possível demonstrá-lo neste espaço, contudo, como destaque do resultado observa-se que, na área das DTN a FIOCRUZ é a líder com 21 trabalhos isolados, ao mesmo tempo em que realizou pesquisas em rede; sendo 4 com UFRJ, 1 com UnB, 1 com UERJ etc. Do mesmo modo, a USP possui 10 trabalhos dela própria e 1 com UnB, 1 com UFMG, 1 com a rede TB. Já a UFRJ, identifica-se 4 atividades com FIOCRUZ e ela mesma com 7 obras publicadas.

4.4 COMPETÊNCIAS INTERNACIONAIS

4.4.1 Através do portal Capes

Considerando que o conhecimento ultrapassa fronteiras, como observado no início do capítulo, é mister identificar, ainda que de forma geral, os especialistas que atuam na mesma área em que os profissionais brasileiros. Como observado anteriormente, a pesquisa em rede tem aumentado com muita intensidade, e igualmente as parcerias internacionais são fundamentais para o avanço da ciência na cooperação em relação ao conhecimento.

A Coordenação de Aperfeiçoamento de Pessoal de Nível Superior (CAPES), mantida pelo MEC, disponibiliza um portal de periódicos para consulta, incluindo artigos científicos. Ao realizar a pesquisa utilizando a área de conhecimento "Ciências da Saúde", composta por 11 bases: Annual Reviews, Dentistry and Oral Sciences Source (EBSCO), Highwire Press, JAMA, Journals@Ovid Full Text (Ovid), Mary Ann Liebert (Atypon), Nature (NPG), Oxford Journals (Oxford University Press), Science (AAAS), SpringerLink (MetaPress) e Wiley Online Library, foi identificado acima de 3 milhões de trabalhos na área, envolvendo as DTN desta tese (Tabela 4.12).

Tabela 4.12 Número de artigos internacionais por doenças segundo portal Capes

Assunto pesquisado	N° de papers
Doenças Neglicenciadas	2.658.842
Doenças de Chagas	11.539
Dengue	10.532
Hanseníase	41.995
Leishmaniose	20.140
Malária	67.988
Tuberculose	194.350
TOTAL	3.005.386

Fonte: Elaboração própria com dados do novo portal de periódicos CAPES. Acesso em: 29/08/2010.

Como a fonte de pesquisa proporciona um resgate de informações dessa magnitude e o objetivo central é identificar competências e suas respectivas instituições de ensino para parcerias, torna-se premente a necessidade de filtrar ao máximo as informações, como foi efetuado no resgate dos especialistas brasileiros através das categorias/níveis do CNPq.

Assim, optou-se por direcionar o "filtro" para busca direta em uma base mais específica, envolvendo a saúde pública como objeto em questão – como a Biblioteca Virtual em Saúde (BVS), cuja área "Ciências da Saúde" possui bases como Medline, Lilacs, Scielo etc. Para tanto, no próximo item é observada a pesquisa discriminada com resgate de 200 mil trabalhos, representando cerca de 1.400% menos que o portal Capes.

4.4.2 Através do portal da Biblioteca Virtual em Saúde

Através da literatura científica e técnica da BVS, podem-se identificar os trabalhos realizados mundialmente no campo das DTN e, por conseguinte, todos os especialistas envolvidos neles, com suas respectivas instituições. Nota-se na Tabela 4.13 a quantidade dos mesmos por ordem de relevância[7] da BVS, desde o ano 1966 até 2010. Contudo, estão elencados somente os dez primeiros e em ordem decrescente de atualidade.

No cenário internacional, tal como no Brasil, a tuberculose é a doença mais pesquisada. Mundialmente, detém 54,4% dos trabalhos científicos, ficando a outra metade dos trabalhos para doença de Chagas, hanseníase, leishmaniose, malária e dengue, esta última com somente 3,9% da dedicação mundial dos especialistas. Já no caso brasileiro a malária é a doença que possui menor índice de envolvimento.

---

[7] Corresponde ao índice de maior impacto do *paper* que compreende a biblioteca da BVS.

Tabela 4.13 Artigos internacionais por DTN e respectivos autores por ordem de relevância da BVS

Assunto pesquisado	N° de Artigos	Autores dos 10 primeiros *papers* por ordem de relevância	Instituição dos pesquisadores
Doenças Negligenciadas	0	–	–
Doenças de Chagas	10.312	1. Anthony W. Ashton, Herbert B. Tanowitz *et al.* 2. Jean-Paul Paluzzi, Ian Orchard *et al.* 3. Ana-Carolina Oliveira, Maria Bellio *et al.* 4. Leonardo Freire-de-Lima, Adriane R. Todeschini *et al.* 5. Martin S. Llewellyn, Michael W. Gaunt *et al.* 6. Marie Samanovic, Jayne Raper *et al.* 7. Hisako Kayama, Kiyoshi Takeda *et al.* 8. Iain D. Kerr, Linda S. Brinen *et al.* 9. O. K. Giddings, D. F. Hoft *et al.* 10. Diana L. Martin, Rick L. Tarleton *et al.*	1. Albert Einstein College of Medicine e University of Texas 2. Ohio State University, Columbus 3. UFRJ, UNIFESP, USP e IOC/FIOCRUZ 4. Instituto Carlos Chagas UFRJ, Brazil e USP, Brazil 5. London School of HTM e Instituto Evandro Chagas, Brazil 6. New York University e Washington University 7. Osaka University, Japan e Ontario Cancer Institute, Canada 8. University of California 9. Saint Louis University Medical Center 10. University of Georgia, Athens e University of Washington
Dengue	7.705	1. Abraham L. Brass, Stephen J. Elledge *et al.* 2. Moreira LA, O'Neill SL *et al.* 3. Kerstin Lühn, Sarah Rowland-Jones *et al.* 4. Guoliang Fu, Luke Alphey *et al.* 5. Wahala M. P. B. Aravinda M. de Silva *et al.* 6. Izabela A. Rodenhuis-Zybert, Jolanda M. Smit *et al.* 7. Aaron G. Schmidt, Stephen C. Harrison *et al.* 8. Guowu Bian, Zhiyong Xi *et al.* 9. Bimmi Shrestha, Michael S. Diamond *et al.* 10. Scott J. Balsitis, Eva Harris *et al.*	1. Massachusetts Institute of Technology e Harvard Medical School 2. University of Queensland, Australia 3. John Radcliffe Hospital, University of Oxford, UK 4. Oxitec Limited, UK; University of Oxford e University of California 5. University of North Carolina e University of Alabama 6. University of Groningen e National Cheng Kung University Taiwan 7. Harvard Medical School, Boston, Massachusetts 8. Michigan State University 9. Washington University School of Medicine, St. Louis, Missouri 10. University of California e Washington University School
Lepra	15.540	1. David M. Tobin, Jay C. Vary, Lalita Ramakrishnan *et al.* 2. Feng Wang, James C. Sacchettini *et al.* 3. Stephan R Krutzik, Robert L Modlin *et al.* 4. Daniel Cruz, Robert L. Modlin *et al.* 5. Delphine J. Lee, Robert L. Modlin *et al.* 6. William Richard Berrington, homas Richard Hawn *et al.* 7. Rosane M. B. Teles, Euzenir N. Sarno *et al.* 8. Andrea Alter, Erwin Schurr *et al.* 9. Deanna A. Hagge, Linda B. Adams *et all* 10. Jai P Narain, L Savioli *et all*	1. University of Washington e Oxford University 2. Texas A&M University e University of Birmingham 3. UCLA, California e Harvard School of Public Health 4. UCLA, California 5. UCLA, California e IOC/FIOCRUZ 6. University of Washington e Anandaban Hospital, Nepal 7. IOC/FIOCRUZ e UERJ, Brazil 8. McGill University Health Centre e IOC/FIOCRUZ 9. Johns Hopkins School of Medicine, Maryland 10. Tropical Disease WHO e Burnet Institute, Australia

(*Continua*)

Tabela 4.13 Artigos internacionais por DTN e respectivos autores por ordem de relevância da BVS

Assunto pesquisado	N° de Artigos	Autores dos 10 primeiros *papers* por ordem de relevância	Instituição dos pesquisadores
Leishmaniose	15.340	1. R. Lee Reinhardt, Richard M. Locksley *et all*. 2. Asher Maroof, Paul M. Kaye *et all*. 3. Christopher S Peacock, Matthew Berriman *et all*. 4. Susanne Nylén, David Sacks *et all*. 5. Charles F. Anderson, David Sacks *et all*. 6. Ulrike Schleicher, Christian Bogdan *et all*. 7. Abdijapar T. Shamshiev, Manfred Kopf *et all*. 8. Justin I. Odegaard, Ajay Chawla *et all*. 9. Ekaterina Yurchenko, Ciriaco A. Piccirillo *et all*. 10. Florian Woelbing, Esther von Stebut *et all*.	1. University of California San Francisco 2. University of York, Wentworth 3. Trust Genome Campus, Cambridgeshire, USP e University Place, Glasgow 4. National Institutes of Health, Bethesda e Karolinska Institutet, Stockholm 5. National Institutes of Health, Bethesda e Harvard Medical School, Boston 6. University of Freiburg, Germany e Technical University of Munich 7. Swiss Federal Institute of Technology Zürich 8. Stanford University School of Medicine e University of Cape Town 9. McGill University, Montreal e National Institutes of Health, Bethesda 10. Johannes Gutenberg-University, Germany e Leiden University Medical Center, Netherlands
Malária	40.156	1. Alexander G. Maier, Alan F. Cowman *et all*. 2. Gething, Peter W., Simon I *et all* 3. Ustin A. Boddey, Alan F. Cowman *et all*. 4. Ilaria Russo, Daniel E. Goldberg *et all*. 5. W. Armand Guiguemde, R. Kiplin Guy *et all*. 6. Allison F. Carey, John R. Carlson *et all*. 7. Daniel C. Jeffares, Matthew Berriman *et all*. 8. Chiea C. Khor, Adrian V. S. Hill *et all*. 9. Tania F. de Koning-Ward, Brendan S. Crabb *et all*. 10. Elizabeth Ann Winzeler	1. Institute of Medical Research, Australia e University of Oxford 2. University of Oxford, South e University of Florida, USA 3. Institute of Medical Research, Australia 4. Washington University School of Medicine 5. St Jude Children's Research Hospital 6. Yale University, USA e Vanderbilt University, Nashville, Tennessee 7. Trust Genome Campus, UK – University of Oxford, 8. University of Oxford e Institut Pasteur d'Algérie, Algeria 9. Institute of Medical Research, Australia e Deakin University, Australia 10. Genomics Institute of the Novartis Research Foundation, USA
Tuberculose	106.512	1. David M. Tobin, Lalita Ramakrishnan *et all*. 2. Christina L. Stallings, Michael S. Glickman *et all*. 3. Maziar Divangahi, Heinz G. Remold *et all*. 4. David G. Russell, Frédéric Altare *et all*. 5. Sangeeta Tiwari, John D. MacMicking *et all*. 6. Carl G. Feng, Alan Sher *et all*. 7. Ponpuak M, Deretic V *et all*. 8. Joel D. Ernst 9. Chiea C. Khor, Adrian V. S. Hill *et all*. 10. Marcel Behr1, Erwin Schurr1 and Philippe Gros	1. University of Washington e Anandaban Hospital, Kathmandu, Nepal 2. Sloan-Kettering Institute New York e Rutgers University Piscataway, USA 3. Harvard Medical School, Boston e Harvard School of Public Health 4. Cornell University, NY e Institut de Recherche Thérapeutique, France 5. Yale University School of Medicine e Osaka Prefecture University, Japan 6. National Institutes of Health e Baylor Institute for Immunology Research 7. University of New Mexico School of Medicine, USA 8. Department of Microbiology, New York University 9. University of Oxford, UK e Institut Pasteur d'Algérie Algeria 10. McGill University Health Center, Montreal, Canada
TOTAL	195.565		

Fonte: Elaboração própria dos autores (2010).

Verifica-se a presença de 1 a 42 especialistas em um mesmo trabalho, sendo a média aproximadamente de cinco participantes.

São várias as parcerias verificadas com os cientistas. Há instituições na África, Alemanha, Austrália, Brasil, Canadá, EUA, França, Reino Unido etc. Cabe ressaltar as instituições brasileiras entre os dez primeiros trabalhos, como o Instituto Oswaldo Cruz (IOC/Fiocruz), a UFRJ, a UNIFESP e a USP em doença de Chagas. Para hanseníase aparece novamente o IOC/Fiocruz.

A relação dos autores está descrita pelo 1º e último seguido da expressão *et al.*, para os trabalhos que possuem 3 ou mais participantes.

Pelo *software Vantage Point foi possível* visualizar a interação de rede estabelecida nas instituições onde foram realizadas as pesquisas pelos especialistas identificados anteriormente. Nessa matriz, foram identificadas as dez primeiras instituições que mais publicaram trabalhos em parcerias foram *University of California* com 10, *University of Oxford* com 12, *University of Washington* com 8, IOC/FIOCRUZ com 10, *Washington University* com 7, *Harvard Medical School* com 8, *National Institutes of Health* com 8, USP com 9, *McGill University Health Center* com 6 e *Institute of Medical Research* com 5.

Em uma outra comparação, nota-se, por exemplo, que os pesquisadores da *University of California* possuem 1 trabalho com IOC/FIOCRUZ, 1 com Harvard School of Public Health, entre outros. Já a *University of Washington*, além dos seus 4 trabalhos, possui 2 com a *Anandaban Hospital* no Nepal, 1 com *University of Georgia* etc.

As parcerias dos países estabelecidas pelos pesquisadores podem ser observadas no Gráfico 4.3. Nota-se que os EUA é o líder isolado com 36,7% dos trabalhos publicados em DTN. Por outro lado, os 66,3% dos demais países, estão caracterizados em sua maioria por redes, como Brasil e Inglaterra, Brasil e EUA, Nepal e EUA etc.

Gráfico 4.3 Número de trabalhos e rede dos especialistas por países.

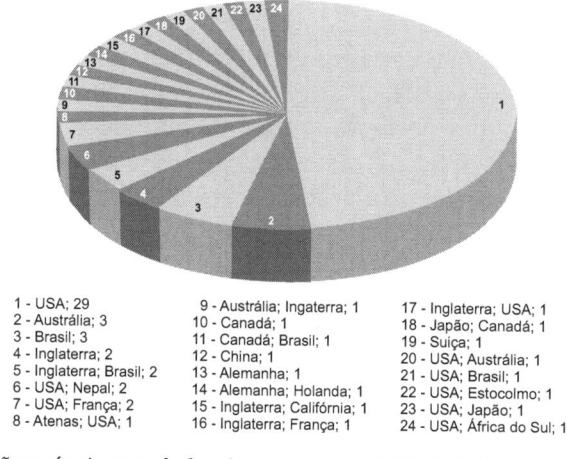

1 - USA; 29
2 - Austrália; 3
3 - Brasil; 3
4 - Inglaterra; 2
5 - Inglaterra; Brasil; 2
6 - USA; Nepal; 2
7 - USA; França; 2
8 - Atenas; USA; 1
9 - Austrália; Ingaterra; 1
10 - Canadá; 1
11 - Canadá; Brasil; 1
12 - China; 1
13 - Alemanha; 1
14 - Alemanha; Holanda; 1
15 - Inglaterra; Califórnia; 1
16 - Inglaterra; França; 1
17 - Inglaterra; USA; 1
18 - Japão; Canadá; 1
19 - Suíça; 1
20 - USA; Austrália; 1
21 - USA; Brasil; 1
22 - USA; Estocolmo; 1
23 - USA; Japão; 1
24 - USA; África do Sul; 1

Fonte: Elaboração própria com dados da pesquisa no BVS (2010).

4.4.3 Com *software* Harzing's Public or Perish[8]

Com a finalidade de estratificar os trabalhos de maior relevância, autores citados e revistas de publicação nos últimos 100 anos para DTN, foi utilizado o programa de *software* livre *Public or Perish*, onde permite recuperar e analisar citações acadêmicas, por ordem de relevância, quer seja por publicações dos autores, nome dos autores, palavras-chave, índex, taxas, variações, ano etc. Os resultados se apresentam com o limite de 1.000 respostas.

Foram identificados no período, 1.000 artigos para cada DTN tratada neste livro, com a respectiva quantidade de autores em cada trabalho, além do tema *neglected disease*. Esses dados estão demonstrados na Tabela 4.14, onde nota-se que os cientistas preferem publicar em rede de 4 colaboradores para pesquisas envolvendo as 6 DTN.

Tabela 4.14 Quantidade global de artigos X autores no período de 1910 – 2010 para seis DTN

Qtde de Autor(es)	Número de *Artigos*						
	Doenças Negligenciadas	Doença de Chagas	Dengue	Hanseníase	Leishmaniose	Malária	Tuberculose
1	350	155	106	193	108	121	111
2	167	146	132	171	120	118	134
3	140	186	178	172	176	141	158
4	203	331	339	291	380	311	350
5	121	174	210	160	197	262	206
6	18	8	33	13	19	45	39
7	1	0	2	0	0	2	2

Fonte: Elaboração própria com pesquisa em *Harzing´s Public or Perish* em 07/08/2010.

Igualmente, observam-se as competências, título, ano e *papers* ranqueados pelo *software*. Devido à extensão não estão aqui discriminados; contudo, é possível visualizá-los em Magalhães (2010). Cabe destacar, no que concerne aos temas abordados neste resgate de informações, eles variam, perpassando pela pesquisa básica, aplicada, epidemiologia, desenvolvimento, produção e saúde pública em geral. Em relação às referências, existem algumas muito antigas e que até hoje são citadas pelos autores, como a de doença de Chagas do ano de1956, a da dengue de 1978, da hanseníase de 1960, leishmaniose de 1988, a malária de 1957 e a tuberculose de 1980.

---

[8] www.harzing.com acesso em: 05/08/2010.

Em conclusão, observaram-se algumas inconsistências dos dados sobre a utilização do PI_N. Por exemplo, no mapa de competências para DTN em geral, o primeiro pesquisador não é um especialista na área, e o que aparece em 7º lugar é um especialista em doença de Chagas e não consta no mapa dessa doença.

Considerando os capítulos anteriores, nota-se que a doença com menor número de competências existentes é a menos negligenciada de todas, em resultados práticos.

4.4.4 Na *World Wide Web* (*web*) identificando competências globais

As fronteiras existentes oriundas da distância dos países ou idiomas não impedem o avanço da ciência. Friedman (2007) declara que o mundo é plano no que se referem à gama de informações disponíveis quando existe a rede de alcance mundial da web 2.0, 3.0, 4.0 etc. Esse mundo virtual proporciona cada vez mais interação de dados e socialização do conhecimento. Nesse sentido, Luc Quoniam (2010) chama atenção à defasagem digital tecnológica do indivíduo, em que cada sete anos de evolução correspondem a um ano do ser humano.

A *web* 3.0 já é uma realidade como evolução virtual, permitiu à humanidade vencer pilares de construção e participação social, desde buscas semânticas até a vivência sem barreiras de idiomas. Igualmente, a Web 4.0 proporciona o intercâmbio dos agentes de inteligência pessoal com as investigações e distribuições simultâneas de informações – a construção do conhecimento é compartilhada ao mesmo tempo por diversos atores (QUONIAM, 2010).

Nesse sentido, é possível a realização de buscas na web como prospecção das competências em determinado tema. As consultas disponíveis na base de dados do site de busca Google representam aproximadamente 25.730.000.000 de resultados disponíveis[9] na *web* livre, o que representa um aumento aproximado de 70% em menos de um ano. Desta forma, a *web* oculta mundial apresenta cinco vezes mais informações do que podemos acessar na web disponível. Igualmente, para prospectarmos DTN mundialmente com informações da *web*, bem como identificarmos competências de forma consistente, há que se efetuar através do agrupamento de dados segundo o grau de semelhança das informações, ou *clustering*[10] (QUONIAM, 2010).

---

[9] Busca realizada em Julho/2010 durante o curso de metodologia de prospecção tecnológica para doenças negligenciadas, realizado pelo ICICT/FIOCRUZ de 5 a 08/07/2010.

[10] Como uma técnica de data mining (explorar grande quantidade de dados), é a análise de conteúdo agrupado de páginas da web através de lista de palavras-chave, ou seja, atribuição de um conjunto de observações em subgrupos (chamados de clusters) de modo que as

Assim como no Brasil o conhecimento mundial encontra-se nos grandes centros de pesquisa das empresas e/ou universidades com seus centros de pesquisa e parques tecnológicos. Nesse sentido, o grande volume de informações pode ser mapeado através das organizações de elementos nos *sites* específicos para busca de *clusters* (SIQUEIRA, 2005).

4.4.4.1 Utilizando alguns clusters

4.4.4.1.1 O *cluster* iBoogie[11]

- Em relação ao tema "Doenças Negligenciadas":

Foram encontrados 12,3 milhões de resultados com a busca em inglês *neglected disease* e 6,11 mil para o termo em português. Os dez primeiros termos relacionados pelo site foram *Neglected tropical diseases, Health, Drugs for neglected diseases, Medicine, Neglected disease research, Development for neglected disease, Calls neglected disease, Chagas disease* e *Diseases initiative*. Dessa forma, as dez primeiras competências institucionais listadas por ordem de relevância são:

1º http://en.wikipedia.org/wiki/Neglected_diseases
2º http://www.who.int/ctd
3º http://www.who.int/neglected_diseases/en/
4º http://www.neglectedtropicaldiseases.org/
5º http://www.one.org/blog/2009/...know-about-neglected-diseases/
6º http://rarediseases.info.nih....es/Neglected_Diseases_FAQs.pdf
7º http://www.dndi.org/
8º http://www.bvgh.org/Biopharma...eglected-Disease-Pipeline.aspx
9º http://www.gatesfoundation.or.../Pages/neglected-diseases.aspx
10º http://www.plosmedicine.org/a...i/10.1371/journal.pmed.1000030

- Em relação ao tema "Doença de Chagas":

Foram encontrados 1,24 milhão de resultados com a busca *Chagas disease*. Os dez primeiros termos relacionados pelo site foram *Chagas disease american trypanosomiasis, Chagas disease is caused, Chagas disease is an infection, Health Chagas disease, Chagas disease symptoms, Parasitic disease, Cause, South and central America, Definition of Chagas disease, Chagas*

---

observações no mesmo cluster sejam similares em algum sentido. É uma técnica comum para a análise dos dados estatísticos utilizados em muitos campos.
[11] http://iboogie.com acesso em: 04/08/2010.

disease medical. Dessa forma, as dez primeiras competências institucionais listadas por ordem de relevância, são:
  1º http://en.wikipedia.org/wiki/Chagas_disease
  2º http://www.cdc.gov/chagas/
  3º http://www.cdc.gov/ncidod/dpd...ase/factsht_chagas_disease.htm
  4º http://www.answers.com/topic/chagas-disease
  5º http://www.nlm.nih.gov/medlineplus/ency/article/001372.htm
  6º http://www.cdc.gov/chagas/disease.html
  7º http://www.dhpe.org/infect/Chagas.html
  8º http://www.mayoclinic.com/health/chagas-disease/DS00956
  9º http://wwwn.cdc.gov/travel/yellowBookCh4-Chagas.aspx
  10º http://www.nlm.nih.gov/medlineplus/chagasdisease.html

- Em relação ao tema "Dengue":

Foram encontrados 28,1 milhões de resultados com a busca *dengue*. Os dez primeiros termos relacionados pelo site foram *Dengue fever is a disease, Dengue hemorrahagic fever, Dengue symptoms, Mosquito, Dengue is transmitted, Dengue is a mosquito-borne, Health, Dengue vírus, Dengue infection* e *Encyclopedia*. Dessa forma, as dez primeiras competências institucionais listadas por ordem de relevância são:
  1º http://en.wikipedia.org/wiki/Dengue_fever
  2º http://www.cdc.gov/Dengue/
  3º http://www.cdc.gov/dengue/
  4º http://www.who.int/mediacentre/factsheets/fs117/en/
  5º http://www.medicinenet.com/dengue_fever/article.htm
  6º http://www.who.int/topics/dengue/en/
  7º http://dictionary.reference.com/browse/dengue?qsrc=2446
  8º http://wwwn.cdc.gov/travel/yellowBookCh4-DengueFever.aspx
  9º http://www.wrongdiagnosis.com/d/dengue_fever/symptoms.htm
  10º http://www.mayoclinic.com/health/dengue-fever/DS01028

- Em relação ao tema "Hanseníase":

Foram encontrados 9,010 milhões de resultados com a busca *leprosy*. Os dez primeiros termos relacionados pelo site foram *Leprosy is a chronic, Leprosy or hansens disease, Encyclopedia, Symptoms of leprosy, Diseases and its treatment, Leprosy health, Causes leprosy, Diseases that affects, Definition of leprosy* e *Article about leprosy*. Dessa forma, as dez primeiras competências institucionais listadas por ordem de relevância são:
  1º http://en.wikipedia.org/wiki/Leprosy
  2º http://www.answers.com/topic/leprosy

3º http://www.leprosy.org/
4º http://www.who.int/lep/en/
5º http://www.who.int/lep
6º http://www.merck.com/mmhe/sec17/ch194/ch194a.html
7º http://www.nlm.nih.gov/medlineplus/ency/article/001347.htm
8º http://www.who.int/mediacentre/factsheets/fs101/en/
9º http://diseases.emedtv.com/leprosy/leprosy-symptoms.html
10º http://dictionary.reference.com/browse/leprosy

- Em relação ao tema "Leishmaniose":

Foram encontrados 1,94 milhão de resultados com a busca *Leishmaniasis*. Os dez primeiros termos relacionados pelo site foram *Leishmania, Leishmaniasis is a parasitic disease, Leishmaniasis is caused, Cutaneous leishmaniasis, Visceral leishmaniasis, Leishmaniasis is transmitted, Leishmaniasis symptoms, Leishmaniasis causes* e *Health leishmaniasis*. Dessa forma, as dez primeiras competências institucionais listadas por ordem de relevância são:

1º http://en.wikipedia.org/wiki/Leishmaniasis
2º http://www.answers.com/topic/leishmaniasis
3º http://www.cdc.gov/NCIDOD/DPD...shmania/factsht_leishmania.htm
4º http://www.who.int/leishmaniasis/en/
5º http://www.cdc.gov/ncidod/dpd...shmania/factsht_leishmania.htm
6º http://emedicine.medscape.com/article/1108860-overview
7º http://www.cdc.gov/ncidod/dpd...rasites/leishmania/default.htm
8º http://www.leishmaniasis.us/Leish.html
9º http://www.wrongdiagnosis.com/l/leishmaniasis/intro.htm
10º http://www.leishmaniasis.info/

- Em relação ao tema "Malária":

Foram encontrados 65,8 milhão de resultados com a busca *Malaria*. Os dez primeiros termos relacionados pelo site foram *Malaria is a disease, Malaria causes, Symptoms of malaria, Malaria is caused by a parasite, Treatment of malaria, World malaria, Health malaria, Malaria infects, Malaria can also be transmitted* e *Encyclopedia*. Dessa forma, as dez primeiras competências institucionais listadas por ordem de relevância são:

1º http://en.wikipedia.org/wiki/Malaria
2º http://www.cdc.gov/Malaria/
3º http://www.cdc.gov/malaria/
4º http://www.answers.com/topic/malaria
5º http://www.malaria.org/
6º http://www.medicinenet.com/malaria/article.htm

7º http://www.who.int/topics/malaria/en/
8º http://www.eoearth.org/article/Malaria
9º http://www.webmd.com/a-to-z-guides/malaria-medications
10º http://simple.wikipedia.org/wiki/Malaria

- Em relação ao tema "Tuberculose":

Foram encontrados 44,4 milhões de resultados com a busca *tuberculosis*. Os dez primeiros termos relacionados pelo site foram *Tuberculosis is a disease, Tuberculosis is na infection, Symptoms of tuberculosis, Caused by mycobacterium tuberculosis, Tuberculosis TB is the most common, Spread of tuberculosis, Tuberculosis usually, Tuberculosis TB is a contagious, Health* e *Tuberculosis causes*. Dessa forma, as dez primeiras competências institucionais listadas por ordem de relevância são:

1º http://en.wikipedia.org/wiki/Tuberculosis
2º http://www.answers.com/topic/tuberculosis
3º http://www.medicinenet.com/tuberculosis/article.htm
4º http://www.cdc.gov/TB/
5º http://www.cdc.gov/tb/
6º http://www.nlm.nih.gov/medlineplus/tuberculosis.html
7º http://www.merck.com/mmhe/sec17/ch193/ch193a.html
8º http://www.emedicinehealth.com/tuberculosis/page3_em.htm
9º http://www.wrongdiagnosis.com/t/tuberculosis/intro.htm
10º http://www.mayoclinic.com/health/tuberculosis/DS00372

4.4.4.1.2 Utilizando o cluster *Carrot*[12]

- Para Doenças Negligenciadas:

Foram encontrados 6.290 resultados com a busca em inglês *neglected disease* e 2.880 mil para o termo em português. Os cem primeiros tópicos analisados pelo *carrot* foram agrupados em cinco temas macros e trinta subtemas, como podem ser observados na Figura 4.3.

O *cluster* ainda permite filtrar as informações de interesse por cada tema apresentado na "roda" e dessa forma acessar as competências e/ou trabalhos conectados ao respectivo assunto.

As dez primeiras competências institucionais listadas por ordem de relevância são encontradas em:

1º http://www.who.int/neglected_diseases/
2º http://en.wikipedia.org/wiki/Neglected_diseases

---

[12] http://search.carrot2.org acesso em: 05/08/2010.

3º http://www.dndi.org/
4º http://www.nature.com/nature/outlook/neglecteddiseases/index.html
5º http://globalnetwork.org
6º http://www.gatesfoundation.org/topics/Pages/neglected-diseases.aspx
7º http://www.bvgh.org/Biopharmaceutical-Solutions/Neglected-Disease-Pipeline.aspx
8º http://www.reuters.com/article/idUSTRE61L4N120100223.
9º http://www.nature.com/news/2010/100204/full/news.2010.50.html
10º http://www.theheart.org/article/1049289.do

Figura 4.3 Visualização do *clustering carrot* para *neglected disease*.

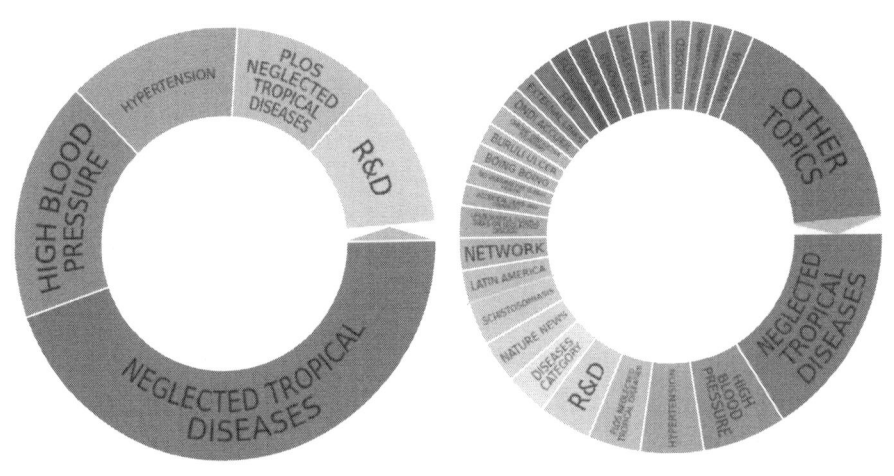

Fonte: *Carrot Search Results Clustering Engine* – extraído em: 06/08/2010.

- Para Doença de Chagas:

Foram encontrados 60,2 mil resultados com a busca em inglês *Chagas disease*. Os cem primeiros tópicos analisados pelo *carrot* foram agrupados em cinco temas macros e trinta subtemas, como pode ser observado na Figura 4.4.

Figura 4.4 Visualização do *clustering carrot* para *Chagas disease*.

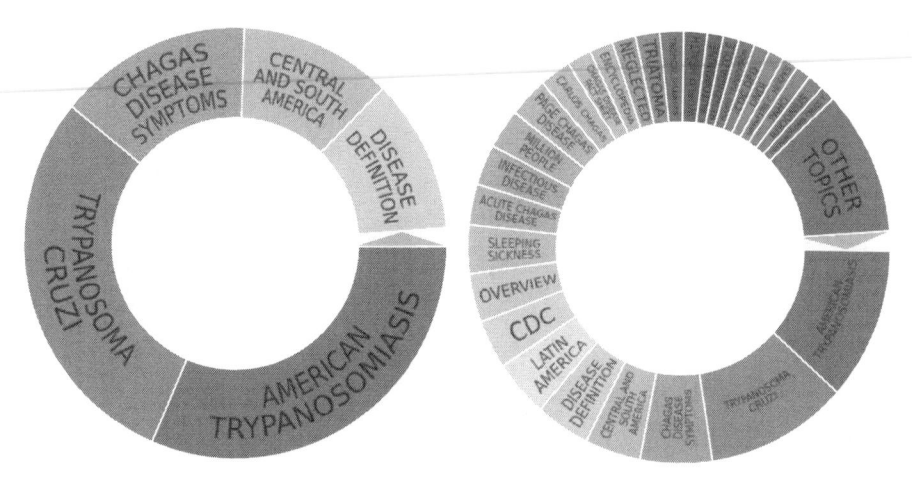

Fonte: *Carrot Search Results Clustering Engine* – extraído em: 06/08/2010.

As dez primeiras competências institucionais listadas por ordem de relevância são:

1º http://en.wikipedia.org/wiki/Chagas_disease
2º http://www.cdc.gov/chagas/
3º http://www.cdc.gov/ncidod/dpd/parasites/chagasdisease/factsht_chagas_disease.htm
4º http://www.nlm.nih.gov/medlineplus/chagasdisease.html
5º http://www.nlm.nih.gov/medlineplus/ency/article/001372.htm
6º http://www.who.int/tdr/svc/diseases/chagas
7º http://www.mayoclinic.com/health/chagas-disease/DS00956
8º http://www.dhpe.org/infect/Chagas.html
9º http://www.allaboutchagasdisease.com/
10º http://www.wrongdiagnosis.com/c/chagas_disease/intro.htm

- Para Dengue:

Foram encontrados 1,82 milhão resultados com a busca em inglês *dengue*. Os cem primeiros tópicos analisados pelo *carrot* foram agrupados em cinco temas macros e trinta subtemas, como pode ser observado na Figura 4.5.

Figura 4.5 Visualização do *clustering carrot* para *dengue*.

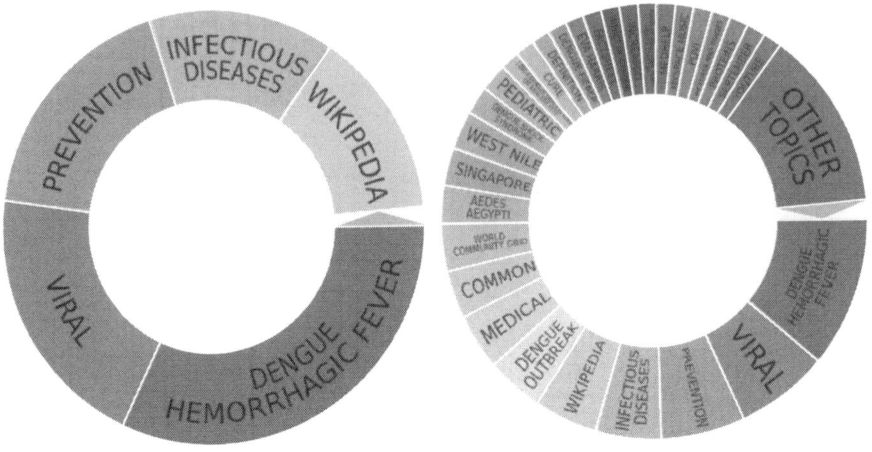

Fonte: *Carrot Search Results Clustering Engine* – extraído em: 06/08/2010.

As dez primeiras competências institucionais listadas por ordem de relevância são encontradas em:

1º http://en.wikipedia.org/wiki/Dengue_fever
2º http://www.cdc.gov/dengue/
3º http://www.who.int/topics/dengue/en/
4º http://www.nlm.nih.gov/medlineplus/dengue.html
5º http://www.medicinenet.com/dengue_fever/article.htm
6º http://www.dhpe.org/infect/dengue.html
7º http://wwwnc.cdc.gov/travel/yellowbook/2008/ch4/dengue-fever.aspx
8º http://www.nytimes.com/2010/07/24/health/24dengue.html
9º http://www.dengue.gov.sg/
10º http://www.myspace.com/denguefevermusic

- Para Hanseníase:

Foram encontrados 6,7 milhões de resultados com a busca em inglês *leprosy*. Os cem primeiros tópicos analisados pelo *carrot* foram agrupados em cinco temas macros e trinta subtemas, como pode ser observado na Figura 4.6.

Figura 4.6 Visualização do *clustering carrot* para *leprosy*.

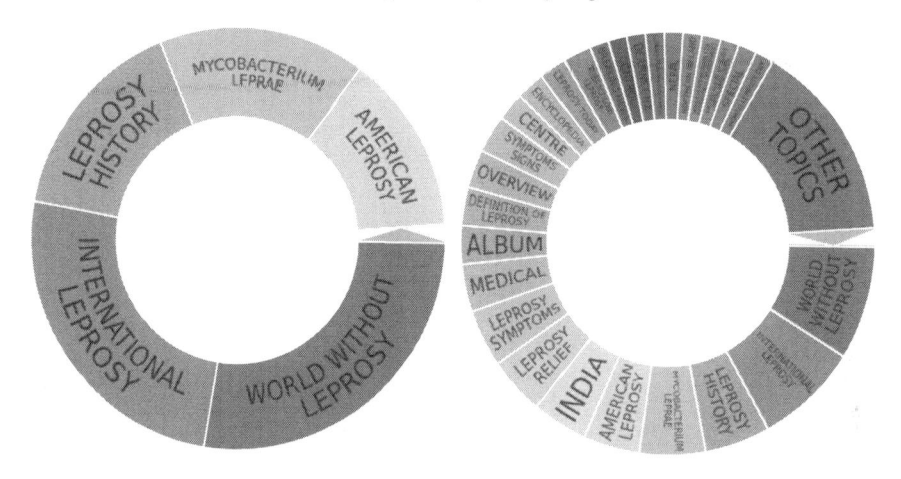

Fonte: *Carrot Search Results Clustering Engine* – extraído em 06/08/2010.

As dez primeiras competências institucionais listadas por ordem de relevância são:

1º http://en.wikipedia.org/wiki/Leprosy
2º http://www.who.int/lep/
3º http://www.nlm.nih.gov/medlineplus/ency/article/001347.htm
4º http://www.leprosy.org/
5º http://www.webmd.com/a-to-z-guides/leprosy-10651
6º http://www.medicinenet.com/leprosy/article.htm
7º http://www.health.state.ny.us/diseases/communicable/leprosy/fact_sheet.htm
8º http://www.merck.com/mmhe/sec17/ch194/ch194a.html
9º http://www.leprosymission.org/
10º http://www.leprosy.ca/

- Para Leishmaniose:

Foram encontrados 234 mil resultados com a busca em inglês *Leishmaniasis* Os cem primeiros tópicos analisados pelo *carrot* foram agrupados em cinco temas macros e trinta subtemas, como pode ser observado na Figura 4.7.

Figura 4.7 Visualização do *clustering carrot* para *Leishmaniasis*.

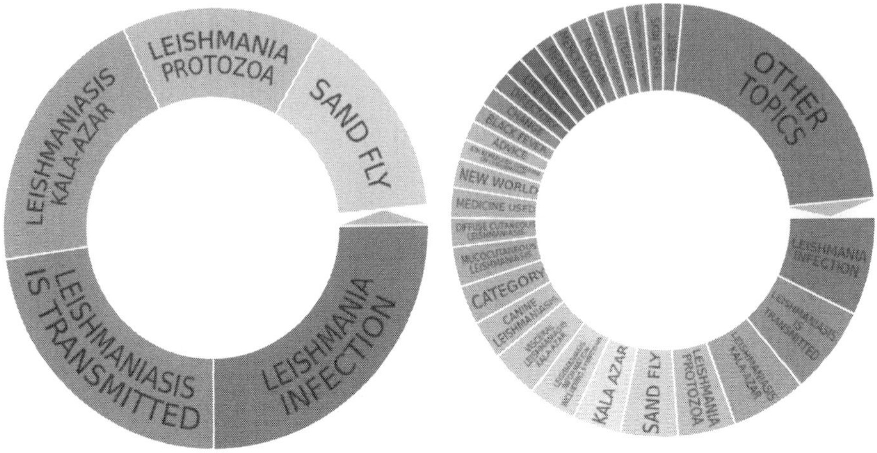

Fonte: *Carrot Search Results Clustering Engine* – extraído em: 06/08/2010.

As dez primeiras competências institucionais listadas por ordem de relevância são:

1º http://en.wikipedia.org/wiki/Leishmaniasis
2º http://www.cdc.gov/ncidod/dpd/parasites/leishmania/actsht_leishmania.htm
3º http://www.who.int/leishmaniasis/en/
4º http://www.nlm.nih.gov/medlineplus/leishmaniasis.html
5º http://emedicine.medscape.com/article/783750-overview
6º http://www.medicinenet.com/leishmaniasis/article.htm
7º http://wwwnc.cdc.gov/travel/yellowbook/2008/ch4/leishmaniasis.aspx
8º http://www.leishmaniasis.info/
9º http://en.wikipedia.org/wiki/Visceral_leishmaniasis
10º http://www.nlm.nih.gov/medlineplus/ency/article/001386.htm

- Para Malária:

Foram encontrados 2,4 milhões de resultados com a busca em inglês *malaria*. Os cem primeiros tópicos analisados pelo *carrot* foram agrupados em cinco temas macros e trinta subtemas, como pode ser observado na Figura 4.8.

Figura 4.8 Visualização do *clustering carrot* para *malária*.

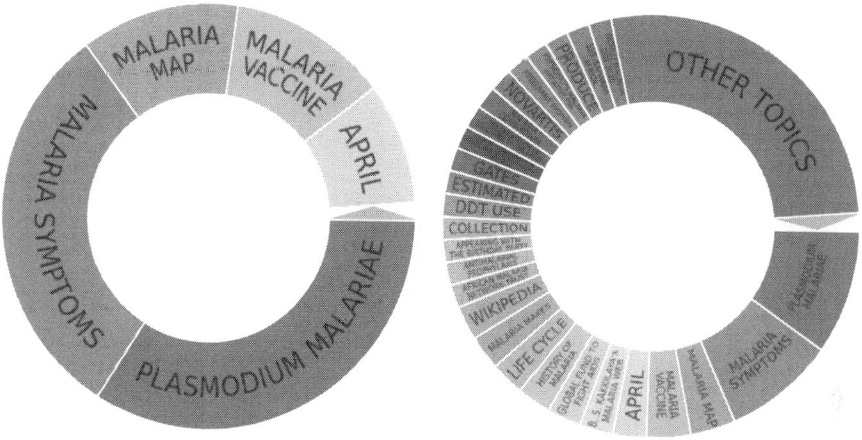

Fonte: *Carrot Search Results Clustering Engine* – extraído em: 06/08/2010.

As dez primeiras competências institucionais listadas por ordem de relevância são encontradas em:

1º http://en.wikipedia.org/wiki/Malaria
2º http://www.cdc.gov/MALARIA/
3º http://www.who.int/topics/malaria/en/
4º http://health.nytimes.com/health/guides/disease/malaria overview.html
5º http://www.malaria.org/
6º http://www.medicinenet.com/malaria/article.htm
7º http://www.nlm.nih.gov/medlineplus/malaria.html
8º http://nobelprize.org/educational/medicine/malaria/
9º http://www.cdc.gov/malaria/
10º http://www.malarianomore.org/

- Para Tuberculose:

Foram encontrados 6,34 milhões de resultados com a busca em inglês *tuberculosis*. Os cem primeiros tópicos analisados pelo *carrot* foram agrupados em cinco temas macros e trinta sub-emas, como pode ser observado na Figura 4.9.

Figura 4.9 Visualização do *clustering carrot* para *tuberculosis*.

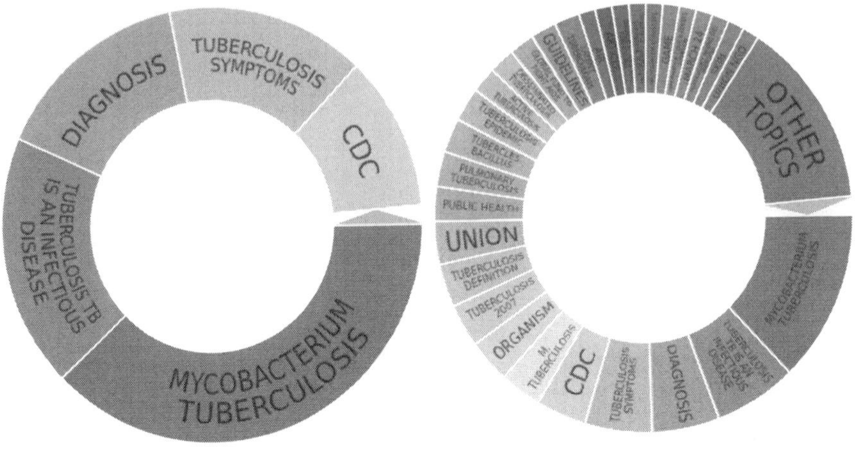

Fonte: *Carrot Search Results Clustering Engine* – extraído em: 06/08/2010.

As dez primeiras competências institucionais listadas por ordem de relevância são:

1º http://en.wikipedia.org/wiki/Tuberculosis
2º http://www.cdc.gov/tb/
3º http://www.medicinenet.com/tuberculosis/article.htm
4º http://www.nlm.nih.gov/medlineplus/tuberculosis.html
5º http://www.mayoclinic.com/health/tuberculosis/DS00372
6º http://www.tuberculosis.net/
7º http://www.who.int/mediacentre/factsheets/fs104/en/
8º http://www.textbookofbacteriology.net/tuberculosis.html
9º http://www.who.int/topics/tuberculosis/en/
10º http://www.tuberculosisworld.com/

4.4.4.1.3 Utilizando o cluster Quintura[13]

- Para Doenças Negligenciadas:

Foram encontrados 598 resultados com a busca em inglês *neglected disease* e 660 para o termo em português. O agrupamento de palavras associadas e analisadas pelo *quintura* pode ser observado na Figura 4.10.

---

[13] www.quintura.com acesso em: 05/08/2010.

Ressalta-se que é possível filtrar os resultados por cada termo identificado pelo *cluster*, e desta forma, acessar as competências e/ou trabalhos conectados ao respectivo tema. Quanto mais próximas as palavras associadas estiverem do tema central, maior o grau de importância em que elas aparecem na pesquisa.

Figura 4.10 Nuvem do *clustering quintura* para *Doenças Negligenciadas*.

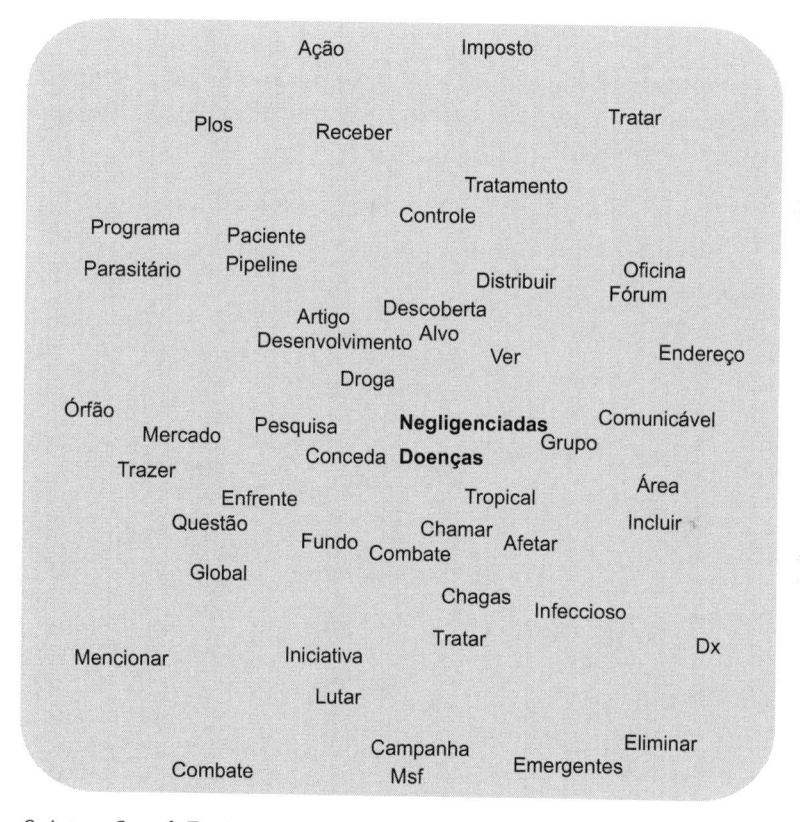

```
                        Ação           Imposto

            Plos                                     Tratar
                        Receber

                                    Tratamento
                                    Controle
        Programa    Paciente
        Parasitário Pipeline
                                        Distribuir     Oficina
                            Artigo   Descoberta        Fórum
                          Desenvolvimento  Alvo
                                            Ver          Endereço
                                Droga
    Órfão
                                                    Comunicável
            Mercado     Pesquisa    Negligenciadas
        Trazer                               Grupo
                            Conceda    Doenças
                                                            Área
                        Enfrente        Tropical
            Questão              Chamar          Incluir
                        Fundo  Combate    Afetar
                Global

                                        Chagas
                                                Infeccioso
                                        Tratar
        Mencionar       Iniciativa                         Dx

                            Lutar

                                                    Eliminar
                        Campanha
            Combate         Msf        Emergentes
```

Fonte: *Quintura Search Engine* – extraído em: 06/08/2010.

As dez primeiras competências institucionais listadas por ordem de relevância são encontradas em:
    1º http://en.wikipedia.org/wiki/Neglected_diseases
    2º http://www.who.int/neglected_diseases/
    3º http://www.who.int/neglected_diseases/diseases/en/
    4º http://www.dndi.org/
    5º http://www.nature.com/nature/outlook/neglecteddiseases/index.html
    6º http://www.nature.com/news/2010/100518/full/465277a.html

7º http://www.gatesfoundation.org/topics/Pages/neglected-diseases.aspx
8º http://www.gatesfoundation.org/grantseeker/Pages funding-neglected-diseases.aspx
9º http://www.plosntds.org/
10º http://www.genome.gov/27531964

- Para doença de Chagas:

Foram encontrados 604 resultados com a busca em inglês *Chagas disease*. O agrupamento de palavras associadas e analisadas pelo *quintura pode* ser observado na Figura 4.11.

Figura 4.11 Nuvem do *clustering quintura* para *Doença de Chagas*.

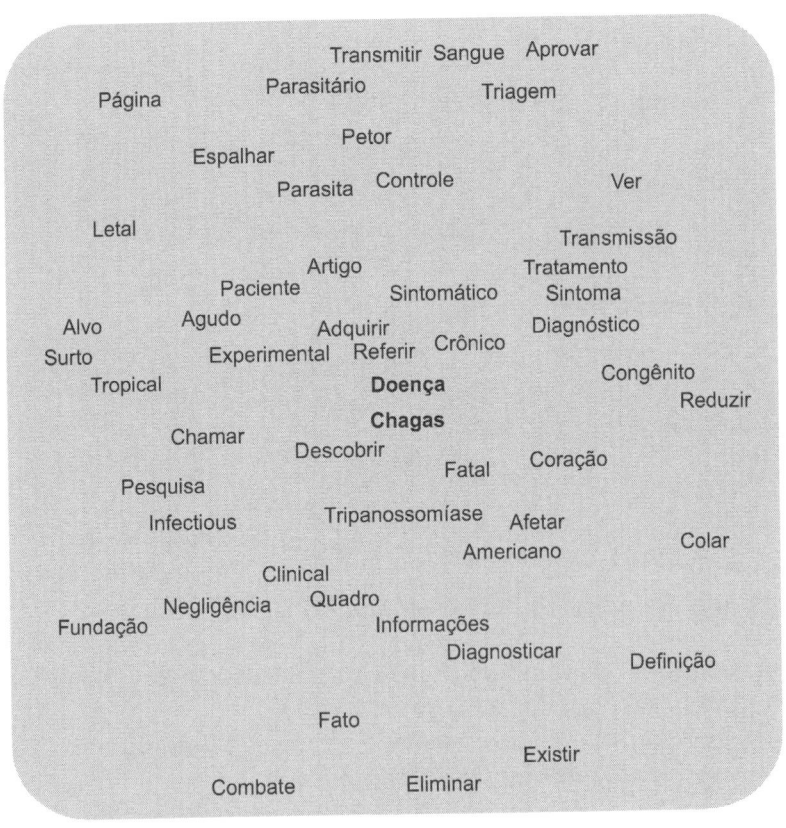

Página Transmitir Sangue Aprovar
Parasitário Triagem
Petor
Espalhar
Parasita Controle Ver
Letal
Transmissão
Artigo Tratamento
Paciente Sintomático Sintoma
Alvo Agudo Adquirir Diagnóstico
Surto Experimental Referir Crônico
Tropical Doença Congênito
Chagas Reduzir
Chamar
Descobrir Coração
Pesquisa Fatal
Infectious Tripanossomíase Afetar
Americano Colar
Clinical
Negligência Quadro
Fundação Informações
Diagnosticar Definição
Fato
Existir
Combate Eliminar

Fonte: *Quintura Search Engine* – extraído em: 06/08/2010.

As dez primeiras competências institucionais listadas por ordem de relevância são:

1º http://en.wikipedia.org/wiki/Chagas_disease
2º http://www.cdc.gov/chagas/
3º http://www.cdc.gov/ncidod/dpd/parasites/chagasdisease/factsht_chagas_disease.htm
4º http://www.nlm.nih.gov/medlineplus/chagasdisease.html
5º http://www.nlm.nih.gov/medlineplus/ency/article/001372.htm
6º http://www.who.int/tdr/svc/diseases/chagas
7º http://www.who.int/topics/chagas_disease/en/
8º http://www.dhpe.org/infect/Chagas.html
9º http://www.mayoclinic.com/health/chagas-disease/DS00956
10º http://emedicine.medscape.com/article/214581-overview

- Para Dengue:

Foram encontrados 662 resultados com a busca em inglês *Dengue*. O agrupamento de palavras associadas e analisadas pelo *quintura pode* ser observado na Figura 4.12.

As dez primeiras competências institucionais listadas por ordem de relevância são:

1º http://en.wikipedia.org/wiki/Dengue_fever
2º http://www.cdc.gov/dengue/
3º http://www.cdc.gov/ncidod/diseases/submenus/sub_dengue.htm
4º http://www.google.com/search?q=dengue&num=100&hl=en&source=univ&tbs=nws:1&tbo=u&ei=LWRcTKeCKYiIuAeb9KylCg&sa=X&oi=news_group&ct=title&resnum=4&ved=0CCwQsQQwAw
5º http://www.who.int/topics/dengue/en/
6º http://www.who.int/mediacentre/factsheets/fs117/
7º http://www.nlm.nih.gov/medlineplus/dengue.html
8º http://www.medicinenet.com/dengue_fever/article.htm
9º http://www.medicinenet.com/dengue_fever/page2.htm
10º http://www.dengue.gov.sg/

Figura 4.12 Nuvem do *clustering quintura* para *Dengue*.

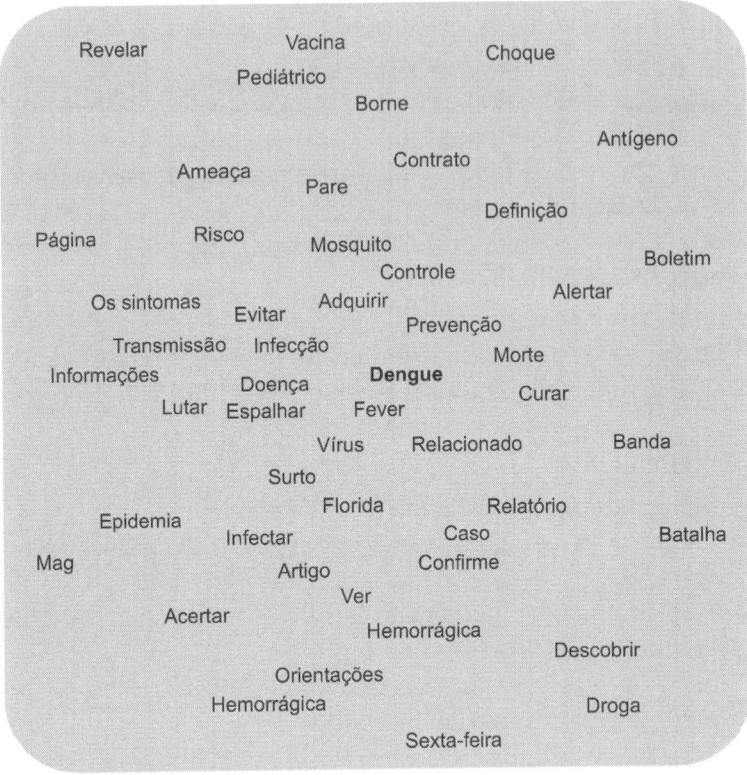

> Revelar   Vacina   Choque
> Pediátrico
> Borne
> Antígeno
> Ameaça   Contrato
> Pare
> Definição
> Página   Risco   Mosquito
> Controle   Boletim
> Os sintomas   Adquirir   Alertar
> Evitar   Prevenção
> Transmissão   Infecção   Morte
> Informações   **Dengue**   Curar
> Doença
> Lutar   Espalhar   Fever
> Vírus   Relacionado   Banda
> Surto
> Florida   Relatório
> Epidemia   Infectar   Caso   Batalha
> Mag   Artigo   Confirme
> Ver
> Acertar   Hemorrágica
> Descobrir
> Orientações
> Hemorrágica   Droga
> Sexta-feira

Fonte: *Quintura Search Engine* – extraído em: 06/08/2010.

- Para Hanseníase:

Foram encontrados 684 resultados com a busca em inglês *Leprosy*. O agrupamento de palavras associadas e analisadas pelo *quintura* pode ser observado na Figura 4.13.

As dez primeiras competências institucionais listadas por ordem de relevância são:

1º http://en.wikipedia.org/wiki/Leprosy
2º http://www.who.int/lep/
3º http://www.who.int/mediacentre/factsheets/fs101/en/
4º http://www.google.com/search?q=leprosy&num=100&hl=en&source=univ&tbs=nws:1&tbo=u&ei=uGVcTN2xBIqIuAf6l5GlCg&sa=X&oi=news_group&ct=title&resnum=4&ved=0CCYQsQQwAw
5º http://www.nlm.nih.gov/medlineplus/ency/article/001347.htm
6º http://www.leprosy.org/

7º http://www.leprosy.org/getinformed/aboutleprosy/basics.php
8º http://www.webmd.com/a-to-z-guides/leprosy-10651
9º http://www.medicinenet.com/leprosy/article.htm
10º http://www.merck.com/mmhc/sec17/ch194/ch194a.html

Figura 4.13 Nuvem do *clustering quintura* para *Lepra*.

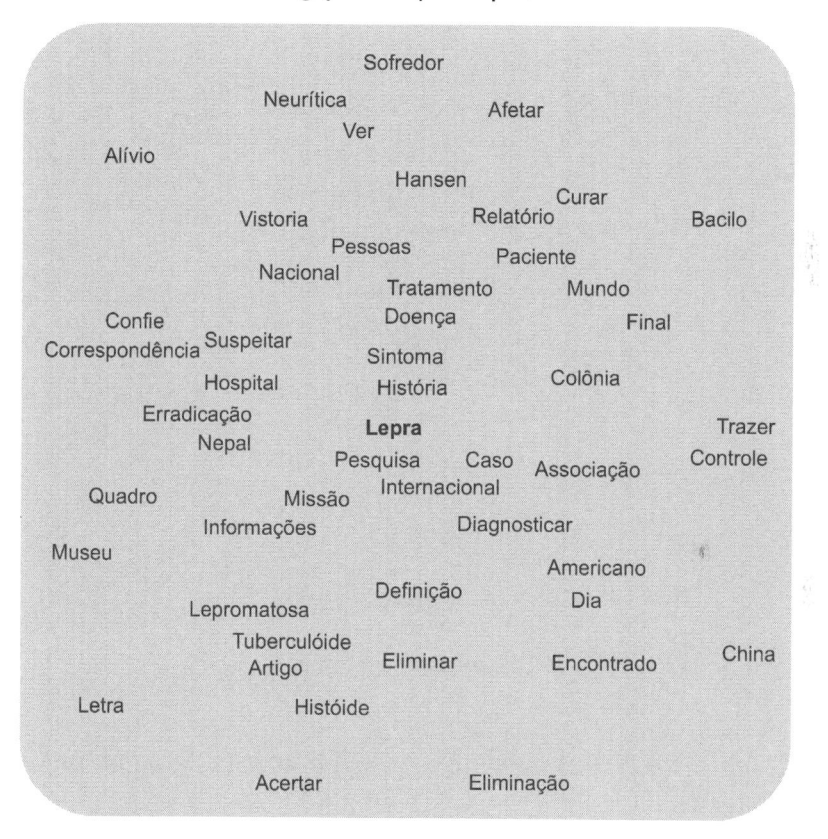

```
                        Sofredor
            Neurítica
                            Afetar
                   Ver
    Alívio
                Hansen
                            Curar
           Vistoria    Relatório         Bacilo
                 Pessoas
              Nacional     Paciente
                      Tratamento   Mundo
      Confie              Doença           Final
Correspondência Suspeitar
                      Sintoma
              Hospital   História      Colônia
        Erradicação
            Nepal                            Trazer
               Pesquisa    Caso  Associação
                                             Controle
   Quadro        Missão   Internacional
              Informações    Diagnosticar
   Museu
                                  Americano
                   Definição
           Lepromatosa              Dia
                Tuberculóide
                 Artigo   Eliminar  Encontrado  China
   Letra
                   Históide

              Acertar       Eliminação
```

Fonte: *Quintura Search Engine* – extraído em: 06/08/2010.

- Para Leishmaniose:

Foram encontrados 651 resultados com a busca em inglês *Leishmaniasis*. O agrupamento de palavras associadas e analisadas pelo *quintura* pode ser observado na Figura 4.14.

Figura 4.14 Nuvem do *clustering quintura* para *Leishmaniose*.

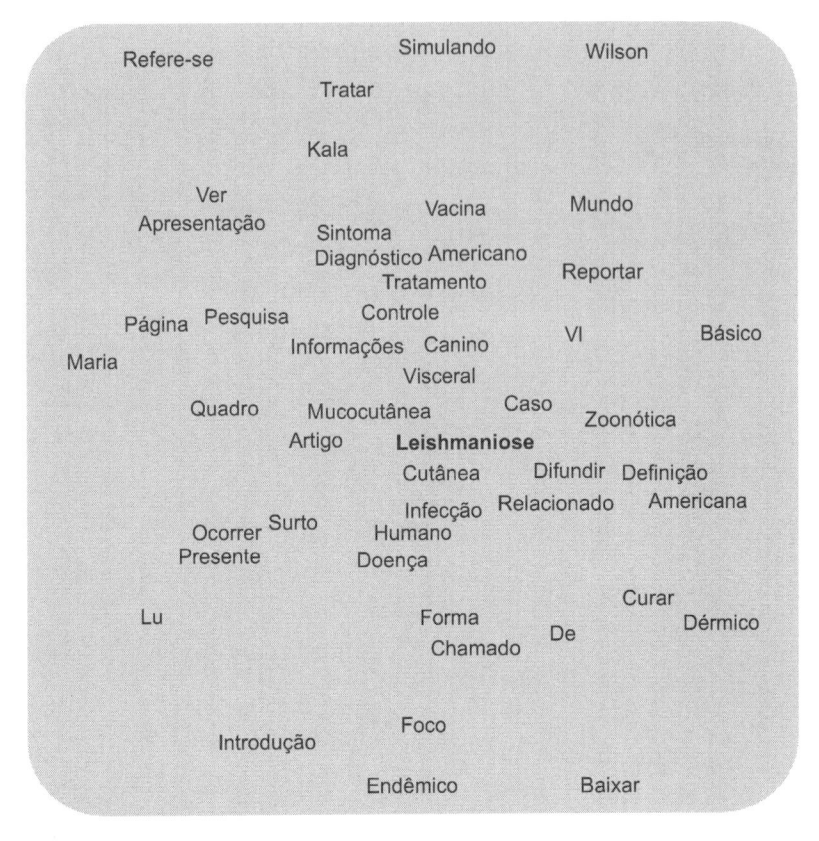

```
                    Simulando         Wilson
    Refere-se
              Tratar
              
              Kala
        Ver
   Apresentação        Vacina      Mundo
              Sintoma
              Diagnóstico Americano
                  Tratamento      Reportar
       Página Pesquisa    Controle
                  Informações Canino    VI        Básico
  Maria                    Visceral
         Quadro  Mucocutânea       Caso
                 Artigo             Zoonótica
                       Leishmaniose
                       Cutânea  Difundir Definição
                            Infecção Relacionado Americana
              Ocorrer Surto   Humano
                Presente       Doença
                                          Curar
        Lu               Forma         De   Dérmico
                        Chamado
                        
                           Foco
               Introdução
                         Endêmico    Baixar
```

Fonte: *Quintura Search Engine* – extraído em: 06/08/2010.

As dez primeiras competências institucionais listadas por ordem de relevância são:

1º http://en.wikipedia.org/wiki/Leishmaniasis
2º http://en.wikipedia.org/wiki/Visceral_leishmaniasis
3º http://www.cdc.gov/ncidod/dpd/parasites/leishmania/factsht_leishmania.htm
4º http://www.cdc.gov/ncidod/dpd/parasites/leishmania/default.htm
5º http://www.who.int/leishmaniasis/en/
6º http://www.who.int/topics/leishmaniasis/en/

7º http://www.nlm.nih.gov/medlineplus/leishmaniasis.html
8º http://www.nlm.nih.gov/medlineplus/ency/article/001386.htm
9º http://emedicine.medscape.com/article/783750-overview
10º http://emedicine.medscape.com/article/998804-overview

- Para Malária:

Foram encontrados 648 resultados com a busca em inglês *Malaria*. O agrupamento de palavras associadas e analisadas pelo *quintura pode* ser observado na Figura 4.15.

Figura 4.15 Nuvem do *clustering quintura* para *Malária*.

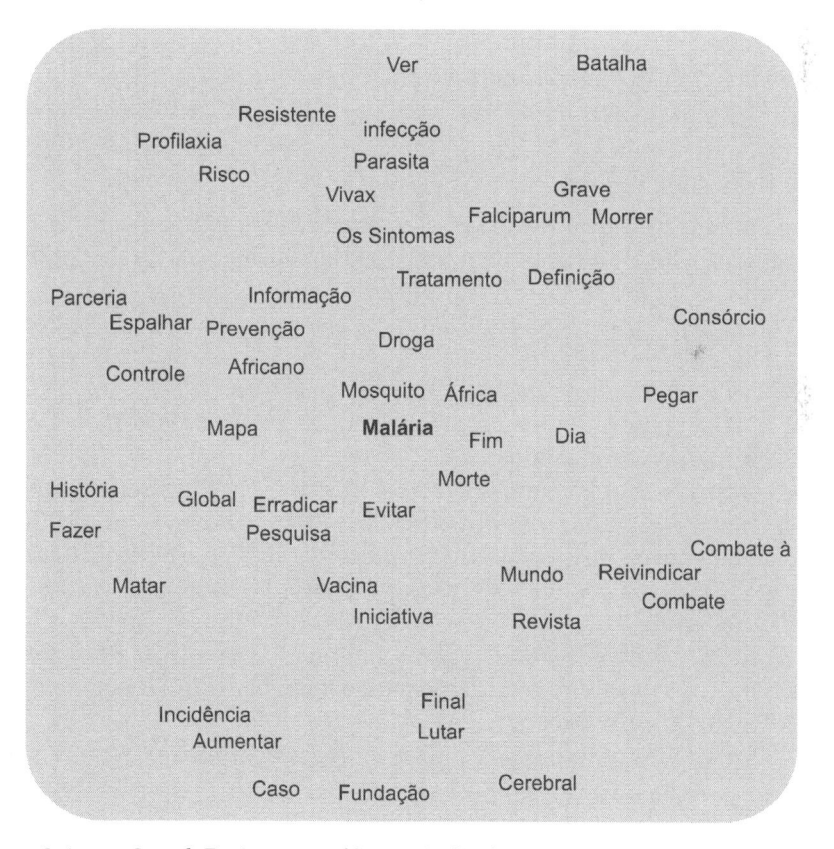

Fonte: *Quintura Search Engine* – extraído em: 06/08/2010.

As dez primeiras competências institucionais listadas por ordem de relevância são:

1º http://en.wikipedia.org/wiki/Malaria
2º http://www.cdc.gov/MALARIA/
3º http://www.who.int/topics/malaria/en/
4º http://www.who.int/mediacentre/factsheets/fs094/en/
5º http://www.google.com/search?q=malaria&num=100&hl=en&source=univ&tbs=nws:1&tbo=u&ei=VWlcTJD3Fo-duAe6z4S7Bg&sa=X&oi=news_group&ct=title&resnum=5&ved=0CDAQsQQwBA
6º http://health.nytimes.com/health/guides/disease/malaria overview.html
7º http://www.medicinenet.com/malaria/article.htm
8º http://www.malaria.org/
9º http://www.malaria.org/learnaboutmalaria.html
10º http://www.nlm.nih.gov/medlineplus/malaria.html

- Para Tuberculose:

Foram encontrados 692 resultados com a busca em inglês *Tuberculosis*. O agrupamento de palavras associadas e analisadas pelo *quintura*, pode ser observado na Figura 4.16.

As dez primeiras competências institucionais listadas por ordem de relevância são:

1º http://en.wikipedia.org/wiki/Tuberculosis
2º http://www.medicinenet.com/tuberculosis/article.htm
3º http://www.cdc.gov/tb/
4º http://www.cdc.gov/tb/xdrtb/
5º http://www.google.com/search?q=tuberculosis&num=100&hl=en&source=univ&tbs=nws:1&tbo=u&ei=XWpcTPCmEIKNuAf_p_3GBg&sa=X&oi=news_group&ct=title&resnum=5&ved=0CCsQsQQwBA
6º http://www.nlm.nih.gov/medlineplus/tuberculosis.html
7º http://www.who.int/mediacentre/factsheets/fs104/en/
8º http://www.who.int/topics/tuberculosis/en/
9º http://www.mayoclinic.com/health/tuberculosis/DS00372
10º http://www.tuberculosis.net/

Figura 4.16 Nuvem do *clustering quintura* para *Tuberculose*.

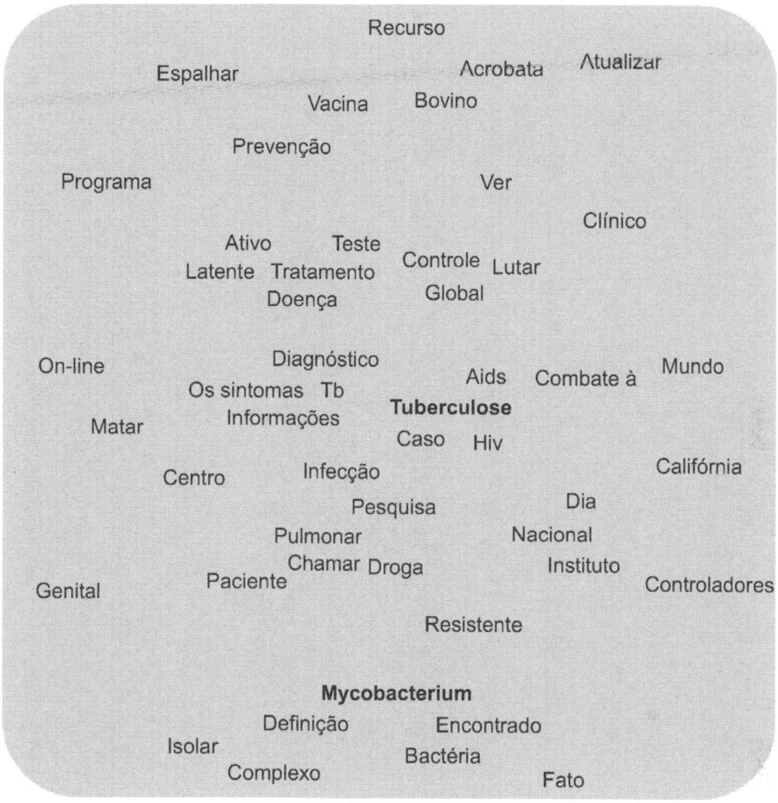

```
                        Recurso
        Espalhar                   Acrobata   Atualizar
                     Vacina    Bovino
                  Prevenção
    Programa                            Ver
                                                Clínico
              Ativo    Teste
           Latente  Tratamento   Controle  Lutar
                    Doença       Global

  On-line          Diagnóstico
                Os sintomas  Tb       Aids   Combate à    Mundo
      Matar       Informações    Tuberculose
                                 Caso   Hiv
              Centro    Infecção                        Califórnia
                          Pesquisa         Dia
                       Pulmonar        Nacional
                         Chamar  Droga      Instituto
   Genital        Paciente                              Controladores
                           Resistente

                       Mycobacterium
                 Definição       Encontrado
          Isolar              Bactéria
                  Complexo              Fato
```

Fonte: *Quintura Search Engine* – extraído em: 06/08/2010.

Capítulo 5

Conclusões

> "Talvez não tenhamos conseguido fazer o melhor, mas lutamos para que o melhor fosse feito. Não somos o que deveríamos ser. Não somos o que iremos ser. Mas, graças a Deus, não somos o que éramos."
>
> Martin Luther King

As tecnologias existentes para produção de IFA estão concentradas no mercado internacional, representando 99,94%. Portanto, existem apenas 2 empresas farmoquímicas brasileiras que fornecem IFA para medicamentos em DTN. Essas empresas produzem somente 01 IFA (talidomida) para hanseníase, enquanto os outros 23 fármacos necessários são importados da África do Sul, Armênia, Áustria, Austrália, Alemanha, Bélgica, Canadá, China, Coréia do Sul, EUA, França Índia, Israel, Japão, Rússia, Singapura, Suíça, Reino Unido e Ucrânia. Nessa conjuntura, é caracterizada a lacuna de tecnologia nacional para atender a fabricação dos demais 40 medicamentos (apresentações) para tratar DTN, haja vista que o Brasil só produz 01 IFA.

É possível encontrar no mercado internacional até 323 produtores para 01 IFA como a isoniazida, enquanto no Brasil não há nenhum fabricante. Não obstante, outra disparidade se destaca para artesunato, com somente 4 fabricantes no mundo e nenhum no Brasil.

O cenário é um pouco melhor para os medicamentos, existindo domínio de 50% da tecnologia nos LFO e a outra metade localizada nos laboratórios privados, sendo que 9 produtores são nacionais e 19 multinacionais. Portanto, 68% do desenvolvimento tecnológico de medicamentos em DTN estão em empresas estrangeiras.

O mercado farmoquímico nacional vem sendo lentamente reestruturado e tendo alguns incentivos com garantia de aquisição do insumo através do poder de compra do Estado (Portaria Interministerial nº 128/08, MS nº 978/08, MS nº 3031/08 e Lei nº 12.349, de 15/12/10 (conversão da Medida Provisória nº 495 de 19/07/10). Contudo, resgatar 20 anos em que o setor foi "desmantelado", requer muita articulação dos atores e estruturação de políticas consistentes, o que no campo das DTN ainda se mostra mais distante.

A importação de IFA para DTN nos anos de 2005 a 2009 correspondeu a 51.500 toneladas, no valor de US$ 761,4 milhões. Para os medicamentos o volume financeiro foi de US$ 7,8 milhões, perfazendo 123,4 toneladas. O governo brasileiro adquiriu 607.627.407 unidades farmacêuticas (somadas vendas internas) para tratar DTN no período de 2005 a 2009, movimentando cerca de R$ 145 milhões, a um preço médio de R$ 0,24 cada UF.

Pela balança comercial referente a fármacos e medicamentos em DTN entre os anos 2005 a 2009 foi possível atestar a dependência brasileira do mercado internacional e a necessidade de superação para fortalecimento da defesa nacional. Nesse sentido, são fundamentais as parcerias entre os LFO, os laboratórios privados, os produtores de IFA, a participação do uso dos medicamentos produzidos pelos laboratórios privados nacionais nas aquisições feitas por toda rede pública de saúde, bem como o aumento do número dos produtores de IFA.

Evidenciou-se que o valor de um remédio para leishmaniose é proporcionalmente 100 vezes maior que o destinado ao tratamento da tuberculose. Por outro lado, a metade do orçamento consumido com medicamentos para DTN é alocada em tuberculose onde possui cerca de 70 mil casos novos por ano.

Embora os LFO tenham registro para produzir cerca de 50% dos medicamentos necessários para tratar DTN, as aquisições do MS para essas enfermidades no ano de 2009 foram somente de 20,01% para esses laboratórios. Os restantes foram adquiridos das empresas multinacionais (59,1%), das nacionais (10,57%), ONGs – OPAS e UNICEF com 0,53% e os restantes (9,79%) ainda estavam aguardando licitação.

Das competências relacionadas no território nacional, puderam ser identificados 23.828 Instituições de Ciência, Tecnologia e Inovação (ICTI) e 16.316 Núcleos de Inovação Tecnológica (NIT).

Identificou-se 40.356 especialistas existentes em território nacional em DTN. Desses 2.633 ou 6,5% possuem grupos de pesquisa estabelecidos nas principais instituições de pesquisa no país, além de parcerias com redes nacionais e internacionais na área. As instituições de pesquisa elencadas nesse trabalho revelam grande potencial de articulação para interagir com os 20 centros brasileiros de ensaios clínicos que integram redes internacionais.

É necessário fomentar modelos de inovação em redes para PD&I nas competências mapeadas nesta tese, pelas quais perpassem os atores das universidades, institutos de pesquisa, empresas farmacêuticas nacionais (púbicas e privadas) e empresas farmoquímicas.

O *Scale up* como parte da cadeia do desenvolvimento tecnológico também é uma lacuna a ser vencida até a inovação mercadológica. Portanto, são fundamentais as sinergias de competências distintas para a verticalização do processo e com isso conseguir um equilíbrio entre maximizar o sucesso e a sustentabilidade da inovação (incremental ou radical) de um produto para DTN.

O Estado deve fortalecer a produção local dos IFA, através da priorização das aquisições consolidadas em parcerias para o desenvolvimento produtivo, incluindo as competências das universidades e instituições de PD&I, possibilitando a reengenharia de processo de fabricação dos fármacos no país.

Como 99% dos IFA para produzir os medicamentos das DTN são importados, o Estado deve prover incentivos para farmoquímica nacional desenvolvê-los localmente, de forma a apropriar os custos em toda cadeia produtiva. O déficit é decorrente de duas décadas sem políticas públicas consistentes para o desenvolvimento do setor químico-farmacêutico nacional. Contudo, nos últimos 8 anos começaram a ser fomentadas P&D para DTN, visando a busca de medicamentos mais eficazes para atender às populações menos favorecidas. Porém, o fortalecimento de toda a cadeia produtiva farmacêutica ainda é incipiente.

Os avanços alcançados em políticas na área de saúde são notórios, contudo a sinergia que buscamos para maximizar o tempo em reação para defesa nacional na área de DTN se mostra ainda um grande desafio.

Perspectivas

- Criação de um ambiente favorável à inovação no país, com ampliação da capacidade inovadora e expansão da base científica e tecnológica no Estado do Rio de Janeiro e, por conseguinte, no Brasil.
- Consolidação, aperfeiçoamento e modernização do aparato institucional de ciência, tecnologia e inovação para DTN, através da integração de todas as competências distribuídas pelas regiões do país em um esforço nacional de capacitação, atualização e disseminação para o combate e formulações de ações para o enfrentamento da DTN.
- Desenvolvimento de uma base ampla de apoio e envolvimento da sociedade no enfrentamento desse agravo e, por conseguinte, DTN se transforme em elemento estratégico de política para o desenvolvimento nacional.
- O Brasil deve utilizar suas competências científicas e tecnológicas na área de DTN e aplicar essa experiência como líder nos países menos favorecidos em P, D&I. Dessa forma, irá aumentar sua presença social nos países que sofrem das mesmas questões de DTN e em escalas bem maiores.

Capítulo 6

Referências

ABDALLA, M. M. et alii. *Hélice Tríplice no Brasil: Um Ensaio Teórico Acerca dos Benefícios da Entrada da Universidade nas Parcerias Estatais*. Revista Cadernos de Administração. Ano 2, v. 1, n. 3. Jan-Jun 2009.

ABIFINA. *Associação Brasileira das Indústrias de Química Fina, Biotecnologia e suas Especialidades*. Portal www.abifina.org.br. Acesso em 05/11/2009.

ABIQUIFI. Associação Brasileira da Indústria Farmoquímica e Insumos Farmacêuticos. *Dicionário de Substâncias Farmacêuticas Comerciais – 4ª edição revista e ampliada*. Onézimo Ázara Pereira. Publicação da ABIQUIFI, 2010.

ABREU, J. *Competitividade e análise estrutural da indústria brasileira de medicamentos genéricos*. 2004. Dissertação de Mestrado. EQ/UFRJ. Rio de Janeiro, 2004.

ALBUQUERQUE, M. B. M. et alii. *Doenças tropicais: da ciência dos valores à valorização da ciência na determinação climática de patologias*. Ciência & Saúde Coletiva, 4(2):423-431, 1999.

ALBUQUERQUE, M.I.N. et alii. *Vigilância epidemiológica: conceitos e institucionalização*. Revista brasileira de saúde materna infantil. Recife, 2 (1): 7-14, jan.-abril, 2002.

ALICEWEB. Sistema de Análise das Informações de Comércio Exterior do Ministério de Desenvolvimento, Indústria e Comércio Exterior (MDIC). Portal http://aliceweb2.mdic.gov.br. Acesso em 20/01/12.

AMBROSI, A. et alii. *Desafios de Palavras: Enfoques Multiculturais sobre as Sociedades da Informação*. Editora C&F Éditions. Novembro, 2005.

ANTUNES, A. M. S. MAGALHÃES, J. L. *Oportunidades em Medicamentos Genéricos – A Indústria Farmacêutica*. Editora Interciência, 1ª edição, 196 p. Rio de Janeiro, RJ. 2008.

ANTUNES, A. M. S. MAGALHÃES, J. L. *Patenteamento & Prospecção Tecnológica no Setor Farmacêutico.* Editora Interciência, 1ª edição, 208 p. Rio de Janeiro, RJ. 2008.

ANTUNES, A. M. S. MANGUEIRA, A. C. S. *A Importância do Observatório de Atividades Industriais vis-à-vis Tendências em Ciência, Tecnologia e Inovação.* Química Nova, v. 28, Suplemento, S112-S118, 2005.

ANTUNES, A. M. S. *Prospecção Tecnológica da Indústria Farmacêutica Nacional – Visão Sistêmica da Rename por Classes Terapêuticas*, v. II-B. Sistema de Informação sobre a Indústria Química – SIQUIM. Projeto Inovação em Saúde. Convênio Fiocruz-Fiotec, 2004.

ANTUNES, J. L. F. *Hospital – Instituição e história social.* São Paulo: Letras e Letras, cap. 3, 1991.

ANVISA. *Agência Nacional de Vigilância Sanitária*. Portal www.anvisa.gov.br. Acesso em 10/10/2011.

AZEVEDO, N. et alii. *Inovação em Saúde: Dilemas e Desafios de uma Instituição Pública.* Rio de Janeiro: 422 p. Editora Fiocruz, 2007.

BARBOSA DA SILVA & COLS in Rouquairol & Almeida Filho: *Epidemiologia & Saúde*. 6ª edição. Rio de Janeiro: p. 37-82, Editora MEDSI, 2003.

BASTOS, V. D. *Laboratórios Farmacêuticos Oficiais e Doenças Negligenciadas: Perspectivas de Política Pública.* Revista do BNDES, Rio de Janeiro, v. 13, n. 25, p. 269-298, Jun. 2006.

BELL, D. *The Coming of Post-Industrial Society: A Venture in Social Forecasting.* Basic Books, USA, 1973.

BERMUDEZ, J. A. Z, OLIVEIRA, M. A. *La propriedad Intelctual em el Contexto del Acuerdo de la OMC sobre los ADPIC: desafios para la Salud Pública.* 177 p. ENSP/ OMS – Foundación Oswaldo Cruz, 2006.

BERMUDEZ, J. A. Z. (org). *Acceso a Medicamentos: derecho fundamental, papel del Estado.* Rio de Janeiro: ENSP, 2004.

BERMUDEZ, J. A. Z. *Acesso a insumos em saúde: desafios para o Terceiro Mundo.* Cad. Saúde Pública, Rio de Janeiro, 23(4):744-745, Abr. 2007.

BERMUDEZ, J. A. Z. et alii. *A produção pública de medicamentos no Brasil.* Artigo in Caderno de Saúde Pública. Rio de Janeiro. RJ. nov, 2006.

BERMUDEZ, J. A. Z. *Indústria Farmacêutica, Estado e Sociedade – Crítica da Política de Medicamentos no Brasil.* São Paulo: HUCITEC, 350 p., 1995.

BEYRER, C. *Neglected Diseases, civil conflicts, and the right to health.* Lancet 2007; 370: 619-27. v. 370, August 18, 2007.

BLOCHE, M. G. *Health Care for All?* New England Journal Medicine. 357;12. September 20, 2007.

BRASIL. *Assistência Farmacêutica na Atenção Básica: instruções técnicas para sua organização.* Ministério da Saúde. SCTIE, DAFIE. – 2ª edição – Brasília: Ministério da Saúde, 2006.

BRASIL. *Avaliação da Assistência Farmacêutica no Brasil: estrutura, processos e resultados.* OPAS/OMS, Ministério da Saúde. Série Medicamentos e outros Insumos Essenciais para a Saúde. Brasília, 2005.

BRASIL. Fundação Nacional de Saúde. *100 anos de Saúde Pública: a visão da Funasa/Fundação Nacional de Saúde.* 232 p. Brasil. Brasília, 2004.

BRASIL. *Indicadores Básicos para a Saúde no Brasil: conceitos e aplicações.* Ministério da Saúde. Organização Pan-Americana de Saúde. 2ª edição. Brasília, 2008.

BRASIL. Ministério da Defesa. *Estratégia Nacional.* Decreto nº 6.703, de 18 de dezembro de 2008.

BRASIL. Ministério da Saúde. Departamento de Ciência e Tecnologia. *Prioridade de Pesquisa em Saúde. Caderno 2 – Doenças Negligenciadas.* Departamento de Ciência e Tecnologia – Decit 2006. http://bvsms.saude.gov.br/bvs/publicacoes/prioridades_invest/i2_tela4_2.html. Acesso em 15/09/2009.

BRASIL. Ministério da Saúde. Mais Saúde Direito de Todos: *Resultados e Conquistas 2009 – uma prestação de contas à sociedade.* MS. Brasília, 2009. www.saude.gov.br. Acesso em 10/04/2010.

BRASIL. Ministério da Saúde. *Oficina de Prioridades de Pesquisas em Saúde de Doenças Negligenciadas.* Informativo DECIT – Departamento de Ciência e Tecnologia/SVS da Secretaria de Vigilância em Saúde do Ministério da Saúde. Julho, 2008.

BRASIL. Ministério da Saúde. *Planejar é Preciso: uma proposta de método para aplicação à Assistência Farmacêutica.*Série B. Textos Básicos para Saúde. DAF. Brasília, 2006.

BRASIL. Ministério da Saúde. Portaria GM 928/2008 de 16/05/2008 publicada DOU em 28/05/2008. ISSN 1.677-7.042. DOU seção 1. p. 105.

BRASIL. Ministério da Saúde. Portaria nº 5 de 21/02/2006 da Secretaria de Vigilância em Saúde (SVS). Brasília: MS/SVS, 2006.

BRASIL. Ministério da Saúde. Secretaria de Ciência, Tecnologia e Insumos Estratégicos. Departamento de Ciência e Tecnologia. *Fluxos de recursos financeiros para a pesquisa e desenvolvimento em saúde no Brasil: 2000 – 2002.* Brasília: Ministério da Saúde, 2006. p. 46 – (Série C. Projetos, Programas e Relatórios).

BRASIL. Ministério da Saúde. Secretaria de Ciência, Tecnologia e Insumos Estratégicos. *Programa Pesquisa para o SUS: gestão compartilhada em saúde.* Brasília: Ministério da Saúde, 2007.

BRASIL. Ministério da Saúde. Secretaria de Ciência, Tecnologia e Insumos Estratégicos. Departamento de Assistência Farmacêutica e Insumos Estratégicos. *Relação nacional de medicamentos essenciais: Rename*. 7ª edição – Brasília: Ministério da Saúde, 2010. 250 p.: il. – (Serie B. Textos Basicos de Saude).

BRASIL. Ministério da Saúde. Secretaria de Políticas de Saúde. Departamento de Atenção Básica. Gerência de Assistência Farmacêutica. *Relação Nacional de Medicamentos Essenciais/RENAME*. Secretaria de Políticas de Saúde. 2ª edição – Brasília: Ministério da Saúde, 2000.

BRASIL. Ministério da Saúde. Secretaria de Vigilância em Saúde. Departamento de Vigilância Epidemiológica. *Doenças infecciosas e parasitárias: guia de bolso*. 3ª edição Volume I e II. Brasília: 2004.

BRASIL. Ministério da Saúde. Secretaria de Vigilância em Saúde. Departamento de Vigilância Epidemiológica. *Doenças infecciosas e parasitárias: guia de bolso*. 8ª edição revisada. Brasília, 2010.

BRASIL. Ministério da Saúde. Vigilância em Saúde: *Dengue, Esquistossomose, Hanseníase, Malária, Tracoma e Tuberculose*. 2ª edição revista. Brasília: Ministério da Saúde, 2008. 195 p. (Serie A. Normas e Manuais Técnicos. Cadernos de Atenção Básica, n. 21). Disponível em: http://bvsms.saude.gov.br/bvs/publicacoes/cab_n21_vigilancia_saude_2ed_p1.pdf. Acesso em 14/05/2010.

BRASIL. Ministério do Planejamento, Orçamento e Gestão. *Boletim de Políticas sociais, acompanhamento e análise*. Vinte anos de Constituição Federal. Diretoria de Estudos Sociais. Volumes 1, 2, 3 e Anexo Estatístico. IPEA – Instituto de Pesquisa Econômica Aplicada. Brasília: MPOG, 2009.

BRASIL. Ministério do Planejamento, Orçamento e Gestão. *Políticas sociais – Acompanhamento e Análise*. Diretoria de Estudos Sociais. Edição Especial 13. IPEA – Instituto de Pesquisa Econômica Aplicada. 377 p. Brasília: MPOG, 2007.

BRASIL. *O Futuro de Fármacos no Brasil: coletânea de artigos*. Ministério do Desenvolvimento, Indústria e Comércio Exterior – MDIC. Instituto Euvaldo Lodi/Brasília: MDIC/STI: IEL/NC, 2004.

BRASIL. *O SUS de A a Z: Garantindo Saúde nos Municípios*. Ministério da Saúde. 384 p. Brasília, 2006.

BRASIL. *Painel de Indicadores do SUS*. Departamento de Monitoramento e Avaliação de Gestão do SUS. Secretaria de Gestão Estratégica e Participativa do MS. Ano I n. 1, ago. 2006.

BRASIL. Portaria nº 978/2008. *Dispõe sobre a lista de medicamentos estratégicos*. Ministério da Saúde. 2008.

BRASIL. Presidência da República. Casa Civil. Sub-chefia para Assuntos Jurídicos. Medida Provisória 495 de 19 de Julho de 2010. Altera as Leis nos 8.666, de 21 de junho de 1993, 8.958, de 20 de dezembro de 1994, e 10.973, de 2 de dezembro de 2004, e revoga o § 1º do art. 2º da Lei nº 11.273, de 6 de fevereiro de 2006.

BRASIL. Presidência da República. Lei nº 6.229, de 17 de julho de 1975, revogada pela Lei nº 8.080, de 19/09/1990. *Organização do Sistema Nacional de Saúde.* Casa Civil. Brasília, 1975.

BRASIL.. *Salas de situação em saúde: compartilhando experiências do Brasil*; Orgs. José Moya et alii. Organização Pan-Americana de Saúde, Ministério da Saúde. Brasília, DF, 2010.

BRASIL. Saúde Brasil 2004. *Uma Análise da Situação de Saúde.* Ministério da Saúde, Secretaria de Vigilância em Saúde, Departamento de Análise de Situação de Saúde – Brasília: 364 p. Ministério da Saúde, 2004.

BRODY, D. E. BRODY, A. R. *As sete maiores descobertas científicas da História.* São Paulo: Cia das Letras, 1999.

BUSE, K. WALT, G. *Global public-private partnerships: part I – a new development in health?* Bulletim world Health Organization, 78: 549-561, 2000.

BUSS, P. M. et alii (orgs). *Medicamentos no Brasil – inovação & acesso.* Rio de Janeiro. Editora Fiocruz, 2008.

CASSIOLATO, J. LASTRES, H. *Inovação, Globalização e as Novas Políticas de Desenvolvimento Industrial e Tecnológico.* In CASSIOLATO, J. LASTRES, H. (org) Globalização e Inovação Localizada: experiência de sistemas locais no Mercosul, Brasília. IBCT/MCT, 1999.

CHANDLER, A. *Strategy an Struture: chapters in the history of the industrial enterprise.* Boston: MIT Press, 463 p., 1962.

CHIRAC, P. TORREELE, E. *Global framework on essential health R&D.* The Lancet, v. 367, Issue 9522, 13 May 2006-19 May 2006, p. 1.560-1.561.

COURA, J. R. *Outlook Chagas Disease – Chagas disease: a new worldwide challenge.* Nature. June, 2010.

COUTINHO, P. BOMTEMPO, J. V. *A Recente Evolução das Competências para Inovar de uma Empresa do setor Petroquímico brasileiro: resultados positivos e limitações.* Rio de Janeiro: Fundação Getúlio Vargas, Escola Brasileira de Administração Pública e de Empresas, 2005. 24 p. (Cadernos EBAPE. BR).

DALCOLMO, M. P. et alii. *Tuberculose e TBMR: mecanismos imunológicos e novas ferramentas de controle da doença.* RECIIS – R. Eletr. de Com. Inf. Inov. Saúde. Rio de Janeiro, v. 2, n. 1, p. 97-104, jan.-jun., 2008.

DALCOLMO, M. P.; ANDRADE, M. K.; PICON, P. D. *Multiresistant tuberculosis in Brazil: history and control.* Revista de Saúde Pública, v. 41, p. 34-42, 2007.

DICKSON, M., GAGNON, J. P. *Key Factors in the Rising Cost of New Drug Discovery and Development*, Nature Reviews Drug Discovery3 (May 2004): 417-429.

DNDi. *Drugs for Neglected Disease iniciative.* Site www.dndi.org.br. Acesso em 10/08/2009.

DUTRÉNIT, G. *Building Techonological Capabilities in Latecomer Firms: a review essay*. Science, Techonology & Society. Sage Publications, New Deli, v. 9, n. 2, p. 209-241, 2004.

ELLEN' t Hoen, F. M. *The global of Pharmaceutical Monopoly Power*. AMB Publishers. Netherlands, 2009.

ENIFARMED. 5º Encontro Nacional de Fármacos e Medicamentos promovido pelo IPD-Farma e Protec. Realizado em 29 a 31/08/2011 em São Paulo. Palestras Cadeia Farmacêutica – lacuna em IFA e excipientes.

ETZKOWITZ, H. *Hélice Tríplice. Universidade-Indústria-Governo Inovação em Movimento*. ediPUCRS. 1ª edição. RS, 2009.

GADELHA, C. A. G. *Complexo Industrial da Saúde – desafios para uma política de inovação e desenvolvimento in Vacinas, Soros e Imunizações no Brasil*. Editora Fiocruz, 2005.

GADELHA, C. A. G. et alii. *Saúde e Indústria Farmacêutica em Debate*. Federação Brasileira da Indústria Farmacêutica. São Paulo: Cubzac, 2008.

GADELHA, C. A. G. ROMERO, C. *Complexo Industrial da Saúde e Inovação: Desafios para a competitividade nacional em vacinas e o papel da Fiocruz. in Vacinas, Soros e Imunizações no Brasil*. Editora Fiocruz. Rio de Janeiro, 2005.

GADELHA, CAG. (2002). *Estudo da competitividade de cadeias integradas no Brasil: impactos das zonas livres de comércio* (Cadeia: Complexo da Saúde). Campinas: IE/NEIT/Unicamp/MCT-Finep/MDIC, (Nota Técnica Final), 2002.

GADELHA, CAG. (2003) *O complexo industrial da saúde e a necessidade de um enfoque dinâmico na economia da saúde*. Ciência e Saúde Coletiva, 8(2): 521-535, 2003.

GREEN, L. W. KREUTER, M. W. *Health Promotion Planning an Educational and Environmental Approach*. Mayfield Publishing Company, Mountain View, 1991.

GUERRA JR. A. A et alii. *Availability of essential drugs in two regions of Minas Gerais, Brazil*. Rev. Panamericana de Salud Pública 2004; 15:168-75.

HAMEL, G. PRAHALAD, C. K. *The Core Competence of the Corporation*. Harvard Business Review, Watertown, v. 68, n. 3, p. 79-91, 1990.

HOTEZ, P. J. et alii. *Control of Neglected Tropical Diseases*. New England Journal Medicine, 357;10 www.nejm.org. September 6, 2007.

IBGE (Fundação Instituto Brasileiro de Geografia e Estatística), 2002. *Censo Demográfico*, 2000. Rio de Janeiro: IBGE.

IMS Health. *Intercontinental Medical Statistics*. www.imshealth.com. Acesso em 10/01/12.

IMS HEALTH. *Lifecycle – Drug Launches reports*. Portal http://www1.imshealth.com/web/product/0,3155,76876394_76978451_77014643_77143884,00.html. Acesso em 20/11/2009.

KIM, L. *Building Techonological Capability for Industrialization: analytical frameworks and Korea's Experience*. Industrial and Corporate Change, Oxford University Press. New York, v. 8, n.1, p. 111-136, mar. 1999.

KIM, L. *Tecnologia, Aprendizado e Inovação: as experiências das economias de industrialização recente*. Campinas: Editora da Unicamp, 2005.

LASTRES, H. M. M. e FERRAZ, J. C. *Economia da informação, do conhecimento e do aprendizado*, em LASTRES, H. M. M. & ALBAGLI, S. (orgs.) Informação e globalização na era do conhecimento. Rio de Janeiro, Campus, 1999.

LEONARD-BARTON, D. *Wellspring of Knowledge: building and sustaining the sources of innovation*. Boston: Harvard Business School Press, 274 p., 1995.

MACHLUP, F. *The produciton and distribution of knowledge in the United States*. New Jersey: Princeton University Press, 1962.

MAGALHÃES, J. L. *A Estratégia da Produção de Medicamentos na Esfera Pública frente aos Programas de Saúde do Governo: o caso de Farmanguinhos*. Dissertação de Mestrado EQ\UFRJ. Agosto, 2007. Rio de Janeiro, RJ.

MAGALHÃES, J. L. ANTUNES, A. M. S. *Patenteamento e Prospecção Tecnológica no Setor Farmacêutico*. Editora Interciência, 1ª edição, 286 p. Rio de Janeiro, RJ. 2008.

MAGALHÃES, J. L. BOECHAT, N. ANTUNES, A. M. S. *A Indústria Farmacêutica: Políticas do Brasil no Setor e o Caso do Laboratório Público Farmanguinhos. in Oportunidades em Medicamentos Genéricos – A Indústria Farmacêutica Brasileira*. Capítulo 1. Editora Interciência, 1ª edição, 208 p. Rio de Janeiro, RJ. 2008.

MAGALHÃES, J. L. BOECHAT, N. ANTUNES, A. M. S. *An Overview of the Brazilian Pharmaceutical Production Status*. Chemistry Today, v. 26 n. 4, july-august 2008.

MAGALHÃES, J. L. BOECHAT, N. ANTUNES, A. M. S. *Los principales desafíos de la producción pública de medicamentos en Brasil y panorama del sistema de salud pública*. Revista Cubana de Salud Pública, v. 34, p. version on line-0, 2008.

MAGALHÃES, J. L.; ANTUNES, A. M. S.; BOECHAT, N. *Laboratórios farmacêuticos oficiais e sua relevância para saúde pública do Brasil*. RECIIS. Revista eletrônica de comunicação, informação & inovação em saúde (Edição em português. Online), v. 5, p. 85-99, 2011.

MAHONEY, R. T. MOREL, C. M. *A global Health Innovation System (GHIS). Innovation Strategy Today, 2: 1-12, 2006*. Disponível em www.biodevelopments.orgs/innovation/index.htm.

MALDONADO, J. GADELHA, C. A. G. *A Política de Inovação no contexto da 3ª revolução tecnológica: conceitos e subsídios para uma reflexão sobre a indústria de vacinas. In Vacinas, Soros e Imunizações no Brasil*. Editora Fiocruz. Rio de Janeiro, 2005.

MOREL, C. M. *et alii*. *Health innovation networks to help developing countries address neglected diseases*. Science 309:401-404. Science, 2005.

MOREL, C. M. *Geração de Conhecimento, Intervenções e Ações de Saúde*. São Paulo em perspectiva, 16(4) 2002.

MOREL, C. M. *Inovação em saúde e doenças negligenciadas*. Cad. Saúde Pública, Rio de Janeiro, 22(8):1.522-1.523, ago., 2006.

MSF. Médicos Sem Fronteiras. *Desequilíbrio Fatal: a crise em Pesquisa e Desenvolvimento de Drogas para Doenças Negligenciadas*. Geneva: Grupo de Trabalho de Drogas para Doenças Negligenciadas, Médicos Sem Fronteiras; 2001.

MURRAY, Ch. LÓPEZ, A. (Eds) *The Global Burden of Disease*. World Health Organization, Harvard School of Public Health and the World Bank, Geneva, 1996.

NETO, J. B. *A história da Baixa Idade Média*. São Paulo: Ática, 1989m cap. 12.

NOBREGA, O. T. et alii. *Retail Prices of Essential Drugs in Brazil: an international comparison*. Revista Panamericana de La Salud Publica. 2007; 22 (2): 118-23.

NONAKA, I. TAKEUCHI, H. *The Knowledge-Creating Company*. New York: Oxford University Press, p. 257, 1995.

NUNN, A. S. et alii. *Evolution of Antiretroviral Drug Costs in Brazil in the Context of Free and Universal Access to AIDS Treatment*. PLoS Medicine. November 2007. v. 4. Issue 11 e305.

OPAS. Organização Pan-Americana da Saúde. *Indicadores básicos para a saúde no Brasil: conceitos e aplicações*/Rede Interagencial de Informação para a Saúde – Ripsa. – 2ª edição – Brasília: Organização Pan-Americana da Saúde, 2008.

ORAN, M. et alii. *Neglected Disease Research and Development: How Much Are We Really Spending?* PLoS Medicine 2009; v. 6, n. 2.

PAVITT, K. *Technologies, products and organization in the innovating firms: what Adam Smith tell us and Joseph Schumpeter doesn't*. Industrial and Corporate Change, 7(3): 433-452, 1998.

PENROSE, E. *The theory of the growth of the firm*. Oxford: Oxford University (third edition), 1995.

ProGenéricos. Associação Brasileira das Indústrias de Medicamentos Genéricos. http://www.progenericos.org.br/.

QUONIAM, L. LUCIEN, A. *Intelligence Compétitive 2.0 – Organisation, innovation et territorie*. Lavoisier, 2010.

RIBERA, J. et alii. *Gestión en el Sector de la Salud – Gestión del Sistema y de sus Instituciones*. v. 1. Pearson Educación, S. A. Madrid, 2005.

ROSSETI, J. P. *Introdução à Economia*. 17ª edição. Atlas: São Paulo, 1997.

SANTOS, S. C. M. *Melhoria da equidade no acesso aos medicamentos no Brasil: os desafios impostos pela dinâmica da competição extra-preço*. [Mestrado] Fundação Oswaldo Cruz, Escola Nacional de Saúde Pública; 180 p., 2001.

SCHENKEL, E. P. *et alii*. In Brasil. Ministério da Saúde. *Saúde no Brasil: Contribuições para a Agenda de Prioridades de Pesquisa*. Assistência Farmacêutica. Brasília, 2004, p. 199-217.

SCHUMPETER, J. (1942). *Capitalismo, Socialismo e Democracia*. Rio de Janeiro: Zahar, 1984. Nova Cultural. São Paulo, 1985.

SCHUMPETER, J. *The creative response in economic history*. The Journal of Economic History, 7(2): 149-59, November 1947.

SIOPS. Sistema de Informação sobre Orçamentos Públicos em Saúde do Ministério da Saúde. http://siops.datasus.gov.br. Acesso em 20/05/2010.

SIQUEIRA, M. C. *Gestão Estratégica da Informação – Como transformar o conteúdo informacional em conhecimento valioso*. Editora Brasport. 176 p. Rio de Janeiro, 2005.

SIQUIM. *Sistema de Informação Sobre a Indústria Química*. UFRJ/Escola de Química, RJ.

TEMPORÃO, J. G. *Complexo Industrial da Saúde: público e privado na produção e consumo de vacinas no Brasil*. Tese de Doutorado, Rio de Janeiro: Instituto de Medicina, Universidade do Estado do Rio de Janeiro, 2002.

TIDD, J. BESSANT, J. PAVITT, K. *Managing Innovation: integrating Technological, Market and Organization Change*. Chichester: John Wiley & Sons, 377 p., 1997.

TRIPLE HELIX. Portal da Hélice Tríplice em http://www.thetriplehelix.org/. Acesso em 15/10/2010.

UJVARI, S. C. *A História e suas Epidemias – A convivência do homem com os microogranismos*. 2ª edição – Rio de Janeiro: Editora Senac Rio: Editora Senac São Paulo, 2003.

UN. United Nations. http://www.un.org/. Acesso em 20/05/2010.

VIEIRA, K. P. ALBUQUERQUE, E. M. *O Financiamento às Atividades Inovativas na Região Nordeste: uma análise descritiva a partir dos dados da Pintec*. Revista Econômica do Nordeste, Fortaleza, v. 38, n. 3, jul-set. 2007.

WHO. *Essential leishmaniasis maps*. www.who.int/leishmaniasis/leishmaniasis_maps/en/. Access 07/05/2010).

WHO. REPORT 2008 – *Global Tuberculosis Control: surveillance, planning, financing*. ISBN 978 92 4 156354 3. WHO/HTM/TB/2008.393.

WHO. REPORT 2009 – *Global tuberculosis control*. World Health Organization, Geneva, 2011.

WHO. *Working to overcome the global impact of neglected tropical diseases*. Update 2011. World Health Organization. Geneva, 2011.

WHO. World Health Report: *Changing History. World Health Organization*, Geneva, 2004.http://www3.who.int/whosis/menu.cfm?path=evidence,burden. [acesso em 12/08/2008].

WHO. *World Health Statistics 2008*. ISBN 978 92 4 0682740 (electronic version). World Health Organization, Geneva, 2008.

WHO. *World Malaria Report 2011*. World Health Organization, Geneva, 2011.

WORLD BANK. *Governance in Brazil's Unified Health System (SUS)*. Raising the Quality of Public Spending and Resource Management. Report n. 36.601-BR. February 15, 2007.

WORLD BANK. *The World Health Report 2008: primary health care now more than ever*. ISBN 978 92 4 156373 4.

YAMEY, G. Public Sector must Develop Drugs for Neglected Diseases. BMJ 2002;324:698. July, 27. 2002.

WHO. REPORT 2009 – *Global tuberculosis control*. World Health Organization, Geneva, 2011.

WHO. *Working to overcome the global impact of neglected tropical diseases*. Update 2011. World Health Organization. Geneva, 2011.

WHO. World Health Report: *Changing History. World Health Organization*, Geneva, 2004.http://www3.who.int/whosis/menu.cfm?path=evidence,burden. [acesso em 12/08/2008].

WHO. *World Health Statistics 2008*. ISBN 978 92 4 0682740 (electronic version). World Health Organization, Geneva, 2008.

WHO. *World Malaria Report 2011*. World Health Organization, Geneva, 2011.

WORLD BANK. *Governance in Brazil's Unified Health System (SUS)*. Raising the Quality of Public Spending and Resource Management. Report n. 36.601-BR. February 15, 2007.

WORLD BANK. *The World Health Report 2008: primary health care now more than ever*. ISBN 978 92 4 156373 4.

YAMEY, G. Public Sector must Develop Drugs for Neglected Diseases. BMJ 2002;324:698. July, 27. 2002.

SANTOS, S. C. M. *Melhoria da equidade no acesso aos medicamentos no Brasil: os desafios impostos pela dinâmica da competição extra-preço.* [Mestrado] Fundação Oswaldo Cruz, Escola Nacional de Saúde Pública; 180 p., 2001.

SCHENKEL, E. P. *et alii.* In Brasil. Ministério da Saúde. *Saúde no Brasil: Contribuições para a Agenda de Prioridades de Pesquisa.* Assistência Farmacêutica. Brasília, 2004, p. 199-217.

SCHUMPETER, J. (1942). *Capitalismo, Socialismo e Democracia.* Rio de Janeiro: Zahar, 1984. Nova Cultural. São Paulo, 1985.

SCHUMPETER, J. *The creative response in economic history.* The Journal of Economic History, 7(2): 149-59, November 1947.

SIOPS. Sistema de Informação sobre Orçamentos Públicos em Saúde do Ministério da Saúde. http://siops.datasus.gov.br. Acesso em 20/05/2010.

SIQUEIRA, M. C. *Gestão Estratégica da Informação – Como transformar o conteúdo informacional em conhecimento valioso.* Editora Brasport. 176 p. Rio de Janeiro, 2005.

SIQUIM. *Sistema de Informação Sobre a Indústria Química.* UFRJ/Escola de Química, RJ.

TEMPORÃO, J. G. *Complexo Industrial da Saúde: público e privado na produção e consumo de vacinas no Brasil.* Tese de Doutorado, Rio de Janeiro: Instituto de Medicina, Universidade do Estado do Rio de Janeiro, 2002.

TIDD, J. BESSANT, J. PAVITT, K. *Managing Innovation: integrating Technological, Market and Organization Change.* Chichester: John Wiley & Sons, 377 p., 1997.

TRIPLE HELIX. Portal da Hélice Tríplice em http://www.thetriplehelix.org/. Acesso em 15/10/2010.

UJVARI, S. C. *A História e suas Epidemias – A convivência do homem com os microogranismos.* 2ª edição – Rio de Janeiro: Editora Senac Rio: Editora Senac São Paulo, 2003.

UN. United Nations. http://www.un.org/. Acesso em 20/05/2010.

VIEIRA, K. P. ALBUQUERQUE, E. M. *O Financiamento às Atividades Inovativas na Região Nordeste: uma análise descritiva a partir dos dados da Pintec.* Revista Econômica do Nordeste, Fortaleza, v. 38, n. 3, jul-set. 2007.

WHO. *Essential leishmaniasis maps.* www.who.int/leishmaniasis/leishmaniasis_ maps/en/. Access 07/05/2010).

WHO. REPORT 2008 – *Global Tuberculosis Control: surveillance, planning, financing.* ISBN 978 92 4 156354 3. WHO/HTM/TB/2008.393.

MOREL, C. M. *Inovação em saúde e doenças negligenciadas*. Cad. Saúde Pública, Rio de Janeiro, 22(8):1.522-1.523, ago., 2006.

MSF. Médicos Sem Fronteiras. *Desequilíbrio Fatal: a crise em Pesquisa e Desenvolvimento de Drogas para Doenças Negligenciadas*. Geneva: Grupo de Trabalho de Drogas para Doenças Negligenciadas, Médicos Sem Fronteiras; 2001.

MURRAY, Ch. LÓPEZ, A. (Eds) *The Global Burden of Disease*. World Health Organization, Harvard School of Public Health and the World Bank, Geneva, 1996.

NETO, J. B. *A história da Baixa Idade Média*. São Paulo: Ática, 1989m cap. 12.

NOBREGA, O. T. *et alii*. *Retail Prices of Essential Drugs in Brazil: an international comparison*. Revista Panamericana de La Salud Publica. 2007; 22 (2): 118-23.

NONAKA, I. TAKEUCHI, H. *The Knowledge-Creating Company*. New York: Oxford University Press, p. 257, 1995.

NUNN, A. S. *et alii*. *Evolution of Antiretroviral Drug Costs in Brazil in the Context of Free and Universal Access to AIDS Treatment*. PLoS Medicine. November 2007. v. 4. Issue 11 e305.

OPAS. Organização Pan-Americana da Saúde. *Indicadores básicos para a saúde no Brasil: conceitos e aplicações*/Rede Interagencial de Informação para a Saúde – Ripsa. – 2ª edição – Brasília: Organização Pan-Americana da Saúde, 2008.

ORAN, M. *et alii*. *Neglected Disease Research and Development: How Much Are We Really Spending?* PLoS Medicine 2009; v. 6, n. 2.

PAVITT, K. *Technologies, products and organization in the innovating firms: what Adam Smith tell us and Joseph Schumpeter doesn't*. Industrial and Corporate Change, 7(3): 433-452, 1998.

PENROSE, E. *The theory of the growth of the firm*. Oxford: Oxford University (third edition), 1995.

ProGenéricos. Associação Brasileira das Indústrias de Medicamentos Genéricos. http://www.progenericos.org.br/.

QUONIAM, L. LUCIEN, A. *Intelligence Compétitive 2.0 – Organisation, innovation et territorie*. Lavoisier, 2010.

RIBERA, J. *et alii*. *Gestión en el Sector de la Salud – Gestión del Sistema y de sus Instituciones*. v. 1. Pearson Educación, S. A. Madrid, 2005.

ROSSETI, J. P. *Introdução à Economia*. 17ª edição. Atlas: São Paulo, 1997.

KIM, L. *Tecnologia, Aprendizado e Inovação: as experiências das economias de industrialização recente*. Campinas: Editora da Unicamp, 2005.

LASTRES, H. M. M. e FERRAZ, J. C. *Economia da informação, do conhecimento e do aprendizado*, em LASTRES, H. M. M. & ALBAGLI, S. (orgs.) Informação e globalização na era do conhecimento. Rio de Janeiro, Campus, 1999.

LEONARD-BARTON, D. *Wellspring of Knowledge: building and sustaining the sources of innovation*. Boston: Harvard Business School Press, 274 p., 1995.

MACHLUP, F. *The produciton and distribution of knowledge in the United States*. New Jersey: Princeton University Press, 1962.

MAGALHÃES, J. L. *A Estratégia da Produção de Medicamentos na Esfera Pública frente aos Programas de Saúde do Governo: o caso de Farmanguinhos*. Dissertação de Mestrado EQ\UFRJ. Agosto, 2007. Rio de Janeiro, RJ.

MAGALHÃES, J. L. ANTUNES, A. M. S. *Patenteamento e Prospecção Tecnológica no Setor Farmacêutico*. Editora Interciência, 1ª edição, 286 p. Rio de Janeiro, RJ. 2008.

MAGALHÃES, J. L. BOECHAT, N. ANTUNES, A. M. S. *A Indústria Farmacêutica: Políticas do Brasil no Setor e o Caso do Laboratório Público Farmanguinhos. in Oportunidades em Medicamentos Genéricos – A Indústria Farmacêutica Brasileira*. Capítulo 1. Editora Interciência, 1ª edição, 208 p. Rio de Janeiro, RJ. 2008.

MAGALHÃES, J. L. BOECHAT, N. ANTUNES, A. M. S. *An Overview of the Brazilian Pharmaceutical Production Status*. Chemistry Today, v. 26 n. 4, july-august 2008.

MAGALHÃES, J. L. BOECHAT, N. ANTUNES, A. M. S. *Los principales desafíos de la producción pública de medicamentos en Brasil y panorama del sistema de salud pública*. Revista Cubana de Salud Pública, v. 34, p. version on line-0, 2008.

MAGALHÃES, J. L.; ANTUNES, A. M. S.; BOECHAT, N. *Laboratórios farmacêuticos oficiais e sua relevância para saúde pública do Brasil*. RECIIS. Revista eletrônica de comunicação, informação & inovação em saúde (Edição em português. Online), v. 5, p. 85-99, 2011.

MAHONEY, R. T. MOREL, C. M. *A global Health Innovation System (GHIS). Innovation Strategy Today, 2: 1-12, 2006*. Disponível em www.biodevelopments.orgs/innovation/index.htm.

MALDONADO, J. GADELHA, C. A. G. *A Política de Inovação no contexto da 3ª revolução tecnológica: conceitos e subsídios para uma reflexão sobre a indústria de vacinas. In Vacinas, Soros e Imunizações no Brasil*. Editora Fiocruz. Rio de Janeiro, 2005.

MOREL, C. M. *et alii. Health innovation networks to help developing countries address neglected diseases*. Science 309:401-404. Science, 2005.

MOREL, C. M. *Geração de Conhecimento, Intervenções e Ações de Saúde*. São Paulo em perspectiva, 16(4) 2002.

ELLEN' t Hoen, F. M. *The global of Pharmaceutical Monopoly Power*. AMB Publishers. Netherlands, 2009.

ENIFARMED. 5º Encontro Nacional de Fármacos e Medicamentos promovido pelo IPD-Farma e Protec. Realizado em 29 a 31/08/2011 em São Paulo. Palestras Cadeia Farmacêutica – lacuna em IFA e excipientes.

ETZKOWITZ, H. *Hélice Tríplice. Universidade-Indústria-Governo Inovação em Movimento*. ediPUCRS. 1ª edição. RS, 2009.

GADELHA, C. A. G. *Complexo Industrial da Saúde – desafios para uma política de inovação e desenvolvimento in Vacinas, Soros e Imunizações no Brasil*. Editora Fiocruz, 2005.

GADELHA, C. A. G. *et alii*. *Saúde e Indústria Farmacêutica em Debate*. Federação Brasileira da Indústria Farmacêutica. São Paulo: Cubzac, 2008.

GADELHA, C. A. G. ROMERO, C. *Complexo Industrial da Saúde e Inovação: Desafios para a competitividade nacional em vacinas e o papel da Fiocruz. in Vacinas, Soros e Imunizações no Brasil*. Editora Fiocruz. Rio de Janeiro, 2005.

GADELHA, CAG. (2002). *Estudo da competitividade de cadeias integradas no Brasil: impactos das zonas livres de comércio* (Cadeia: Complexo da Saúde). Campinas: IE/NEIT/Unicamp/MCT-Finep/MDIC, (Nota Técnica Final), 2002.

GADELHA, CAG. (2003) *O complexo industrial da saúde e a necessidade de um enfoque dinâmico na economia da saúde*. Ciência e Saúde Coletiva, 8(2): 521-535, 2003.

GREEN, L. W. KREUTER, M. W. *Health Promotion Planning an Educational and Environmental Approach*. Mayfield Publishing Company, Mountain View, 1991.

GUERRA JR. A. A *et alii*. *Availability of essential drugs in two regions of Minas Gerais, Brazil*. Rev. Panamericana de Salud Pública 2004; 15:168-75.

HAMEL, G. PRAHALAD, C. K. *The Core Competence of the Corporation*. Harvard Business Review, Watertown, v. 68, n. 3, p. 79-91, 1990.

HOTEZ, P. J. *et alii*. *Control of Neglected Tropical Diseases*. New England Journal Medicine, 357;10 www.nejm.org. September 6, 2007.

IBGE (Fundação Instituto Brasileiro de Geografia e Estatística), 2002. *Censo Demográfico*, 2000. Rio de Janeiro: IBGE.

IMS Health. *Intercontinental Medical Statistics*. www.imshealth.com. Acesso em 10/01/12.

IMS HEALTH. *Lifecycle – Drug Launches reports*. Portal http://www1.imshealth. com/web/product/0,3155,76876394_76978451_77014643_77143884,00. html. Acesso em 20/11/2009.

KIM, L. *Building Techonological Capability for Industrialization: analytical frameworks and Korea's Experience*. Industrial and Corporate Change, Oxford University Press. New York, v. 8, n.1, p. 111-136, mar. 1999.

BRASIL. *Salas de situação em saúde: compartilhando experiências do Brasil*; Orgs. José Moya *et alii*. Organização Pan-Americana de Saúde, Ministério da Saúde. Brasília, DF, 2010.

BRASIL. Saúde Brasil 2004. *Uma Análise da Situação de Saúde*. Ministério da Saúde, Secretaria de Vigilância em Saúde, Departamento de Análise de Situação de Saúde – Brasília: 364 p. Ministério da Saúde, 2004.

BRODY, D. E. BRODY, A. R. *As sete maiores descobertas científicas da História*. São Paulo: Cia das Letras, 1999.

BUSE, K. WALT, G. *Global public-private partnerships: part I – a new development in health?* Bulletin world Health Organization, 78: 549-561, 2000.

BUSS, P. M. *et alii* (orgs). *Medicamentos no Brasil – inovação & acesso*. Rio de Janeiro. Editora Fiocruz, 2008.

CASSIOLATO, J. LASTRES, H. *Inovação, Globalização e as Novas Políticas de Desenvolvimento Industrial e Tecnológico. In* CASSIOLATO, J. LASTRES, H. (org) Globalização e Inovação Localizada: experiência de sistemas locais no Mercosul, Brasília. IBCT/MCT, 1999.

CHANDLER, A. *Strategy an Struture: chapters in the history of the industrial enterprise.* Boston: MIT Press, 463 p., 1962.

CHIRAC, P. TORREELE, E. *Global framework on essential health R&D. The Lancet*, v. 367, Issue 9522, 13 May 2006-19 May 2006, p. 1.560-1.561.

COURA, J. R. *Outlook Chagas Disease – Chagas disease: a new worldwide challenge.* Nature. June, 2010.

COUTINHO, P. BOMTEMPO, J. V. *A Recente Evolução das Competências para Inovar de uma Empresa do setor Petroquímico brasileiro: resultados positivos e limitações.* Rio de Janeiro: Fundação Getúlio Vargas, Escola Brasileira de Administração Pública e de Empresas, 2005. 24 p. (Cadernos EBAPE. BR).

DALCOLMO, M. P. *et alii. Tuberculose e TBMR: mecanismos imunológicos e novas ferramentas de controle da doença.* RECIIS – R. Eletr. de Com. Inf. Inov. Saúde. Rio de Janeiro, v. 2, n. 1, p. 97-104, jan.-jun., 2008.

DALCOLMO, M. P.; ANDRADE, M. K.; PICON, P. D. *Multiresistant tuberculosis in Brazil: history and control.* Revista de Saúde Pública, v. 41, p. 34-42, 2007.

DICKSON, M., GAGNON, J. P. *Key Factors in the Rising Cost of New Drug Discovery and Development*, Nature Reviews Drug Discovery3 (May 2004): 417-429.

DNDi. *Drugs for Neglected Disease iniciative.* Site www.dndi.org.br. Acesso em 10/08/2009.

DUTRÉNIT, G. *Building Techonological Capabilities in Latecomer Firms: a review essay.* Science, Techonology & Society. Sage Publications, New Deli, v. 9, n. 2, p. 209-241, 2004.

BRASIL. Ministério da Saúde. Secretaria de Políticas de Saúde. Departamento de Atenção Básica. Gerência de Assistência Farmacêutica. *Relação Nacional de Medicamentos Essenciais/RENAME.* Secretaria de Políticas de Saúde. 2ª edição – Brasília: Ministério da Saúde, 2000.

BRASIL. Ministério da Saúde. Secretaria de Vigilância em Saúde. Departamento de Vigilância Epidemiológica. *Doenças infecciosas e parasitárias: guia de bolso.* 3ª edição Volume I e II. Brasília: 2004.

BRASIL. Ministério da Saúde. Secretaria de Vigilância em Saúde. Departamento de Vigilância Epidemiológica. *Doenças infecciosas e parasitárias: guia de bolso.* 8ª edição revisada. Brasília, 2010.

BRASIL. Ministério da Saúde. Vigilância em Saúde: *Dengue, Esquistossomose, Hanseníase, Malária, Tracoma e Tuberculose.* 2ª edição revista. Brasília: Ministério da Saúde, 2008. 195 p. (Serie A. Normas e Manuais Técnicos. Cadernos de Atenção Básica, n. 21). Disponível em: http://bvsms.saude.gov.br/bvs/publicacoes/cab_n21_vigilancia_saude_2ed_p1.pdf. Acesso em 14/05/2010.

BRASIL. Ministério do Planejamento, Orçamento e Gestão. *Boletim de Políticas sociais, acompanhamento e análise.* Vinte anos de Constituição Federal. Diretoria de Estudos Sociais. Volumes 1, 2, 3 e Anexo Estatístico. IPEA – Instituto de Pesquisa Econômica Aplicada. Brasília: MPOG, 2009.

BRASIL. Ministério do Planejamento, Orçamento e Gestão. *Políticas sociais – Acompanhamento e Análise.* Diretoria de Estudos Sociais. Edição Especial 13. IPEA – Instituto de Pesquisa Econômica Aplicada. 377 p. Brasília: MPOG, 2007.

BRASIL. *O Futuro de Fármacos no Brasil: coletânea de artigos.* Ministério do Desenvolvimento, Indústria e Comércio Exterior – MDIC. Instituto Euvaldo Lodi/Brasília: MDIC/STI: IEL/NC, 2004.

BRASIL. *O SUS de A a Z: Garantindo Saúde nos Municípios.* Ministério da Saúde. 384 p. Brasília, 2006.

BRASIL. *Painel de Indicadores do SUS.* Departamento de Monitoramento e Avaliação de Gestão do SUS. Secretaria de Gestão Estratégica e Participativa do MS. Ano I n. 1, ago. 2006.

BRASIL. Portaria nº 978/2008. *Dispõe sobre a lista de medicamentos estratégicos.* Ministério da Saúde. 2008.

BRASIL. Presidência da República. Casa Civil. Sub-chefia para Assuntos Jurídicos. Medida Provisória 495 de 19 de Julho de 2010. Altera as Leis nos 8.666, de 21 de junho de 1993, 8.958, de 20 de dezembro de 1994, e 10.973, de 2 de dezembro de 2004, e revoga o § 1° do art. 2° da Lei nº 11.273, de 6 de fevereiro de 2006.

BRASIL. Presidência da República. Lei nº 6.229, de 17 de julho de 1975, revogada pela Lei nº 8.080, de 19/09/1990. *Organização do Sistema Nacional de Saúde.* Casa Civil. Brasília, 1975.

BRASIL. *Avaliação da Assistência Farmacêutica no Brasil: estrutura, processos e resultados*. OPAS/OMS, Ministério da Saúde. Série Medicamentos e outros Insumos Essenciais para a Saúde. Brasília, 2005.

BRASIL. Fundação Nacional de Saúde. *100 anos de Saúde Pública: a visão da Funasa/Fundação Nacional de Saúde*. 232 p. Brasil. Brasília, 2004.

BRASIL. *Indicadores Básicos para a Saúde no Brasil: conceitos e aplicações*. Ministério da Saúde. Organização Pan-Americana de Saúde. 2ª edição. Brasília, 2008.

BRASIL. Ministério da Defesa. *Estratégia Nacional*. Decreto nº 6.703, de 18 de dezembro de 2008.

BRASIL. Ministério da Saúde. Departamento de Ciência e Tecnologia. *Prioridade de Pesquisa em Saúde. Caderno 2 – Doenças Negligenciadas*. Departamento de Ciência e Tecnologia – Decit 2006. http://bvsms.saude.gov.br/bvs/publicacoes/prioridades_invest/i2_tela4_2.html. Acesso em 15/09/2009.

BRASIL. Ministério da Saúde. Mais Saúde Direito de Todos: *Resultados e Conquistas 2009 – uma prestação de contas à sociedade*. MS. Brasília, 2009. www.saude.gov.br. Acesso em 10/04/2010.

BRASIL. Ministério da Saúde. *Oficina de Prioridades de Pesquisas em Saúde de Doenças Negligenciadas*. Informativo DECIT – Departamento de Ciência e Tecnologia/SVS da Secretaria de Vigilância em Saúde do Ministério da Saúde. Julho, 2008.

BRASIL. Ministério da Saúde. *Planejar é Preciso: uma proposta de método para aplicação à Assistência Farmacêutica*.Série B. Textos Básicos para Saúde. DAF. Brasília, 2006.

BRASIL. Ministério da Saúde. Portaria GM 928/2008 de 16/05/2008 publicada DOU em 28/05/2008. ISSN 1.677-7.042. DOU seção 1. p. 105.

BRASIL. Ministério da Saúde. Portaria nº 5 de 21/02/2006 da Secretaria de Vigilância em Saúde (SVS). Brasília: MS/SVS, 2006.

BRASIL. Ministério da Saúde. Secretaria de Ciência, Tecnologia e Insumos Estratégicos. Departamento de Ciência e Tecnologia. *Fluxos de recursos financeiros para a pesquisa e desenvolvimento em saúde no Brasil: 2000 – 2002*. Brasília: Ministério da Saúde, 2006. p. 46 – (Série C. Projetos, Programas e Relatórios).

BRASIL. Ministério da Saúde. Secretaria de Ciência, Tecnologia e Insumos Estratégicos. *Programa Pesquisa para o SUS: gestão compartilhada em saúde*. Brasília: Ministério da Saúde, 2007.

BRASIL. Ministério da Saúde. Secretaria de Ciência, Tecnologia e Insumos Estratégicos. Departamento de Assistência Farmacêutica e Insumos Estratégicos. *Relação nacional de medicamentos essenciais: Rename*. 7ª edição – Brasília: Ministério da Saúde, 2010. 250 p.: il. – (Serie B. Textos Basicos de Saude).

ANTUNES, A. M. S. MANGUEIRA, A. C. S. *A Importância do Observatório de Atividades Industriais vis-à-vis Tendências em Ciência, Tecnologia e Inovação.* Química Nova, v. 28, Suplemento, S112-S118, 2005.

ANTUNES, A. M. S. *Prospecção Tecnológica da Indústria Farmacêutica Nacional – Visão Sistêmica da Rename por Classes Terapêuticas,* v. II-B. Sistema de Informação sobre a Indústria Química – SIQUIM. Projeto Inovação em Saúde. Convênio Fiocruz-Fiotec, 2004.

ANTUNES, J. L. F. *Hospital – Instituição e história social.* São Paulo: Letras e Letras, cap. 3, 1991.

ANVISA. *Agência Nacional de Vigilância Sanitária.* Portal www.anvisa.gov.br. Acesso em 10/10/2011.

AZEVEDO, N. *et alii. Inovação em Saúde: Dilemas e Desafios de uma Instituição Pública.* Rio de Janeiro: 422 p. Editora Fiocruz, 2007.

BARBOSA DA SILVA & COLS *in* Rouquairol & Almeida Filho: *Epidemiologia & Saúde.* 6ª edição. Rio de Janeiro: p. 37-82, Editora MEDSI, 2003.

BASTOS, V. D. *Laboratórios Farmacêuticos Oficiais e Doenças Negligenciadas: Perspectivas de Política Pública.* Revista do BNDES, Rio de Janeiro, v. 13, n. 25, p. 269-298, Jun. 2006.

BELL, D. *The Coming of Post-Industrial Society: A Venture in Social Forecasting.* Basic Books, USA, 1973.

BERMUDEZ, J. A. Z, OLIVEIRA, M. A. *La propriedad Intelctual em el Contexto del Acuerdo de la OMC sobre los ADPIC: desafios para la Salud Pública.* 177 p. ENSP/ OMS – Foundación Oswaldo Cruz, 2006.

BERMUDEZ, J. A. Z. (org). *Acceso a Medicamentos: derecho fundamental, papel del Estado.* Rio de Janeiro: ENSP, 2004.

BERMUDEZ, J. A. Z. *Acesso a insumos em saúde: desafios para o Terceiro Mundo.* Cad. Saúde Pública, Rio de Janeiro, 23(4):744-745, Abr. 2007.

BERMUDEZ, J. A. Z. *et alii. A produção pública de medicamentos no Brasil.* Artigo in Caderno de Saúde Pública. Rio de Janeiro. RJ. nov, 2006.

BERMUDEZ, J. A. Z. *Indústria Farmacêutica, Estado e Sociedade – Crítica da Política de Medicamentos no Brasil.* São Paulo: HUCITEC, 350 p., 1995.

BEYRER, C. *Neglected Diseases, civil conflicts, and the right to health.* Lancet 2007; 370: 619-27. v. 370, August 18, 2007.

BLOCHE, M. G. *Health Care for All?* New England Journal Medicine. 357;12. September 20, 2007.

BRASIL. *Assistência Farmacêutica na Atenção Básica: instruções técnicas para sua organização.* Ministério da Saúde. SCTIE, DAFIE. – 2ª edição – Brasília: Ministério da Saúde, 2006.

CHAPTER 6

References

ABDALLA, M. M. *et alii. Hélice Tríplice no Brasil: Um Ensaio Teórico Acerca dos Benefícios da Entrada da Universidade nas Parcerias Estatais.* Revista Cadernos de Administração. Ano 2, v. 1, n. 3. Jan-Jun 2009.

ABIFINA. *Associação Brasileira das Indústrias de Química Fina, Biotecnologia e suas Especialidades.* Portal www.abifina.org.br. Acesso em 05/11/2009.

ABIQUIFI. Associação Brasileira da Indústria Farmoquímica e Insumos Farmacêuticos. *Dicionário de Substâncias Farmacêuticas Comerciais* – 4ª edição revista e ampliada. Onézimo Ázara Pereira. Publicação da ABIQUIFI, 2010.

ABREU, J. *Competitividade e análise estrutural da indústria brasileira de medicamentos genéricos.* 2004. Dissertação de Mestrado. EQ/UFRJ. Rio de Janeiro, 2004.

ALBUQUERQUE, M. B. M. *et alii. Doenças tropicais: da ciência dos valores à valorização da ciência na determinação climática de patologias.* Ciência & Saúde Coletiva, 4(2):423-431, 1999.

ALBUQUERQUE, M.I.N. *et alii. Vigilância epidemiológica: conceitos e institucionalização.* Revista brasileira de saúde materna infantil. Recife, 2 (1): 7-14, jan.-abril, 2002.

ALICEWEB. Sistema de Análise das Informações de Comércio Exterior do Ministério de Desenvolvimento, Indústria e Comércio Exterior (MDIC). Portal http://aliceweb2.mdic.gov.br. Acesso em 20/01/12.

AMBROSI, A. *et alii. Desafios de Palavras: Enfoques Multiculturais sobre as Sociedades da Informação.* Editora C&F Éditions. Novembro, 2005.

ANTUNES, A. M. S. MAGALHÃES, J. L. *Oportunidades em Medicamentos Genéricos – A Indústria Farmacêutica.* Editora Interciência, 1ª edição, 196 p. Rio de Janeiro, RJ. 2008.

ANTUNES, A. M. S. MAGALHÃES, J. L. *Patenteamento & Prospecção Tecnológica no Setor Farmacêutico.* Editora Interciência, 1ª edição, 208 p. Rio de Janeiro, RJ. 2008.

99% of the API, to produce NTD medicines, is imported. Thereby, State should provide incentives for domestic pharmaceutical chemistry to develop them locally in order to settle the costs throughout the production chain. Deficit is due to two decades without consistent policies for the development of chemical pharmaceutical industry nationwide. However, in the last eight years they began to promote R&D for NTD aiming to search for more effective medicines to meet the populations with disadvantages. However, the strengthening of the entire pharmaceutical supply chain is still incipient.

Advances in health policies in the area are notorious, however, synergy expected to maximize the lost time in response to National Defense in the area of NTD, which is even a great challenge Advances in health policies in the area.

Prospects

- Expects create a favorable environment for innovation in the country with increased capacity and expansion of innovative scientific, and technological base in the State of Rio de Janeiro and hence in Brazil.

- Let there be a consolidation, improvement and modernization of the institutional apparatus of science, technology and innovation for NTD by integrating all the competencies distributed by the regions of the country in a national effort of skills reinforcement, update for combat and formulation of actions to cope with NTD.

- Develops a broad base of support and involvement of society in tackling this disease, which is essential. Therefore, actions for NTD should become a strategic element of policy for national development.

- Brazil should use its scientific and technological competence in the area of NTD and apply this experience as a leader in the less developed countries in terms of R,D&I. In this way, it increases their social presence in countries that suffer from the same NTD issues and a much larger scale.

was US$ 7.8 million amounting to 123.4 tonnes. The brazilian government purchased 607,627,407 pharmaceutical units (added domestic sales) to treat NTD, moving at about US$ 145 million at an average price of R$ 0.24/pharmaceutical unit.

Trade balance concerning to drugs and medicines in NTD from 2005 to 2009 demonstrates the Brazilian dependence of the international market. Therefore, it is a need to strengthen national defense. In this sense, there are essentials to establish partnerships between LFO, private pharmaceutical laboratories, API producers, as well as participation of the purchases of drugs produced by private laboratories in national acquisitions made throughout the SUS.

It was possible to note that the value of a medicine for leishmaniasis is proportionally greater than 100 times for the tuberculosis treatment. Moreover, half of the budget consumed with medicines for NTD is allocated in tuberculosis which has about 70,000 new cases per year.

LFO has medicine registration to produce about 50% of the needed to treat NTD. MoH acquisitions for these diseases in 2009 were only 20.01% carried out in these Labs. The remaining percentage was acquired from multinational companies (59.1%), domestic companies (10.57%), NGOs - PAHO and UNICEF (0.53%), and 9.79% were still awaiting purchase bid.

Related institutional competencies in Brazil identified 23,828 Institutions of Science, Technology and Innovation (ICTI) and 16,316 Technological Innovation Centers (NIT).

Identified, there were 40,356 experts nationwide in NTD. Of these, 2,633 (6.5%) have established research groups in leading research institutions in the country and partnerships with national and international networks in the area. Research institutions listed in this book show great potential for articulation to interact with the 20 Brazilian centers of clinical trials that integrate international networks.

It is necessary to encourage innovation in network models for R,D&I with union of competencies mapped in this book, which pervade the actors from universities, research institutes, national pharmaceutical companies (public and private) and pharmaceutical chemistry companies.

Scale up, as part of the chain of technological development, is also a gap to be overcome to the innovation market. Therefore, the synergies are essential with different competencies through the vertical process. Thereby, a balance should seek between maximizing the success and sustainability of innovation (incremental or radical) for a product for NTD.

States should strengthen the local production of API through the prioritization of your acquisitions. So, consolidate actions for productive partnerships for development, including the expertise of universities and R,D&I, can allow the re-engineering of the manufacturing process of drugs in the country.

CHAPTER 5

FINAL CONSIDERATIONS

"A genuine leader is not a searcher for consensus but a molder of consensus."

Martin Luther King

Existing technologies for production of API are concentrated in the international market, representing 99.94%. Therefore, there are only two pharmaceutical chemistry companies that provide API for medicines in NTD. These companies produce only 01 IFA (thalidomide) for leprosy while the other 23 drugs needed are imported from South Africa, Armenia, Austria, Australia, Germany, Belgium, Canada, China, South Korea, USA, France, India, Israel, Japan, Russia, Singapore, Switzerland, United Kingdom, and Ukraine. At this juncture, you can observe the gap in national technology to meet the manufacture of other 40 medicines (presentations) that treat NTD, given that Brazil produces only 01 API.

In the international market you can find 323 producers for 01 API as Isoniazid, while in Brazil, there is no manufacturer. However, another disparity stands out to Artesunate with only four manufacturers in the world and none in Brazil.

Scenario is a little better for the medicines. When analyzing LFO, note they have 50% of the technology into their company. The other half is located in private laboratories. The ratio is 9 domestic producers and 19 multinationals companies. Therefore, 68% of the technological developments of medicines in NTD are in foreign companies.

National market pharmaceutical chemist is slowly being restructured and having some governmental incentives, such as acquisition guaranteed of API through purchasing power of the State (Interministerial Decree nº 128/2008, MoH nº 978/2008, MoH nº 3,031/2008 and Law nº 12,349 of 12/15/2010 (conversion of Provisional Measure nº 495 of 07/19/2010). However, this sector requires a lot of articulation of innovation agents and structuring of consistent policies to rescue the 20 years. When addressing NTD issues, solutions are even more complex.

Import of API for NTD in the years from 2005 to 2009 amounted to 51,500 tonnes, worth US$ 761.4 million. For medicines, the trading volume

5th http://www.google.com/search?q=tuberculosis&num=100&hl=en&source=univ&tbs=nws:1&tbo=u&ei=XWpcTPCmEIKNuAf_p_3GBg&sa=X&oi=news_group&ct=title&resnum=5&ved=0CCsQsQQwBA

6th http://www.nlm.nih.gov/medlineplus/tuberculosis.html

7th http://www.who.int/mediacentre/factsheets/fs104/en/

8th http://www.who.int/topics/tuberculosis/en/

9th http://www.mayoclinic.com/health/tuberculosis/DS00372

10th http://www.tuberculosis.net/

Figure 4.16 Quintura "cloud" clustering for *Tuberculosis*.

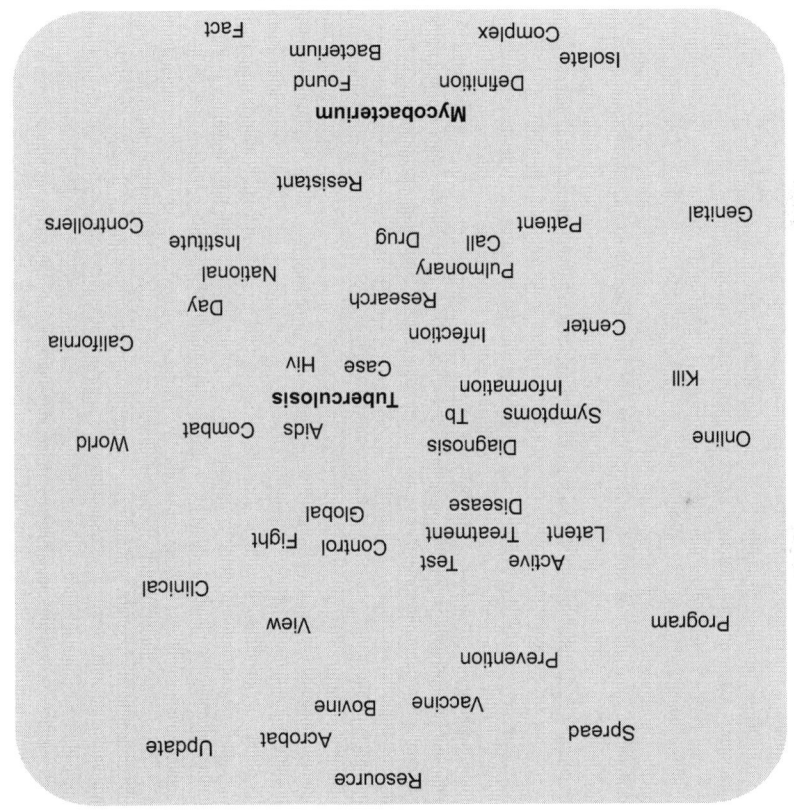

Source: *Quintura Search Engine* – Accessed on 08/06/2010.

CHAPTER 4 • COMPETENCIES FOR INNOVATION AND TECHNOLOGICAL TRENDS TO COPE ... 121

6th http://health.nytimes.com/health/guides/disease/malaria/over-view.html

7th http://www.medicinenet.com/malaria/article.htm

8th http://www.malaria.org/

9th http://www.malaria.org/learnaboutmalaria.html

10th http://www.nlm.nih.gov/medlineplus/malaria.html

Figure 4.15 Quintura "cloud" clustering for *Malaria*.

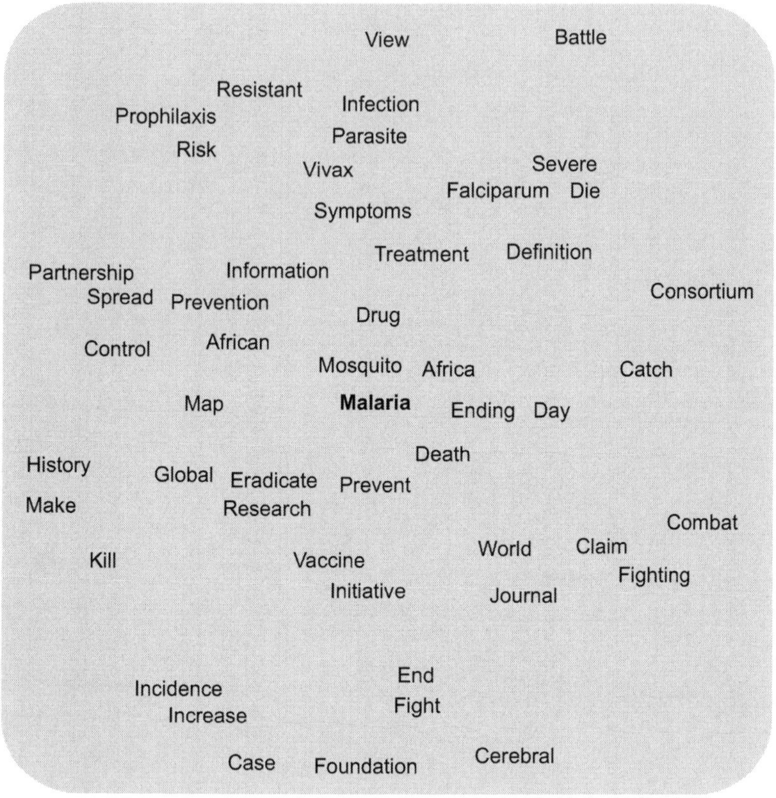

View   Battle

Resistant   Infection
Prophilaxis   Parasite
Risk
Vivax   Severe
Falciparum   Die
Symptoms

Treatment   Definition
Partnership   Information
Spread   Prevention   Consortium
Drug
Control   African
Mosquito   Africa   Catch
Map   **Malaria**   Ending   Day

Death
History
Global   Eradicate   Prevent
Make
Research
Combat
Kill   Vaccine   World   Claim
Initiative   Fighting
Journal

End
Incidence   Fight
Increase

Case   Foundation   Cerebral

Source: *Quintura Search Engine* – Accessed on the 08/06/2010.

- Regarding Tuberculosis:

Six hundred and ninety two results were found with the search. The grouping of related words and analyses by Quintura can be seen in Figure 4.16.

Top ten institutional competencies listed in order of relevance are:

1st http://en.wikipedia.org/wiki/Tuberculosis

2nd http://www.medicinenet.com/tuberculosis/article.htm

3rd http://www.cdc.gov/tb/

4th http://www.cdc.gov/tb/xdrtb/

7th http://www.nlm.nih.gov/medlineplus/leishmaniasis.html
8th http://www.nlm.nih.gov/medlineplus/ency/article/001386.htm
9th http://emedicine.medscape.com/article/783750-overview
10th http://emedicine.medscape.com/article/998804-overview

Figure 4.14 Quintura "cloud" clustering for *Leishmaniasis*.

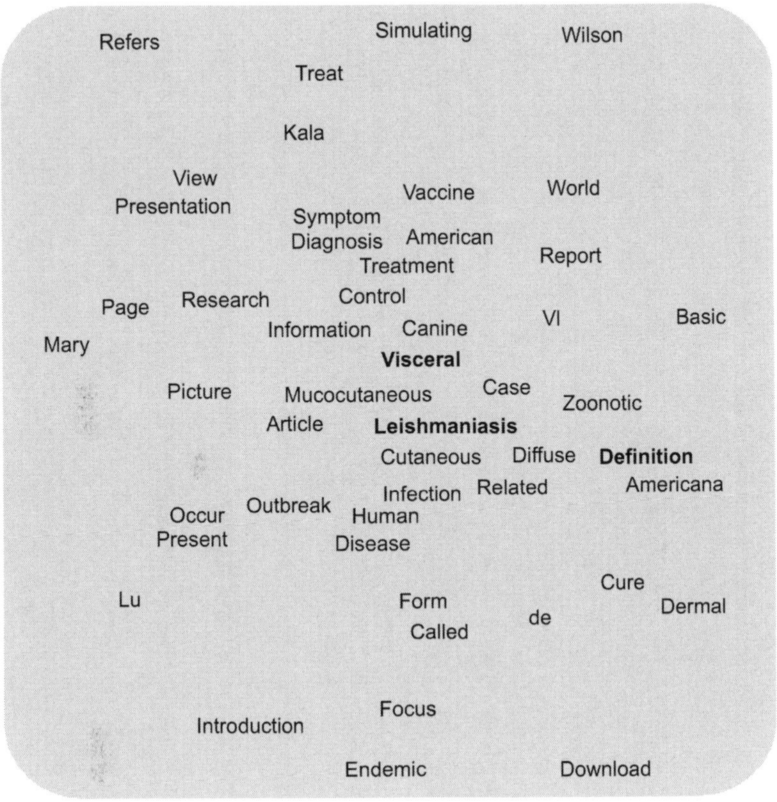

Source: *Quintura Search Engine* – Accessed on 08/06/2010.

- Regarding Malaria:

Six hundred and forty eight results were found with the search. The grouping of related words and analyses by Quintura can be seen in Figure 4.15.
    Top ten institutional competencies listed in order of relevance are:
    1st http://en.wikipedia.org/wiki/Malaria
    2nd http://www.cdc.gov/MALARIA/
    3rd http://www.who.int/topics/malaria/en/
    4th http://www.who.int/mediacentre/factsheets/fs094/en/
    5th http://www.google.com/search?q=malaria&num=100&hl=en&s
        ource=univ&tbs=nws:1&tbo=u&ei=VWlcTJD3Fo-duAe6z4S7Bg&
        sa=X&oi=news_group&ct=title&resnum=5&ved=0CDAQsQQwBA

CHAPTER 4 • COMPETENCIES FOR INNOVATION AND TECHNOLOGICAL TRENDS TO COPE ...   119

8th http://www.webmd.com/a-to-z-guides/leprosy-10651
9th http://www.medicinenet.com/leprosy/article.htm
10th http://www.merck.com/mmhe/sec17/ch194/ch194a.html

Figure 4.13 Quintura "cloud" clustering for *Leprosy*.

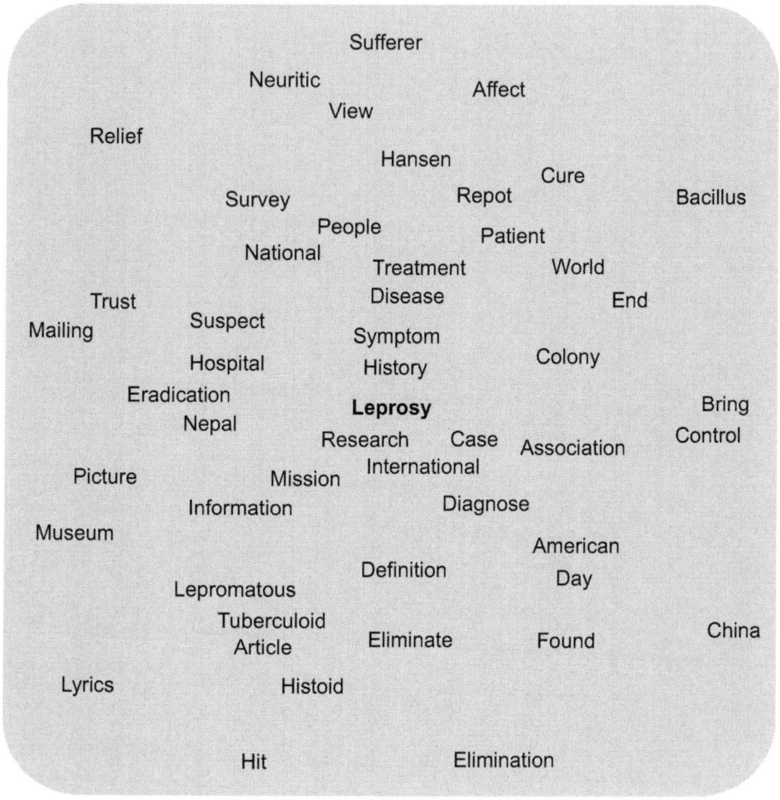

Source: *Quintura Search Engine* – Accessed on 08/06/2010.

• Regarding Leishmaniose:

Six hundred and fifty one results were found with the search. The grouping of related words and analyses by Quintura can be seen in Figure 4.14.

Top ten institutional competencies listed in order of relevance are:

1st http://en.wikipedia.org/wiki/Leishmaniasis
2nd http://en.wikipedia.org/wiki/Visceral_leishmaniasis
3rd http://www.cdc.gov/ncidod/dpd/parasites/leishmania/factsht_
leishmania.htm
4th http://www.cdc.gov/ncidod/dpd/parasites/leishmania/default.htm
5th http://www.who.int/leishmaniasis/en/
6th http://www.who.int/topics/leishmaniasis/en/

9th http://www.medicinenet.com/dengue_fever/page2.htm
10th http://www.dengue.gov.sg/

Figure 4.12 Quintura "cloud" clustering for *Dengue*.

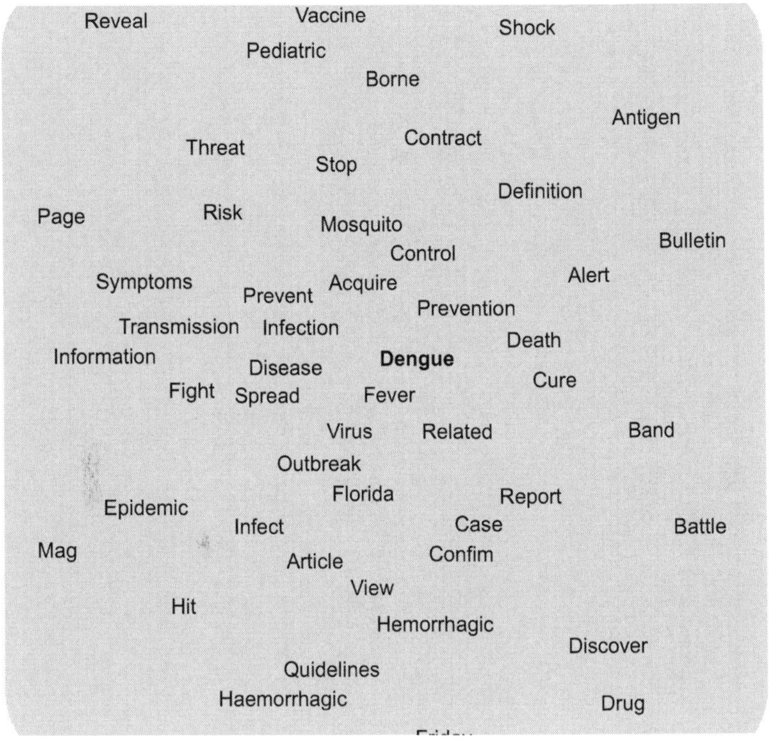

Reveal   Vaccine   Shock
        Pediatric
            Borne
                                    Antigen
    Threat   Contract
            Stop
                        Definition
Page   Risk   Mosquito
                    Control   Bulletin
    Symptoms   Acquire   Alert
            Prevent   Prevention
    Transmission Infection
Information   Disease   **Dengue**   Death
        Fight Spread   Fever   Cure
            Virus   Related   Band
        Outbreak
                Florida   Report
    Epidemic   Case   Battle
            Infect
Mag   Article   Confim
                View
        Hit
                Hemorrhagic
                        Discover
        Quidelines
    Haemorrhagic   Drug

Source: *Quintura Search Engine* – Accessed on 08/06/2010.

- Regarding Hanseniase:

Six hundred and eighty four results were found with the search. The grouping of related words and analyses by Quintura can be seen in Figure 4.13.
    Top ten institutional competencies listed in order of relevance are:
    1st http://en.wikipedia.org/wiki/Leprosy
    2nd http://www.who.int/lep/
    3rd http://www.who.int/mediacentre/factsheets/fs101/en/
    4th http://www.google.com/search?q=leprosy&num=100&hl=en&source=univ&tbs=nws:1&tbo=u&ei=uGVcTN2xBIqIuAf6l5GlCg&sa=X&oi=news_group&ct=title&resnum=4&ved=0CCYQsQQwAw
    5th http://www.nlm.nih.gov/medlineplus/ency/article/001347.htm
    6th http://www.leprosy.org/
    7th http://www.leprosy.org/getinformed/aboutleprosy/basics.php

CHAPTER 4 • COMPETENCIES FOR INNOVATION AND TECHNOLOGICAL TRENDS TO COPE ... 117

Figure 4.11 Quintura "cloud" clustering for *Chagas Disease..*

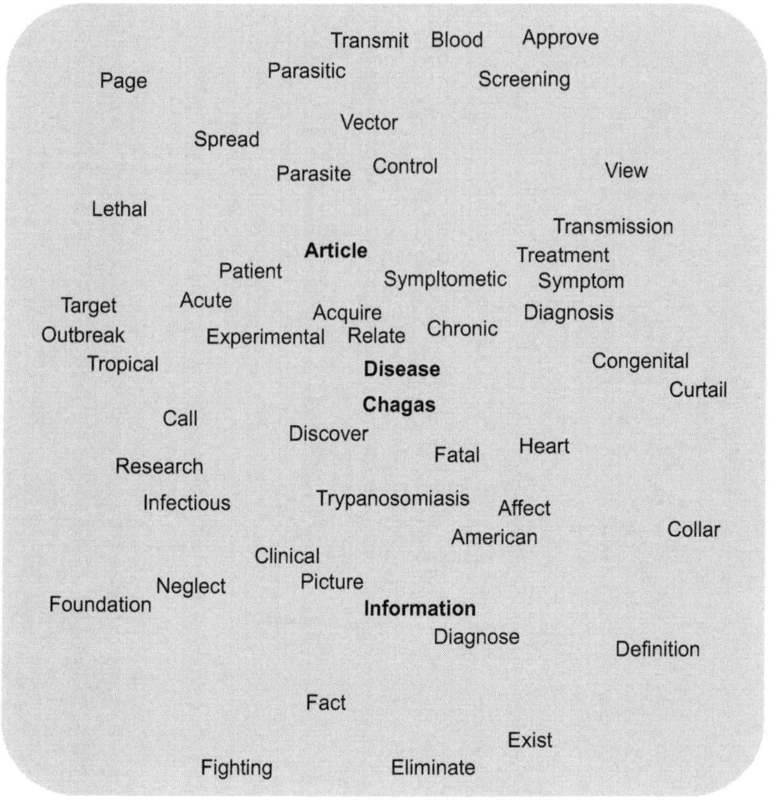

Transmit Blood Approve
Page Parasitic Screening
Vector
Spread
Parasite Control View
Lethal
Transmission
Article Treatment
Patient Sympltometic Symptom
Target Acute Acquire Diagnosis
Outbreak Experimental Relate Chronic
Tropical **Disease** Congenital
Curtail
Chagas
Call Discover
Fatal Heart
Research
Infectious Trypanosomiasis Affect
American Collar
Clinical
Neglect Picture
Foundation **Information**
Diagnose Definition

Fact

Exist
Fighting Eliminate

Source: *Quintura Search Engine* – Accessed on 08/06/2010.

• Regarding Dengue:

Six hundred and sixty two results were found with the search. The grouping of related words and analyses by Quintura can be seen in Figure 4.12.

Top ten institutional competencies listed in order of relevance are:

1st http://en.wikipedia.org/wiki/Dengue_fever

2nd http://www.cdc.gov/dengue/

3rd http://www.cdc.gov/ncidod/diseases/submenus/sub_dengue.htm

4th http://www.google.com/search?q=dengue&num=100&hl=en&source=univ&tbs=nws:1&tbo=u&ei=LWRcTKeCKYiIuAeb9KylCg&sa=X&oi=news_group&ct=title&resnum=4&ved=0CCwQsQQwAw

5th http://www.who.int/topics/dengue/en/

6th http://www.who.int/mediacentre/factsheets/fs117/

7th http://www.nlm.nih.gov/medlineplus/dengue.html

8th http://www.medicinenet.com/dengue_fever/article.htm

116 Technological Trends in the Pharmaceutical Industry: the matter of neglected tropical diseases

Figure 4.10 Quintura "cloud" clustering for *neglected disease*.

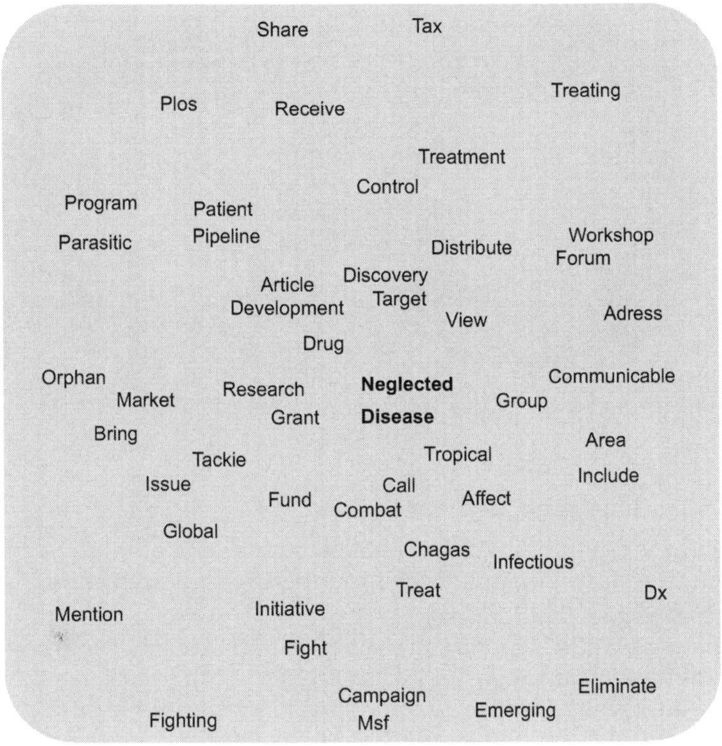

Share   Tax

Plos   Receive   Treating

Treatment
Control

Program   Patient
Parasitic   Pipeline   Distribute   Workshop
Forum
Article   Discovery
Development   Target
View   Adress
Drug

Orphan   Research   **Neglected**   Communicable
Market   Grant   **Disease**   Group
Bring   Area
Tackie   Tropical   Include
Issue   Call
Fund   Combat   Affect
Global
Chagas   Infectious
Treat   Dx
Mention   Initiative
Fight

Campaign   Eliminate
Fighting   Msf   Emerging

Source: *Quintura Search Engine* – Accessed on 08/06/2010.

- Regarding Chagas disease:

Six hundred and four results were found with this search. The grouping of related words and analyses by Quintura can be seen in Figure 4.11.

Top ten institutional competencies listed in order of relevance are:

1st http://en.wikipedia.org/wiki/Chagas_disease

2nd http://www.cdc.gov/chagas/

3rd http://www.cdc.gov/ncidod/dpd/parasites/chagasdisease/factsht_chagas_disease.htm

4th http://www.nlm.nih.gov/medlineplus/chagasdisease.html

5th http://www.nlm.nih.gov/medlineplus/ency/article/001372.htm

6th http://www.who.int/tdr/svc/diseases/chagas

7th http://www.who.int/topics/chagas_disease/en/

8th http://www.dhpe.org/infect/Chagas.html

9th http://www.mayoclinic.com/health/chagas-disease/DS00956

10th http://emedicine.medscape.com/article/214581-overview

Figure **4.9** Visualization of Carrot clustering for tuberculosis.

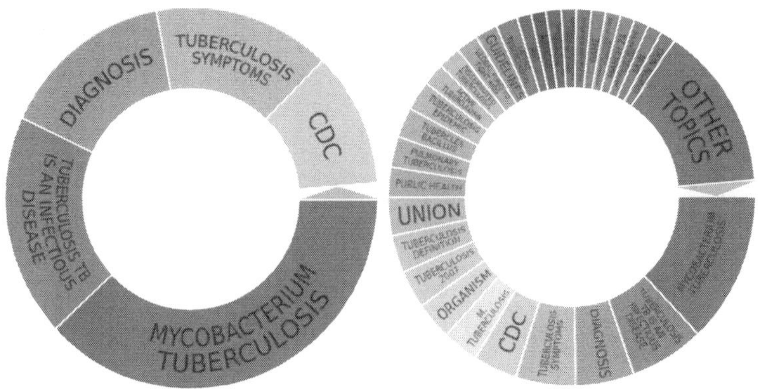

Source: *Carrot Search Results Clustering Engine* – accessed on 08/06/2010.

4.4.4.1.3 Quintura[11] cluster

• Regarding Neglected diseases:

598 results were found with an English search and 660 results with the Portuguese terms. The grouping of related words and analyzed by Quintura can be seen in Figure 4.10.

It is noteworthy that it is possible to filter the results by each term identified by the cluster. Thus, accessing the competencies and/or work connected to the respective theme. The closer the words are associated with the central theme; this indicates the degree of importance in which they appear in the search.

Top ten institutional competencies listed in order of relevance are:

1st http://en.wikipedia.org/wiki/Neglected_diseases

2nd http://www.who.int/neglected_diseases/

3rd http://www.who.int/neglected_diseases/diseases/en/

4th http://www.dndi.org/

5th http://www.nature.com/nature/outlook/neglecteddiseases/
index.html

6th http://www.nature.com/news/2010/100518/full/465277a.html

7th http://www.gatesfoundation.org/topics/Pages/neglected-diseases.aspx

8th http://www.gatesfoundation.org/grantseeker/Pages/funding--neglected-diseases.aspx

9th http://www.plosntds.org/

10th http://www.genome.gov/27531964

---

[11] www.quintura.com . Accessed on 08/06/2010.

7th http://www.nlm.nih.gov/medlineplus/malaria.html

8th http://nobelprize.org/educational/medicine/malaria/

9th http://www.cdc.gov/malaria/

10th http://www.malarianomore.org/

Figure 4.8 Visualization of Carrot clustering for malaria.

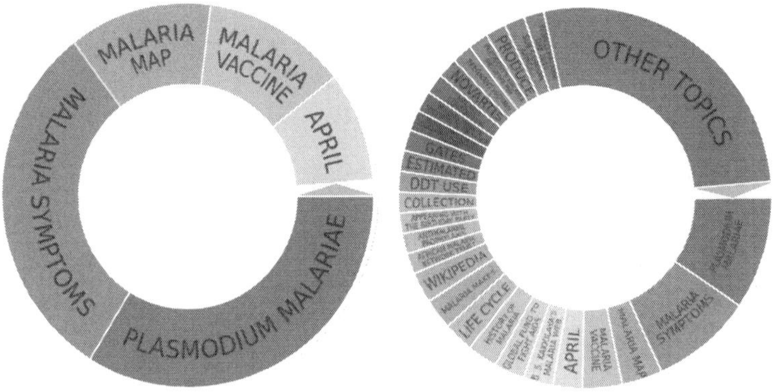

Source: *Carrot Search Results Clustering Engine* – accessed on 08/06/2010.

- Regarding Tuberculosis:

In this 6,34 million results were found for *tuberculosis*. The top 100, analyzed by *Carrot* software, were grouped into five macros themes and thirty sub-themes, as can be seen in Figure 4.9.

Top ten institutional competencies listed in order of relevance are:

1st http://en.wikipedia.org/wiki/Tuberculosis

2nd http://www.cdc.gov/tb/

3rd http://www.medicinenet.com/tuberculosis/article.htm

4th http://www.nlm.nih.gov/medlineplus/tuberculosis.html

5th http://www.mayoclinic.com/health/tuberculosis/DS00372

6th http://www.tuberculosis.net/

7th http://www.who.int/mediacentre/factsheets/fs104/en/

8th http://www.textbookofbacteriology.net/tuberculosis.html

9th http://www.who.int/topics/tuberculosis/en/

10th http://www.tuberculosisworld.com/

Figure 4.7 Visualization of Carrot clustering for Leishmaniasis.

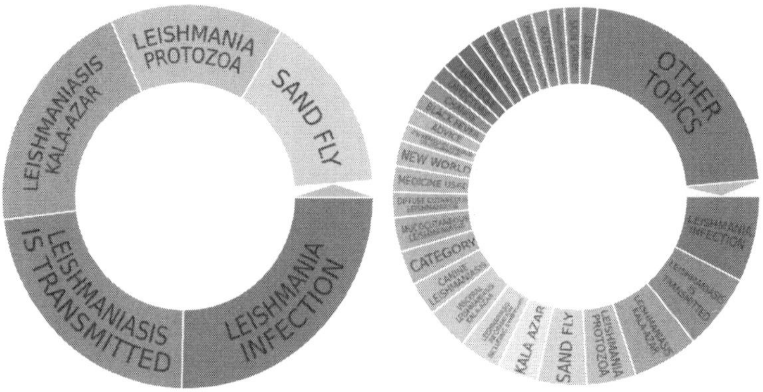

Source: *Carrot Search Results Clustering Engine* – accessed on 08/06/2010.

Top ten institutional competencies listed in order of relevance are:

1st http://en.wikipedia.org/wiki/Leishmaniasis

2nd http://www.cdc.gov/ncidod/dpd/parasites/leishmania/factsht_leishmania.htm

3rd http://www.who.int/leishmaniasis/en/

4th http://www.nlm.nih.gov/medlineplus/leishmaniasis.html

5th http://emedicine.medscape.com/article/783750-overview

6th http://www.medicinenet.com/leishmaniasis/article.htm

7th http://wwwnc.cdc.gov/travel/yellowbook/2008/ch4/leishmaniasis.aspx

8th http://www.leishmaniasis.info/

9th http://en.wikipedia.org/wiki/Visceral_leishmaniasis

10th http://www.nlm.nih.gov/medlineplus/ency/article/001386.htm

- Regarding Malaria:

In this study 2,4 million results were found for *malaria*. The top 100, analyzed by *Carrot* software, were grouped into five macros themes and thirty sub-themes, as can be seen in Figure 4.8.

Top ten institutional competencies listed in order of relevance are:

1st http://en.wikipedia.org/wiki/Malaria

2nd http://www.cdc.gov/MALARIA/

3rd http://www.who.int/topics/malaria/en/

4th http://health.nytimes.com/health/guides/disease/malaria/overview.html

5th http://www.malaria.org/

6th http://www.medicinenet.com/malaria/article.htm

- Regarding Hanseniasis:

In this study 6,7 million results were found for *Leprosy*. The top 100, analyzed by *Carrot* software, were grouped into five macros themes and thirty sub-themes, as can be seen in Figure 4.6.

Figure 4.6 Visualization of Carrot clustering for leprosy.

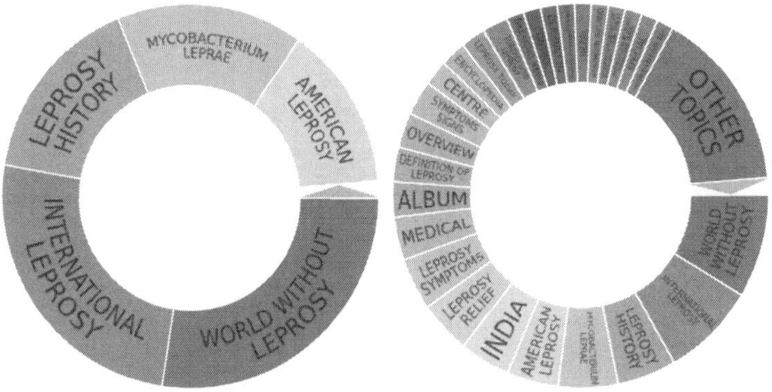

Source: *Carrot Search Results Clustering Engine* – accessed on 08/06/2010.

Top ten institutional competencies listed in order of relevance are:

1st http://en.wikipedia.org/wiki/Leprosy

2nd http://www.who.int/lep/

3rd http://www.nlm.nih.gov/medlineplus/ency/article/001347.htm

4th http://www.leprosy.org/

5th http://www.webmd.com/a-to-z-guides/leprosy-10651

6th http://www.medicinenet.com/leprosy/article.htm

7th http://www.health.state.ny.us/diseases/communicable/leprosy/fact_sheet.htm

8th http://www.merck.com/mmhe/sec17/ch194/ch194a.html

9th http://www.leprosymission.org/

10th http://www.leprosy.ca/

- Regarding Leishmaniasis:

In this study 234 mil results were found for *Leishmaniasis* The top 100, analyzed by *Carrot* software, were grouped into five macros themes and thirty sub-themes, as can be seen in Figure 4.7.

CHAPTER 4 • COMPETENCIES FOR INNOVATION AND TECHNOLOGICAL TRENDS TO COPE ...   111

4th http://www.nlm.nih.gov/medlineplus/chagasdisease.html
5th http://www.nlm.nih.gov/medlineplus/ency/article/001372.htm
6th http://www.who.int/tdr/svc/diseases/chagas
7th http://www.mayoclinic.com/health/chagas-disease/DS00956
8th http://www.dhpe.org/infect/Chagas.html
9th http://www.allaboutchagasdisease.com/
10th http://www.wrongdiagnosis.com/c/chagas_disease/intro.htm

- Regarding Dengue:

In this study 1,82 million results were found for *Dengue*. The top 100, analyzed by *Carrot* software, were grouped into five macros themes and thirty sub-themes, as can be seen in Figure 4.5.

Figure 4.5 Visualization of *Carrot* clustering for *dengue*.

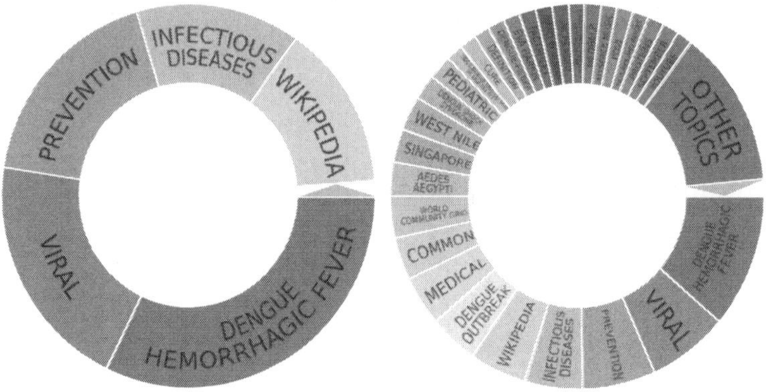

Source: *Carrot Search Results Clustering Engine* – accessed on 08/06/2010.

Top ten institutional competencies listed in order of relevance are:
1st http://en.wikipedia.org/wiki/Dengue_fever
2nd http://www.cdc.gov/dengue/
3rd http://www.who.int/topics/dengue/en/
4th http://www.nlm.nih.gov/medlineplus/dengue.html
5th http://www.medicinenet.com/dengue_fever/article.htm
6th http://www.dhpe.org/infect/dengue.html
7th http://wwwnc.cdc.gov/travel/yellowbook/2008/ch4/dengue-fever.aspx
8th http://www.nytimes.com/2010/07/24/health/24dengue.html
9th http://www.dengue.gov.sg/
10th http://www.myspace.com/denguefevermusic

Top ten institutional competencies listed in order of relevance are:

1st http://www.who.int/neglected_diseases/

2nd http://en.wikipedia.org/wiki/Neglected_diseases

3rd http://www.dndi.org/

4th http://www.nature.com/nature/outlook/neglecteddiseases/index.html

5th http://globalnetwork.org

6th http://www.gatesfoundation.org/topics/Pages/neglected-diseases.aspx

7th http://www.bvgh.org/Biopharmaceutical-Solutions/Neglected--Disease-Pipeline.aspx

8th http://www.reuters.com/article/idUSTRE61L4N120100223

9th http://www.nature.com/news/2010/100204/full/news.2010.50.html

10th http://www.theheart.org/article/1049289.do

- Regarding Chagas disease:

In this study 60,200 results were found for *Chagas disease*. The top 100, analyzed by *Carrot* software, were grouped into five macros themes and thirty sub-themes, as can be seen in Figure 4.4.

Figure 4.4 Visualization of Carrot clustering for Chagas disease.

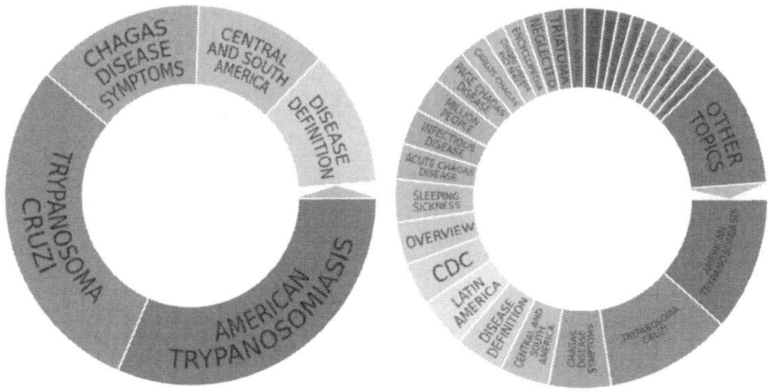

Source: *Carrot Search Results Clustering Engine* – accessed on 08/06/2010.

Top ten institutional competencies listed in order of relevance are:

1st http://en.wikipedia.org/wiki/Chagas_disease

2nd http://www.cdc.gov/chagas/

3rd http://www.cdc.gov/ncidod/dpd/parasites/chagasdisease/factsht_chagas_disease.htm

Tuberculosis TB is the most common, Spread of tuberculosis, Tuberculosis usually, Tuberculosis TB is a contagious, Health e *Tuberculosis causes.* Thus, the top ten institutional competencies listed in order of relevance, such as:

1st http://en.wikipedia.org/wiki/Tuberculosis

2nd http://www.answers.com/topic/tuberculosis

3rd http://www.medicinenet.com/tuberculosis/article.htm

4th http://www.cdc.gov/TB/

5th http://www.cdc.gov/tb/

6th http://www.nlm.nih.gov/medlineplus/tuberculosis.html

7th http://www.merck.com/mmhe/sec17/ch193/ch193a.html

8th http://www.emedicinehealth.com/tuberculosis/page3_em.htm

9th http://www.wrongdiagnosis.com/t/tuberculosis/intro.htm

10th http://www.mayoclinic.com/health/tuberculosis/DS00372

4.4.4.1.2 Carrot[10] cluster

- Regarding Neglected diseases:

In this study 6.290 results were found for *neglected disease* and 2.880 for Portuguese term. The Top 100, analyzed by *Carrot* software, were grouped into five macro themes and thirty sub-themes, as can be seen in Figure 4.3.

Carrot cluster also allows you to filter the information of interest for each topic presented in the "wheel" and thus accessing the skills and/or work connected to the subject matter.

Figure 4.3 Visualization of Carrot clustering for neglected disease.

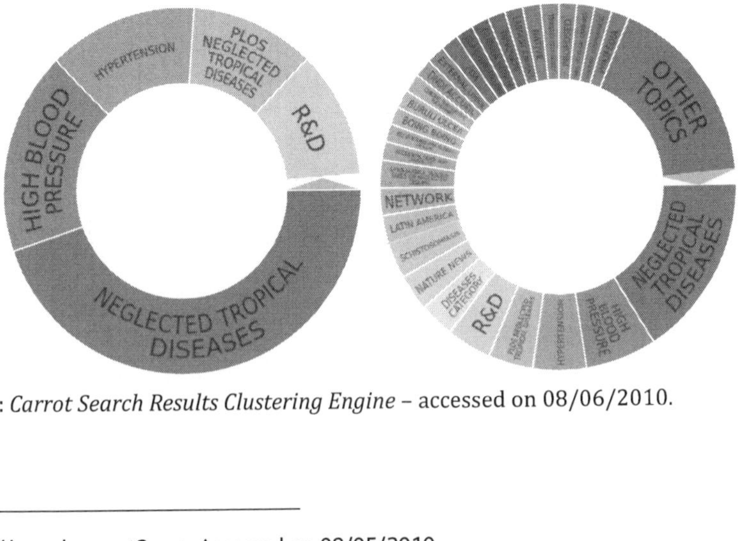

Source: *Carrot Search Results Clustering Engine* – accessed on 08/06/2010.

---

[10] http://search.carrot2.org . Accessed on 08/05/2010.

TECHNOLOGICAL TRENDS IN THE PHARMACEUTICAL INDUSTRY

THE MATTER OF NEGLECTED TROPICAL DISEASES

An overview of the Research, Development & Innovation in Brazil

Jorge Lima de Magalhães

Adelaide Maria de Souza Antunes
Núbia Boechat

TECHNOLOGICAL TRENDS
IN THE
PHARMACEUTICAL INDUSTRY

THE MATTER OF NEGLECTED TROPICAL DISEASES

An overview of the Research, Development & Innovation in Brazil

Copyright © 2012 TECHNOLOGICAL TRENDS IN THE PHARMACEUTICAL INDUSTRY – the matter of neglected tropical diseases – An overview of the Research, Development & Innovation in Brazil

All rights reserved by Synergia Editora

Publisher: Jorge Gama

Production: Catia Costa

Cover: Camila Oliveira

English Version: Vanessa Grace Key

Review: Nancy dos Reis Juozapavicius

CIP-BRASIL. CATALOGAÇÃO NA FONTE
SINDICATO NACIONAL DOS EDITORES DE LIVROS, RJ

M164t

Magalhães, Jorge Lima de

   Technological Trends in the Pharmaceutical Industry: the matter of neglected tropical diseases: An overview of the Research, Development & Innovation in Brazil/Jorge Lima de Magalhães, Adelaide Maria de Souza Antunes, Núbia Moechat; [English version Vanessa Grace Key]. Rio de Janeiro: Synergia: FAPERJ: Farmanguinhos: FIOCRUZ, 2012.

      References included
      ISBN 978-85-61325-73-2

   1. Pharmaceutical industry – Brazil. 2. Technological innovations. 3. Medicines – Brazil. 4. Tropical medicine. 4. Public health. I. Carlos Chagas Foundation of research support in the Rio de Janeiro State. II. Oswaldo Cruz Foundation. III. Antunes, Adelaide Maria de Souza; Boechat, Núbia IV. Title.

      12-3878.

CDD: 338.476151
CDU: 338.45:66

SYNERGIA
E D I T O R A

Livros técnicos, científicos e profissionais
Praça Amambaí, 18 – Engenho de Dentro – 20730-120 – Rio de Janeiro – RJ
Tel.: (21) 3273-8250 / 3624-4301
www.synergiaeditora.com.br – synergia@synergiaeditora.com.br

AUTHORS

Jorge Lima de Magalhães: is a Chemist. Master's and Doctor of Science by Federal University of Rio de Janeiro/Brazil. He works at the Oswaldo Cruz Foundation (Fiocruz) and has held management position as Production Manager (1999-2003), Operation Assessor (2003-2005). He has extensive experience in Production of Medicines, both in the private and in public market (1986-currently). He is currently a Researcher in Public Health, with emphasis in the area of Innovation and Technological Management, acting in R&D on the following topics: Pharmaceutical, Pharmochemicals and Public Health (Cancer, AIDS and neglected diseases).

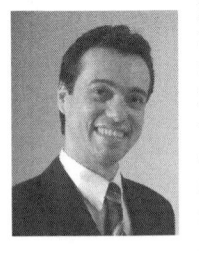

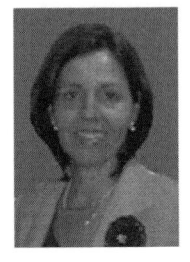

Adelaide Maria de Souza Antunes: is a Chemical Engineer. Master's and Doctor in Chemical Engineer by Federal University of Rio de Janeiro (UFRJ)/Brazil. She works at National Institute Industrial Property (INPI) and Permanent Professor of Post-graduate program of the School of Chemistry by Federal University of Rio de Janeiro. She has held numerous positions in these organizations in the Innovation and Technological Management area. She is Professor Emeritus of the UFRJ and counselor of several Associations in the chemical-pharmaceutical industry in Brazil. Acting on the following topics: industry, fine chemical, petrochemical, alternative energy sources, patents, technological forecasting and future study.

Núbia Boechat: is a Pharmacist. Master's and Doctor of Science by Federal University of Rio de Janeiro/Brazil. She works at the Oswaldo Cruz Foundation and has held numerous management positions in addition to being executive director of Farmanguinhos / Fiocruz (2003-2005). She was sub-Secretary of Health in Niterói/RJ (2007). She is currently a Senior Researcher of the Oswaldo Cruz Foundation (Fiocruz) and head of the Department of Drug Synthesis. She has extensive experience in public management and technology in the area of Pharmaceutical Care, as well as in organic chemistry, with emphasis in Medicinal Chemistry and Synthesis of heterocycles and organofluorides, where she works in R&D of drugs for neglected diseases (tuberculosis, malaria, leishmaniasis, Chagas disease) and AIDS.

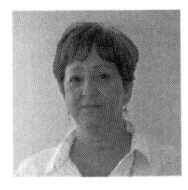

Acknowledgements

It is necessary to acknowledge the support of FAPERJ (Foundation of research support in the Rio de Janeiro State) to complete this book. I also appreciate to the constant support and encouragement of Professor Emeritus Dr. Adelaide Antunes and Dr. Nubia Boechat which together taught me the scientific career.

Colleagues from FIOCRUZ/Farmanguinhos, UFRJ (Federal University of Rio de Janeiro) and INPI (National Institute of Industrial Property) who helped me understand the seriousness of working to improve public health in our country.

All contributions have been welcome as well as the data and opinions that made difference since my doctoral thesis.

Likewise, register gratitude to Dr. Carlos Gadelha for spending time in preface this book.

I thank everyone. Last not least, on the contrary, my family and GOD!

Jorge Magalhães, DSc

FOREWORD

The dynamic between the industries and services for health care implies a systemic relationship between certain industries and social services, establishing what is now known as health complex or health industrial economic complex (CEIS – Brazilian term). From this broader conceptualization, health has rightly emphasized its strategic development by combining variables that include both social and citizenship like economic and innovation. It mobilizes the same time, an extensive production system, which accounts for 8.8% of Gross Domestic Product (GDP), 10% of formal employment and 25% of the national effort in Science & Technology.

Concept of the CEIS (Gadelha, 2002; 2003) aims to emphasize the relationship between innovation, industrial structures and health services, which share the same political space and institution, and their interdependence in the evolution of paradigms and technological trajectories points to the systemic nature of this Productive Complexity. However, a historical disconnection between these elements allowed the CEIS to be developed without their systemic nature, hindering the ability to deliver goods, effective health services, preventing development of the productive base, and innovation with a satisfactory social and economic results..

In this context, this book is born, which reflects the recognition of the relevance of Complex Industrial Economic and Health both to enhance the generation, use and dissemination of innovation in Brazil and to overcome the vulnerability of the National Health Policy.

Precisely because they involve a set of technologies that lead to future, articulated in a national health interdependent demand, the CEIS may potentiate the virtuous articulation of social and economic dimensions of development. In this sense, the prioritization of health reflects a society that truly seeks a model of social welfare and at the same time manages to become competitive in relation to an increasingly globalized economy, since it articulates the health of future technological segments carriers, as biotechnology, nanotechnology, advanced fine chemicals, precision microelectronics and new materials, information technology and communication beyond important organizational innovations seen in the context of health services.

The weakness in the knowledge base in health reflected in the trade deficit, which was about US$ 700 million a year in the 1980s. Currently at a level of U$$ 10 billion in 2012, this deficit explains the major vulnerability of the National Health System. It has increased each year the surveillance, promotion, prevention and health care. It is noteworthy, a national productive base with potential for innovation that meets the growing demands arising from changing socio-national demographic and epidemiological.

Thus, although with the success of the vaccination policy, the expansion of primary care services and tertiary care, among others, represent important advances, the sustainability of these services and various strategic programs such as combating AIDS as well as cancer treatment, is seriously threatened if the national productive base of health does not strengthen.

In summary, the vulnerability of health knowledge is expressed in technological dependence that threatens the expansion of the SUS and the fulfillment of its principles and guidelines. It reflects the absence and (or) inadequate policies for industrial development and social inclusion that marked the period of 1990, when the neo-liberal view became dominant in Brazil and led to a loss of competitiveness of domestic enterprises. From the next decade, particularly since 2007, health is to be constituted as a priority in the country, from the recognition in national policy documents and guidelines, its importance in a socially oriented development project and its high potential for generation innovation.

In this context, the use of purchasing power of the state has been reflected as an important tool to induce the production of strategic inputs for health. This policy goes beyond the margins of preferences provided for in Law nº 12,349 of 2010 which provides a margin of up to 25% for the purchase of domestic producers, and the calculation should be considered for employment and income generation, impact on tax collection, national development, among others. The use of purchasing power has been used also from the selective centralization of spending (in order to rationalize and reduce the prices of medicines and supplies critical to the provision of health services) and to develop productive partnerships established between public institutions and private companies that are developing new strategic technologies and high quality.

An emblematic example of the strength of this policy guidance is that, despite having passed only three years, they have already signed thirty-four Productive Partnerships for Development (PDP) in the health field. These differ from traditional public-private partnerships (PPP) since they involve joint technology development production, than before not being produced nationally and exchange of knowledge for innovation, distinguishing between a narrower scope focused solely for facilitate investment in exchange for payments for services with outsourcing.

All partnerships so far have turned to essential products that make up strategic programs such as immunization, women's health, mental health, control of chronic diseases, to combat AIDS and tuberculosis, among others. This policy has reflected the search for security of supply and sustainability of programs that in the past time faced problems related to supply and quality of imported products.

Moreover, instead of increasing prices, these partnerships allow significant negotiation and progressive price reductions to the extent that technology is transferred and developed. All drugs, vaccines and centralization of procurement, it is estimated that in 2012 they will save more than R$ 2 billion. In the same time bringing innovation and production for the country and leaving to import, if all partnerships in operation, around the US$ 1 billion at the end of the process of technology transfer.

Purchasing power in health configures, probably, as the most successful and innovative state policy that combines innovation with social protection, which saves public resources in the short, medium, and long term by making the structure economy more competitive and technologically advanced. Thus, it contributes to the sustainability of the health system. It is worth noting that the Ministry of Health hopes that the capacity of manufacturing of drugs suffers an expansion above the GDP growth over the next decade in terms of government policies aimed at the autonomy of the country in the production, development and innovation in the sector health. Considered the strengthening of the Brazilian industrial park is critical to the economic and social development, the intrinsic relationship between production capacity and innovation in the industry and national health population's access to strategic products reaches the relevance of the theme of this publication.

In this sense, conscious with the importance of deepening the knowledge on the subject, Magalhães, Antunes e Boechat, seek to deepen the subject in "Technological Trends in Pharmaceutical Industry." It consists in thinking about the prospect of Research, Development & Innovation in the Brazilian scene, evoking as an example the issue of neglected tropical diseases that are the focus of policy in our country. Thus, without claiming to present solutions, the book aims to present some of the challenges facing the development and qualification of CEIS.

As Socrates said: "A life without reflection is not worth living." So, dear reader, beginner or not the theme, I invite you to reflect and enjoy the opportunities in this valuable work. Happy reading!

Dr. Carlos A. Grabois Gadelha
Secretary of Science, Technology and Strategic Raw
Materials of the Ministry of Health in Brazil

Summary

CHAPTER 1 – INTRODUCTION, 1

    1.1 Overview of the Brazilian Public Health and Pharmaceutical Market, 1

    1.2 Overview of Neglected Diseases, 9

CHAPTER 2 – HISTORICAL DEVELOPMENT OF EPIDEMIOLOGICAL AND PUBLIC HEALTH, 15

    2.1 Introduction, 15

    2.2 Historical Evolution, 17

        2.2.1 In the world, 17

        2.2.2 In the Brazil, 19

    2.3 Epidemiological Scenatio, 21

        2.3.1 Trends in mortality, 21

        2.3.2 Epidemiological overview of the diseases in Brazil, 24

        2.3.3 Overview about neglected diseases, 26

CHAPTER 3 – DYNAMICS OF THE PHARMACEUTICAL MARKET AND COMMERCIALIZATION
OF THE DRUGS FOR NEGLECTED DISEASES, 39

    3.1 Introduction, 39

    3.2 The Evolution of the Pharmaceutical Market and
the Population's Access to Medicines, 41

        3.2.1 New medicines and their availability to the population, 43

        3.2.2 The scenario of the Brazilian market, 46

    3.3 Deficiency of Action and Impact on Brazilian Diseases, 53

    3.4 General Aspects of the API and Available Medicines
to Treat Neglected Diseases, 54

        3.4.1 Therapies recommended by the RENAME and dictionary
of medical specialties (DEF – Brazilian term), 54

3.5 Market General Information on DTN, 58

3.6 Market API Information for NTD, 59

    3.6.1 Manufacturers, 59

    3.6.2 Brazilian trade balance data, 61

3.7 Expenditures of the Ministry of Health Treatment for NTD, 64

CHAPTER 4 – COMPETENCIES FOR INNOVATION AND TECHNOLOGICAL
       TRENDS TO COPE THE NEGLECTED DISEASES, 71

4.1 Introduction, 71

4.2 Competences in Brazilian Territory Through the Innovation Portal, 72

    4.2.1 Competence map, 77

    4.2.2 Institutions of experts, 82

4.3 Competencies in Brazilian Territory According to the CNPq, 84

4.4 International Competencies, 98

    4.4.1 Via the Capes Portal, 98

    4.4.2 Via the Virtual Health Library, 99

    4.4.3 Via *Harzing's Public or Perish* software,104

    4.4.4 Via *World Wide Web (web)* identifying global competencies,105

CHAPTER 5 – FINAL CONSIDERATIONS, 123

CHAPTER 6 – REFERENCES, 127

CHAPTER 1

INTRODUCTION

"It is not wise he who knows many things, but he who knows useful things."

Esquilo de Eleusis, Greek writer, 525-456 b.C.

1.1 OVERVIEW OF THE BRAZILIAN PUBLIC HEALTH AND PHARMACEUTICAL MARKET

In the XVI century, the Brazilian coast was hit by an epidemic due to the slave trade. It was then that began the first government actions related to public health. Later, in 1621, smallpox reached Maranhão and killed about 200 people a day. Later, in the XIX century, yellow fever became a public health problem (ANTUNES, 1991).

All factors demonstrate the need of the imminent creation of a specific government agency for health. Thus, in 1808, the Ministry of Health (MoH) was then created. However, this MoH was acting simultaneously with the Ministry of Education. In fact, MoH was limited to legal action and the division of health and education activities before incorporated in a single ministry (ANTUNES, 1991).

Starting in XX century, in Brazil, man began to occupy ecological virgin niches, causing mutations of the infectious agents and allowing the emergence of new epidemic agents. This occurred due to increasing world population and in Brazil this was no different. (BRAZIL, 2004).

The Public health has only been institutionalized as such since the 25th of July of 1953. The Law nº 1,920, which unfolded the previous Ministry of Education and Health in to two ministries: Health and Education, and Culture. From its inception, the MoH became responsible for the activities that belonged to the former National Health Service (DNS). Initially it kept the same structure, which was not appropriate for the Secretary of State; required to address the problems of existing public health. Despite being the main administrative unit of direct government action in health, their duties were distributed among various ministries and local authorities, causing the spray dispersion of financial resources and technical staff (BRAZIL, 2004).

After three years of creation of the MoH, the National Bureau of Rural Endemics (DENERu) appeared, aiming to organize and execute the services and research to combat malaria, leishmaniasis, Chagas disease, the plague, brucellosis, yellow fever and other endemic diseases in the country (BRAZIL, 2004).

In the early 1960's, the social inequality was marked by low income per capita and high concentration of wealth, thus, the subject gained dimension in the discourse of health workers. Therefor, the planning goals of growth and improvements led to what some researchers give the name of the period as the great panacea of the 1960's – the overall planning and health planning. Proposals to adapt the public health services to the reality diagnosis by health workers were based on developmental formulation of national health policy. This occurred in the management of the Minister Estácio Souto-Maior. The goal was to redefine the identity of the MoH and put it in line with advances in the social-economic sphere (ANTUNES, 1991).

In the late 1980's the new Federal Constitution of 1988 had pronounced the State's duty to ensure the health of the entire population and, therefore, created the Unified Health System (SUS – Brazilian term). Regulations of this system occurred only in 1990 with the Law nº 8080 (September 19, 1990). This law became known as the Organic Health Law (LOS[1]), and this set forth the conditions for the promotion, protection and restoration of health. This became the organization and functioning of relevant services and it regulates the functioning of the SUS (BRAZIL, 2004).

At the beginning of the XXI century, infectious and parasitic diseases were no longer the leading cause of deaths in the country. However, some eradicated diseases, resurfaced and new diseases appeared not only in Brazil but also in other places of the world. In the 1930's, about 50% of deaths occurred by infectious or parasitic diseases, however, in 2003, there was a new epidemiological profile of health, where they represent 5.2% of deaths in the country (BARBOSA DA SILVA & Cols, 2003).

Despite the change in the Brazilian epidemiological profile, it is noteworthy that, in relation to differences associated with social conditions, as well as environmental health, the transmissible diseases still constitute a major public health problem in the world. Eliminated diseases resurface with other features and new diseases have scattered rapidly in the last decades. For example, the complete eradication[2] of diseases, as in the case

---

[1] http://www.planalto.gov.br/ccivil_03/Leis/L8080.htm. Access in 08/15/2010.

[2] Control – when we observe a reduction in the number of cases of a certain disease there is an acceptable level, as a result of the adoption of appropriate measures that need to be continued to prevent recurrence. Eradication – when it totally eliminates the circulation of an infectious agent that causes a particular disease and may even be suspended for prevention

of smallpox, still is a problem worldwide, even with years and decades of efforts by governments and societies of efficient and effective measures widely (BRAZIL, 2008).

With regard to investments in medicines, it is observed that leading companies worldwide devote their Research and Development (R & D) in specific segments that meet the needs of their populations and get payback much faster, such as control of obesity, depression and drugs for life style[3] (hair loss, wrinkles etc.) like Viagra[4] from Pfizer. This oligopoly, formed by the 100 largest international companies, aim 75% of its production to the rich countries, where only a specific portion of the population with purchasing power to buy its products (MSF, 2001).

In 2009, the global pharmaceutical market had put approximately 700 new products per month, including generics and from biotechnology. In 2011, this sector grew significantly, moving about US$ 880 billion worldwide. In the leadership of this market there are the top 10 nations: United States, Japan, China, Germany, France, Italy, Spain, Brazil, UK and Canada. In the beginning of the XXI century, Brazil did not even appear in the ranking, but in recent years, it reached the 8th position surpassing countries like Canada, UK, Russia and India (IMS Health, 2012).

According to a survey of the Intercontinental Marketing Services Health Inc. (IMS Health, 2010), Brazil has a significant presence in this market, because it is the most attractive country for opportunities among the emerging economies, after China. Brazil has, in the pharmacist market turnover, an order of US$ 26 billion/year. This same study indicates an unprecedented expansion in the market "Pharmerging." This term is a new classification adopted by IMS health in order to define 17 emerging markets with high growth potential in pharmaceuticals, in the period 2009 to 2013, which Brazil is included. It is anticipated that the growth in pharmaceutical sales will be US$ 90 billion providing a 48% annual growth in world economy in 2013, up from 37% in 2009. Also the study indicated significant changes in global economic scenarios and health, including increased levels of funding and access to health.

A layer of Brazilian society, in part, does not achieve this overview. Studies of the Brazilian Institute of Geography and Statistics (IBGE) show that 15-20% of the population has no access to medicines and 51% receive up to 4 Brazilian minimum wages. However, to address this situation, the

---

and control measures. Some authors propose the term disposal to mean a limited eradication of a particular region (country or continent), others prefer to use the term regional eradicate to characterize this situation.

[3] Are the drugs for the treatment primarily aesthetic (provide the individual well-being).

[4] Medication for male sexual impotence.

MoH has been developing policies aimed at increasing the supply of free medicines through the SUS. The medicines are listed on the National List of Essential Drugs (RENAME – Brazilian term) (MAGALHÃES et al., 2011).

Table 1.1 shows the resources used by MoH in medicine programs for pharmaceutical assistance. Considering the whole cast of drugs distributed in the SUS (strategic,[5] primary care,[6] coagulopathy,[7] immunological,[8] AIDS etc.), the trading volume for 2010 reached US$ 10 billion. The expenditure on the purchase of specialized drugs[9] (high cost) increased from US$ 516 million in 2003 to US$ 2.3 billion in 2009 (BRAZIL, 2010).

The substantial disparity in spending, observed since the year 2007 in basic and strategic products, reflects the decentralization of purchases made by MoH, where states and municipalities have received funding for direct purchases through their own programs. Concrete actions of the Government, aiming to increase the attention to public health to Brazilian population, seek the effectiveness of the health system and the strengthening of national defense in drugs and medicines (BRAZIL, 2008).

The access to essential medicines[10] is a global concern. One of the factors of divergence is the price charged by different national and international producers. Nobrega et al. (2007) compared price differences in 200 dosage forms of these medicines in Brazil and Sweden. Among them, cyclophosphamide 200 mg (injectable) was the one that stood out, presenting a price that is 13 times higher. Another example is a paracetamol 200 mg/ml (solution), an increase of 8.9 fold. On the other hand, Allopurinol 100 mg and Amoxicillin 250 mg were the cheapest – 9.1 times and 3.2 times respectively. However, the study identified that the Brazilian retail drugs are on average 1.9 times more expensive than in Sweden, as well as a great disparity in the international market (NOBREGA, 2007).

---

[5] They are medicines used to treat a specific group of diseases, acute or chronic. Also are provided in ministry programs with protocols and standards, as tuberculosis, leprosy, endemic diseases etc.

[6] According to the National Drug Policy (PNM – Brazilian term), it refers to products contemplated into the set of actions and procedures included in basic health care.

[7] Drugs for blood diseases.

[8] They are drugs that act in the body by stimulating the formation of antibodies - vaccines.

[9] Ordinance GM/MoH n° 2981 of November 26, 2009. Refers to drugs exceptional dispensing, like these were called, now changed to "specialized". Some examples: treat chronic kidney disease, osteoporosis, schizophrenia, hepatitis, Alzheimer's, Parkinson's disease, rheumatoid arthritis, growth hormone deficiency, graft dysfunction (patients transplant) etc.

[10] All in Table 1.1. According to WHO, serve to meet the needs of health care for the majority of the population. They are selected according to their relevance to public health with evidence for efficacy and safety studies. It should always be available in adequate amounts, in the required dosage and the price that individuals and the community can afford (WHO, 2002).

Table 1.1 Purchases of medicines by MoH

ACTIONS	2003	2004	2005	2006	2007	2008	2009	2010
Strategic Medicines	231,584,000	790,309,000	681,000,000	690,000,000	721,050,000	125,576,948	133,981,559	150,000,000
Basic Medicines	176,800,000	248,542,800	228,020,000	290,000,000	316,910,000	893,000,000	865,000,000	955,000,000
Specialized medicines	516,000,000	813,883,000	1,147,422,000	1,355,000,000	1,956,332,706	2,307,984,000	2,645,200,000	3,292,834,060
AIDS medicines	516,000,000	516,000,000	550,000,000	960,000,000	984,000,000	1,013,000,000	758,800,000	784,000,000
Immunobiological	250,000,000	480,590,000	550,000,000	750,000,000	783,750,000	882,500,000	790,846,742	971,083,167
Coagulopathies	222,000,000	207,840,000	223,000,000	244,000,000	280,000,000	300,000,000	308,745,384	356,517,375
Cancer *	300,000,000	320,000,000	340,000,000	370,000,000	400,000,000	450,000,000	500,000,000	1,000,000,000
Program People's Pharmacy	0	0	0	23,150,000	134,000,000	344,135,299	436,784,576	470,550,000
H1N1	0	0	0	0	0	0	483,599,985	1,117,392,744
States and Municipalities Governments	600,600,000	630,383,300	663,742,000	684,500,000	744,633,270	779,798,400	781,000,000	859,100,000
Overall Total	2,812,984,000	4,007,498,100	4,383,184,000	5,366,650,000	6,320,675,976	7,095,994,647	7,703,958,246	9,956,477,346

* Estimated from the costs of procedures (between 45% and 50% of total expenditures).
Source: Ministry of Health – SCTIE (Brazilian term). August, 2011.

In Brazil, a health policy should begin with the sovereignty, associated with health, pharmaceutical care, access to medicines, investments in research, diseases...etc. Brazil has a dependency on imports, which puts the country vulnerable on national defense[11] in drugs and medicines. Graph 1.1 shows this dependence – the data from the Department of Foreign Trade (ALICEweb[12] Brazilian system). Exports are negligible; moreover, often constitute scarcely an improvement of some companies (MAGALHÃES, 2008).

The range of imports is composed in pharmaceutical products of Chapter 30 of the Mercosur Common Nomenclature (NCM[13] – Brazilian term). In 2011, it corresponded to approximately US$ 6.5 billion. An increase of more than 400% compared to back in 2000. One must consider that exports grew 600% during that same period. However, still there's a negative balance of US$ 5 billion. Thus, there is a need to strengthen policies to stimulate research, development, and innovation (R,D&I) for pharmaceuticals and consequently for Active Pharmaceutical Ingredients (API).

This challenge must be attainable in the API internalization and by existing drugs for more than 50 years, in which Brazil is dependent.[14] Nevertheless, we must promote the maintenance of the R&D into new drugs, biopharmaceuticals[15] and immunologicals to treat diseases even without treatment, thus allowing the country the opportunity to remain at the forefront of innovation focusing on the domestic industry (ENIFARMED, 2011).

Access to essential medicines to the population is provided through various intersectoral activities in the market, as well as the production of pharmaceutical drugs by private and public. But as domestic production does not meet this demand, the gap is remedied by the importation of API and/or formulated medicine. This fact has driven the major multinational pharmaceutical companies to focus their investments in Brazilian markets due to growth of 20%/year in the specific generics market, which only in 2011, topped US$ 6 billion (MAGALHÃES, 2008). Projections of IMS Health (2011) indicate that in 2015, the Brazilian generic market will be the 3rd largest in the world, leaving only the USA and China ahead. This performance caught

---

[11] It is the country's capacity to be sovereign in a particular area/product compared to other nations.
[12] Brazilian system'ALICE – Analysis of the Foreign Trade Information (Ministry of Development, Industry and Foreign Trade – MDIC).
[13] Set of items that standardize the classifications adopted for trade in the South American Common Market .
[14] For example, some raw materials that are not produced in the country, as dapsone for leprosy, ethambutol and isoniazid for tuberculosis, meglumine antimoniate for malaria etc.
[15] Are obtained by industrial process of microorganisms or cells genetically modified for the production of certain proteins of therapeutic applications.

the attention of the Pharmaceutical American Pfizer, which acquired 40% of the national pharmaceutical Teuto and France's Sanofi-Aventis, which bought National Medley in 2009. The Sanofi strategy was to gather the focus line of the generic drugs in a brand, in this case, the Medley.

The production of medicines from the companies installed in Brazil generates jobs, taxes, and that in turn encourages reinvestment not only for the companies themselves, but also for the infrastructure of the country. This fact is sometimes seen as protectionism, but by history (BERMUDEZ & OLIVEIRA, 2006), it can demonstrate that the developed countries with possession of innovative technologies have preserved their domestic markets to the detriment of National Defense (BRAZIL, 2008).

Despite the deficits found (import of API, disparities in medicines prices and access of the population), it can be observed that when a public policy is consistent, it creates new market niches and promotes the development of the country with better quality of life for its population. A successful example has been the generic drug policy established in 1999. About 90% of the production is in domestic companies, accounting for 16.6% of sales of Pharmaceutical Units (PUs) (PROGENÉRICOS, 2011). As shown in Graph 1.2, until September 2010, the number of generic medicines registered in the National Health Surveillance Agency (ANVISA – Brazilian term) reached 18,559.

There is a lack of drugs to treat diseases in the world, especially the so-called Neglected Tropical Diseases (NTD). This fact is not due to lack of scientific knowledge or the gap between basic researches and preclinical. It is the result of insufficient public policies for R&D of medicines in the national interest of developing countries, as well as the market failure, caused by low economic interest that these patients represent for the pharmaceutical industry (MOREL, 2002).

In Brazil, public policy actions are beginning to be promoted. In Rio de Janeiro in 2008, the State incentive for support study of NTD and emerging diseases in the value of US$ 10 million stood out, by Carlos Chagas Filho Foundation for Research Support of the State of Rio de Janeiro (FAPERJ – Brazilian term). In the same year, the National Council for Scientific and Technological Development (CNPq – Brazilian term) had earmarked US$ 17 million to support research activities on NTD such as dengue, chagas disease, schistosomiasis, leprosy, leishmaniasis, malaria and tuberculosis. In 2012 the FAPERJ prelaunch the new edict. It is worth noting also the constant international incentives such as the Bill and Melinda Gates (FBMG) and the new movement called London Declaration (London Declaration on Neglected Tropical Diseases) signed on January 30, 2012. The World Health Organization (WHO) and FBMG urging various international actors to unite in favor of controlling and eliminating 10 NTD until 2020 promoted this Declaration.

Graph 1.1 Brazilian trade balance for pharmaceuticals.

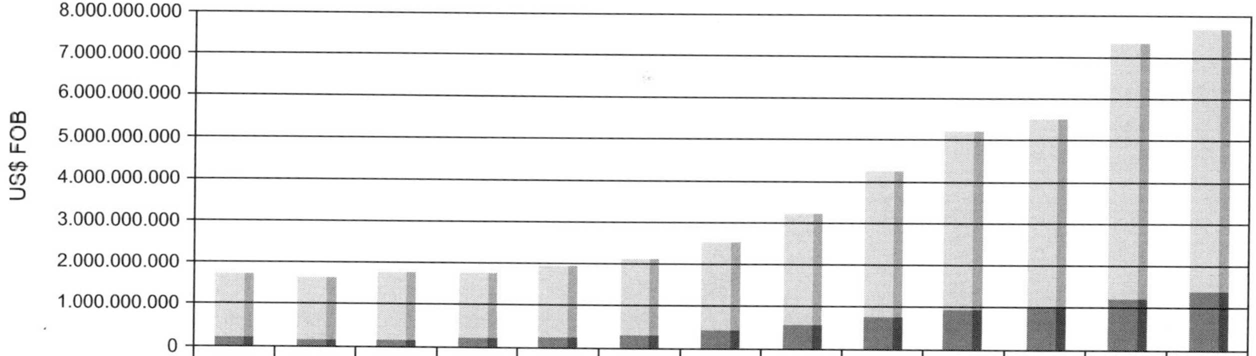

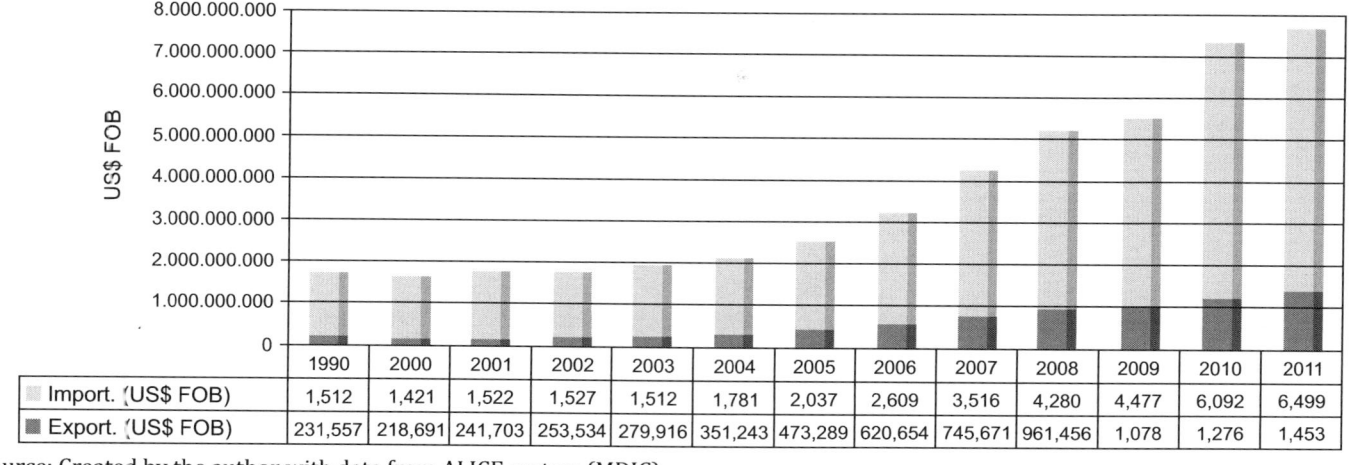

	1990	2000	2001	2002	2003	2004	2005	2006	2007	2008	2009	2010	2011
Import. (US$ FOB)	1,512	1,421	1,522	1,527	1,512	1,781	2,037	2,609	3,516	4,280	4,477	6,092	6,499
Export. (US$ FOB)	231,557	218,691	241,703	253,534	279,916	351,243	473,289	620,654	745,671	961,456	1,078	1,276	1,453

Source: Created by the author with data from ALICE system (MDIC).
Note: US$ in millions.

CHAPTER 1 • INTRODUCTION   9

Graph 1.2 Registers of generic medicines.

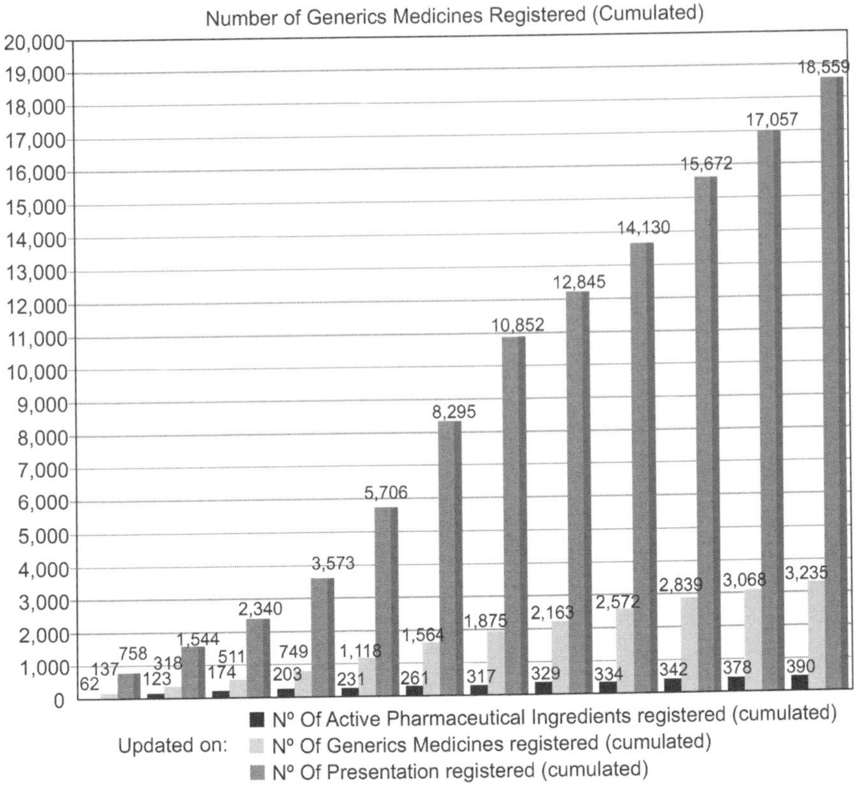

Number of Generics Medicines Registered (Cumulated)

[Bar chart with the following data values shown:]

18,559
17,057
15,672
14,130
12,845
10,852
8,295
5,706
3,573
2,340
1,544
758
137
62
318
123
511
174
749
203
1,118
231
1,564
261
1,875
317
2,163
329
2,572
334
2,839
342
3,068
378
3,235
390

■ Nº Of Active Pharmaceutical Ingredients registered (cumulated)
Updated on: ▦ Nº Of Generics Medicines registered (cumulated)
■ Nº Of Presentation registered (cumulated)

Source: ANVISA, 2011.

1.2   OVERVIEW OF NEGLECTED DISEASES

The concept of neglected diseases was initiated with the Rockefeller Founda-
tion in 1977, two years after the creation of Special Programme for Research
& Training in Tropical Diseases (TDR),[16] when it instituted the program Great
Neglected Diseases of Mankind (BRAZIL, 2006). Ever since, the WHO and
Doctors without Borders (MSF) proposed a new classification of diseases
as Global, Neglected and Neglected Extremely (YAMEY, 2002), as follows:

---

[16] TDR is a Special Programme for Research and Training in Tropical Diseases. It is an independent
global program of scientific collaboration that helps coordinate, support, and influence global
efforts to combat a portfolio of major diseases affecting the poor and disadvantaged. Founded
in 1975, TDR is sponsored by the United Nations Children's Fund (UNICEF), the United Nations
Development Programme (UNDP), World Bank and the World Health Organization (WHO).

- **Global**: this group includes cancer, cardiovascular diseases, mental and neurological disorders, and represents the largest concentration of R&D in the pharmaceutical industry. Although it affects both developed and developing countries,[17] most people who need these medicines cannot afford them and therefore the pharmaceutical market is not favorable. The layer of the population with higher income absorbs the high cost of these medicines.

- **Neglected**: are those that cause only a marginal interest in the pharmaceutical industry.

- **Extremely Neglected**: affect most populations in developing countries. Since most patients are poor, they don't represent any market for pharmaceutical industries, thus the majority is excluded from the R&D efforts of the industry and therefore outside of the pharmaceutical market. These are diseases such as sleeping sickness, Chagas disease and leishmaniasis (BEYRER, 2007).

Yamey (2002) shows this classification in Figure 1.1 The gray area represents the portion of the Pharmaceutical World Market concerning products for the aesthetics, such as cellulite, baldness, wrinkles, diets etc. This segment has become in recent years, a highly profitable market in rich countries.

Figure 1.1 Global diseases.

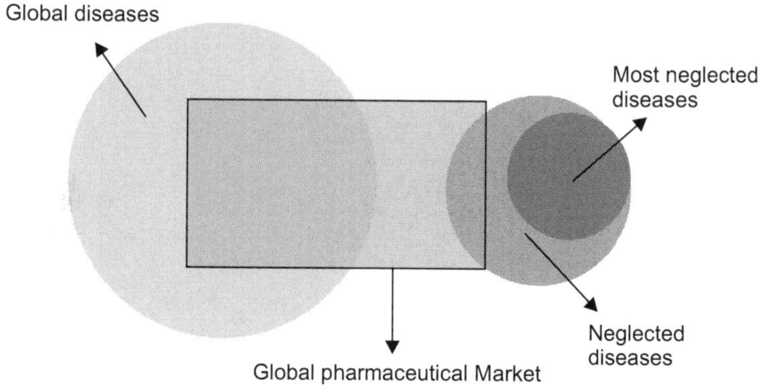

Global diseases

Most neglected diseases

Global pharmaceutical Market

Neglected diseases

Source: YAMEY, 2002.

---

[17] For example: BRIC (Brazil, Russia, India and China).

WHO report (2010) states that the NTD destroy the lives of over a billion people (almost one sixth of world population) in the world and threaten the health and productivity of millions. These infectious diseases attack the world's most vulnerable populations – those without access to safe water, sanitation or health care – making it even harder for these communities to go out of poverty line.

The history of public health shows that the factors responsible for the appearance of epidemics nowadays, are very complex. This approach improves the understanding of issues relating to NTD. Therefore, these diseases, according to the WHO, have no effective or appropriate treatments. These diseases are: African trypanosomiasis, Chagas disease, leishmaniasis, malaria, leprosy, onchocerciasis, filariasis, schistosomiasis, tuberculosis and dengue. Although, typical of less developed nations[18] and affect people primarily in developing countries, they have increased in developed countries, creating a devastating impact on humanity (DNDi, 2009).

There is a large volume of scientific papers dealing with the biology, immunology and genetics of the parasites causing these diseases, but these studies failed to create new therapeutic tools for those affected. According to the NGO Drug for Neglected Disease Initiative (DNDi), these diseases have been increasingly marginalized by research programs in both the public and the private sector (DNDi, 2009).

Bermudez (2006) noted that between the years 2000 and 2005, none of the twenty largest pharmaceutical companies worldwide have launched a single drug for NTD view of the most affected countries. These countries lack policies to encourage R&D for drugs in this area (BERMUDEZ, 2007).

Research on new drugs has focused mainly on diseases in developing countries. Studies of the Information System on Chemical Industry (SIQUIM, 2003) showed that several patents of the big Pharmas, possessed molecules that have had some action to NTD; however, they were not explored in this niche market. Thus, like the Government is most interested in treating these diseases and has the power to purchase medicines, is it wise to think that scenario is suggestive for Government initiatives, in an effort to encourage research in the domestic pharmaceutical companies, from existing registers.

In recent years, small movements toward the treatment of NTD occurred. Recently two large multinational companies, Sanofi-Aventis and Novartis, launched medicines for malaria with fixed-dosage combinations. They are Coarsucam® and Coartem® respectively. There have been also DNDi partnerships: in 2007 the combined fixed-dosage combination of artesunate + mefloquine (ASMQ) with Laboratory of Public Farmanguinhos/FIOCRUZ and

---

[18] Also called poor country. Such as Nigeria, Mozambique, Haiti.

in 2011 the new presentation for treatment of Chagas disease, benznidazole in children through DND*i* in partnership with the MoH and the Pharmaceutical Laboratory of Pernambuco State (LAFEPE – Brazilian term).

The R&D in new drugs goes through a process that begins with basic research of a new compound, applied research, the scale-up[19], then moving on to the pre-clinical, clinical data (with different phases), and lastly with the record product. Each of these steps must be carried out successfully to go to the next. When they are all accurate it reaches the final product. This set of steps that encompasses the R&D drug is known by term: "pipeline" (DND*i*, 2009).

For NTD, there are three major gaps identified in the R&D pipeline of drugs (Figure 1.2). These need to continue to be pursued and overcome to produce new medicines for the treatment of these diseases (DICKSON & GAGNON, 2004).

Actions to combat epidemics are most effective when there is constant synergy of government and society. For example, in 2008, there was a major epidemic of dengue fever and several efforts have been done, since the warning of the Pan American Health Organization (PAHO)/WHO until local surveillance of the health services. The results showed that the disease regressed in some cities, but is still a concern due to the severity of the problem; it is essential to have actions integrated with teamwork (WHO, 2009). Nevertheless, in the years 2011 and 2012, the joint efforts on public health by joining the three spheres of government (federal, state and municipal) caused an improvement in the attendance. However, the need for progress in adopting consistent measures for the control and prevention in the fight against NTD is imminent. Thus, efforts should be fueled by a governmental structure and supported by the scientific society, non-governmental organizations (NGOs) and with the pharmaceutical industry.

In Brazil, as an example of confrontation and overcoming, can be assigned one of the MoH programs for assistance to AIDS and Sexually Transmitted Diseases (DST/AIDS – Brazilian term). This success was only obtained after a strong movement of society, pressuring the government to a more aggressive stance in the treatment of seropositive patients. This position led the State to articulate actions to establish an integrated and effective program, where 100% of costs are kept by the SUS.

---

[19] This process allows a scale move production in the laboratory or pilot scale in development, to a scale production much greater.

These results demonstrate that the synergy of actions seem to be the most effective way to fight the existing scenario in NTD. However, what has been achieved in these neglected areas is still too little compared to the investment gap on a global scale that has been going on for more than 30 years.

The potential to generate knowledge of the university and research institutes cannot be ignored for R,D&I in NTD, as well as skills in existing industries. Thus, government actions must be the major inducer of this interaction for the advancement of science, technology and domestic production for the benefit of Brazilian society.

Thus, this book has as its main work, the raising awareness of these NTD that affect more than 1 billion people worldwide and help perpetuate poverty. In addition, Brazil is a tropical country that concentrates 8 NTD among the global burden[20] of NTD (trachoma, Chagas disease, lymphatic filariasis, leprosy, river blindness, soil helminthiasis, schistosomiasis and visceral leishmaniasis) (WHO, 2011).

Therefore, to reflect this subject in Brazil, involves in understanding the historical evolution of public health and Brazilian epidemiology, as well as having a vision of the dynamics of the pharmaceutical market "GLOCAL".[21] In this context we should also be including the marketing of drugs for neglected diseases and finally identifying skills and technological trends in the area, in order to foster partnerships to overcome the overall impact of these diseases.

---

[20] The concept to measure how much and how the people live and suffer the impact of certain pathology.
[21] Helping the individual to have a global attitude towards local developments (glocalisation) (HUMBERT, 2005).

Figure 1.2 Pipeline drug development.

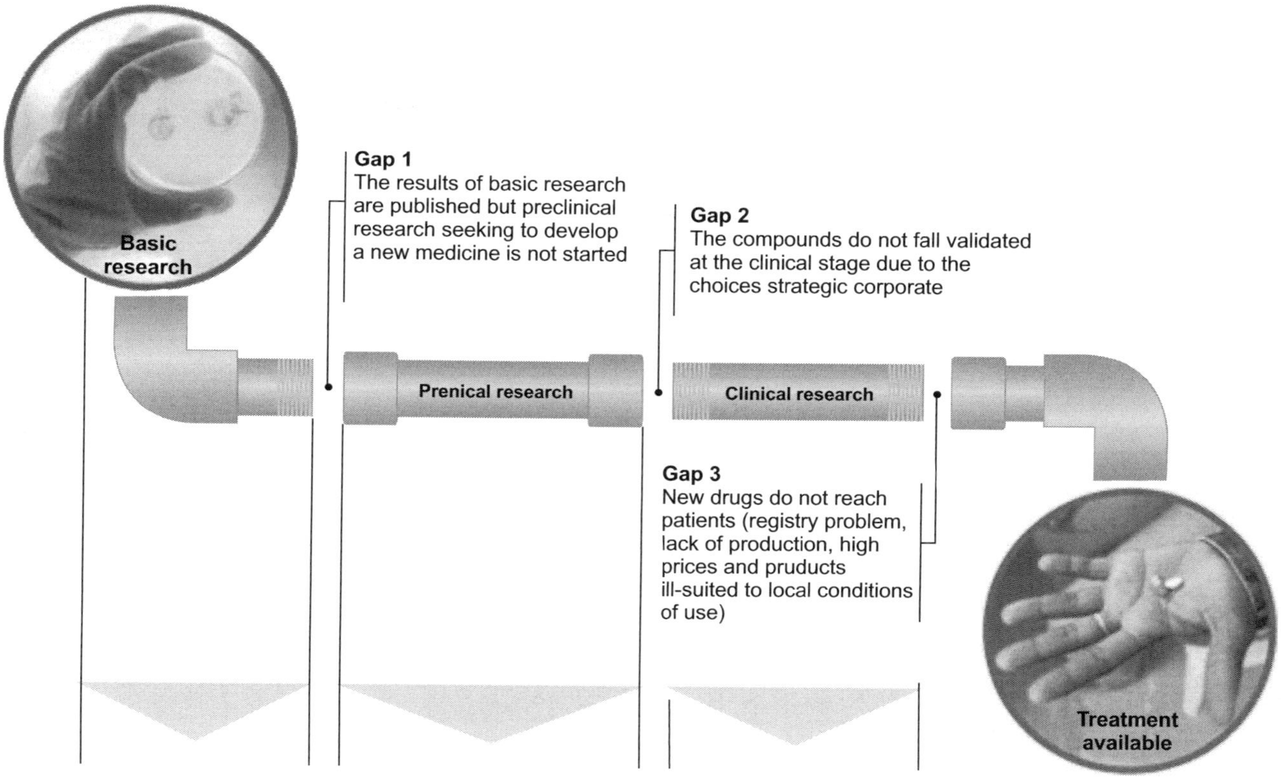

Basic research

Gap 1
The results of basic research are published but preclinical research seeking to develop a new medicine is not started

Prenical research

Gap 2
The compounds do not fall validated at the clinical stage due to the choices strategic corporate

Clinical research

Gap 3
New drugs do not reach patients (registry problem, lack of production, high prices and pruducts ill-suited to local conditions of use)

Treatment available

Source: DNDi reports, 2009.
Note: Value US$ in millions.

CHAPTER 2

HISTORICAL DEVELOPMENT
OF EPIDEMIOLOGICAL AND PUBLIC HEALTH

"Before you do anything, stop and recall the face of the poorest most helpless destitute person you have seen and ask yourself, "Is what I am about to do going to help him?"
Mahatma Gandhi

This chapter presents an overview of public health in the world and specifically in Brazilian territory to demonstrate government actions in this area. It shows the evolution of the epidemiological situation in the country and, in particular, six neglected diseases.

2.1 INTRODUCTION

Human history has been marked by great discoveries and/or ideas as economic events, measures seeking to prevent diseases, the mobilization of social classes and working. But another factor that makes it possible to measure milestones in the history is the epidemiology. This means: diseases affecting the population, like for example the Spanish flu in the late XIX century. This disease, at the time, devastated about 50% of humanity. Also noteworthy are the wars, which were factors in the spread of epidemics in Antiquity (BRAZIL, 2007).

Ujvari (2003) demonstrates that public health dates from antiquity all the way back to the Greek; this mostly influenced Western culture. They believed that the god Apollo sent diseases. In this sense, the belief in the divine origin of diseases and epidemics do not prevent people from antiquity to express their culture care with hygiene and sanitation. Note the care of public health, when the inhabitants of the peninsula, in ancient time, appeared performing drainage of wetlands and making the supply of clean drinking water (UJVARI, 2003).

During this same period of time, there was malaria, which the people believed to have originating of the fever swamps. Nowadays, it is understood that malaria parasite reproduce in mosquitoes, so men are defiled by being bitten by these insects, which inoculate the agent in the blood. However, ancient people did not understand that after the landfill or the draining of the marshes around the city, the extinction of mosquitoes occurred. They

understood that the unpleasant odor stopped, or the extinction of "bad air", which caused the fevers. This gave the name of malarial fever ("bad air") (UJVARI, 2003).

Men seek improvement in quality of life through scientific research worldwide and so he has been fighting epidemics throughout history. Thus, according to the UN, (United Nations) the life expectancy in the mid-XX century has increased by 20 years in the world. If we consider the last two centuries, it has almost doubled. Concerning Brazil, it has followed this development above the world average, as well as in Latin America, but in this case reaching a little below average (ONU, 2000).

The scientific discoveries favor the global technological development and hence promote public health actions aimed at improving the quality of life. These global efforts, to combat the diseases that plague mankind, are promoted by private or public institutions located primarily in developed countries. Impartially, WHO (established in October 24, 1995) has as its goal to map the global public health and promote actions to combat the diseases in the desire of aspirating a healthier humanitarian civilization (BRAZIL, 2004).

In Brazil, since the colonial era to the 1930's, successive administrative reorganizations, and editions of many standars in the country have marked public health. These actions were developed without a significant institutional organization, they were created and extinguished in several agencies that prevented and controlled diseases. In order to organize the MoH, they created the National Health Foundation in 1991. These institutional and administrative difficulties occurred due to the limited scientific, technological and industrial knowledge at the time. Moreover, there were also contributions to the expansion of health care linked to the logic of the market, as well as, the slow process of formation of a consciousness of citizenship rights (BRAZIL, 2004; BRAZIL, 2006).

During the re-democratize of the country, the involvement of various social agents, organizations and prominent people, such as health workers, who occupied important positions in Brazil, has increased by the reform ideals of Brazilian society. Thus, the democratization of health strengthened the movement for health reform, advancing and organizing their proposals in the VIII National Health Conference, 1986, which established the basis for the creation of SUS (BRAZIL, 1975, BRAZIL, 2004).

The Brazilian Constitution of 1988 defined Brazil as a democratic State of law and proclaimed health as duty of the State and for all. In addition, it has established channels and control mechanisms and social participation, in order to guarantee the social and individual right of the citizen.

CHAPTER 2 • HISTORICAL DEVELOPMENT OF EPIDEMIOLOGICAL AND PUBLIC HEALTH   17

Thus, the epidemiological and demographic profile of Brazil has been changing, due to some actions such as improved health, sanitation and the emergence of new technologies and medicines. Some results were, for example, the decrease in infant mortality, fertility and, therefore, greater longevity. It is worth emphasizing that the UN predicts a global phenomenon of population aging and will be deeper in developing countries such as Brazil (ONU, 2000).

The outlook according to the Brazilian Institute of Geography and Statistics (IBGE – Brazilian term) indicates the growth of the elderly population (people over 60 years) of 7.8% in 2000 to 13% in 2020 (about 27 million people), and the trend is to continue growing (IBGE, 2000).

2.2 HISTORICAL EVOLUTION

2.2.1 In the world

Seven million years ago, our ancestors coexisted with infections associated with bacteria. Their intimacy became peaceful sometimes but most often fatal. These microorganisms have always been the oldest form of life and more resistant to physical changes by which the planet passed, lived in step with human history of the planet, affecting the attitudes of men and changing their behavior. Accordingly, social, political, and economic changes occurred due to devastating epidemics, as well as battles and wars, which were often decided by epidemics in military camps (BRODY, 1999).

In the L century B.C. there were already reports on the biblical plagues of Egypt – diseases that killed thousands of people. These diseases, when spread, can lead to chaos cities, regions and even countries. An example is the black plague[1] in Europe from 1347-1350, where it was estimated that this plague had killed twenty million people in the cities, decimating ⅓ of the population (NETO, 1989).

In this context, the European population harbored the infectious agent of bubonic plague for four centuries. The Church, which was the richest institution in the Middle Ages, protected people from "evil". Thus, took for itself the knowledge of medicine and care to patients. Thereby, Church broadened its knowledge and power at the time. This action established the Church as a major landowner across Europe. This concept was strengthened when it built temporary pensions that later became in the nosocomium. These were the first buildings to layout Hospital to care for and treat the sick. Thereafter the "nosocomial" term[2] originated (ANTUNES, 1991).

---

[1] Medieval name assigned to the Bubonic Plague – a pandemic that swept the Middle Ages.
[2] We had been relating to hospital.

Researches for improving public health were permeated by the theory of "miasms". In the XIX century, the people believed in the hypothesis that when breathing polluted air in unhealthy, dirty and unhygienic places, this would be responsible for the appearance of epidemics. Thus, this theory served to establish the principles of health reform during the following decades in Europe and America. In the following century, the theory of contagion person/person, opposed to "miasms" was created" (ANTUNES, 1991).

Modern times have provided some events such as ocean travel, the growth of cities, food shortages, population growth, colonization and war. Likewise, resulting in the emergence of new diseases, Europe identified syphilis, smallpox, measles and dysentery. In the Caribbean, yellow fever and smallpox occurred, which devastated the indigenous population in the Americas (UJVARI, 2003).

The factors responsible for the appearance of epidemics today are complex and often overlapping each other. The scientific, technological and industrial development favored the action of man, changing the ecosystem of nature and thus providing emergence of diseases such as dengue, hemorrhagic fever, Ebola, Hantavirus, AIDS etc. (ANTUNES, 1991).

There have been huge advances that medicine has achieved over the centuries to improve the quality of life and how the nations are gradually favoring their populations with access to new therapies. However, for developing countries, access is still difficult and for the least developed countries, it becomes much more difficult.

Murray and Lopez (1996), in Table 2.1, show the expected change in patterns of diseases and risk factors that affect overall health by the year 2020. In it, there are fifteen main categories of diseases and disabilities in the 1990's and expected deseases for 2020. In 1990 the three main causes were pneumonia, diarrhea, and perinatally conditions. When analyzing 2020, these causes will be replaced for ischemia of the heart, depression and traffic accidents. But, it should be noted that tuberculosis will remain in 7th place.

There is a worldwide concern that access to healthcare should become universal. The WHO found that, in the 1990's, US$ 50-60 billion per year was spent on health research. However, only 10% was allocated to health problems that affect 90% of the world population. This disparity is directly related to the oligopoly of the 100 largest international companies, which intend 75% of its production to the US, Japan, Germany, France, Italy and the UK (MSF, 2001).

CHAPTER 2 • HISTORICAL DEVELOPMENT OF EPIDEMIOLOGICAL AND PUBLIC HEALTH   19

Table 2.1 Order of the 15 leading causes of illness

Ranking	Illness or Injury 1990s	Ranking	Illness or Injury 2020s
1	Respiratory Infections	1	Ischemia of the heart
2	Diarrhoea	2	Unipolar depression
3	Perinatal conditions	3	Traffic accidents
4	Unipolar depression	4	Cerebrovascular
5	Ischemia of the heart	5	Chronic obstructive pulmonary
6	Cerebrovascular	6	Respiratory Infections
7	Tuberculosis	7	Tuberculosis
8	Measles	8	War
9	Traffic accidents	9	Diarrhoea
10	Congenital anomalies	10	HIV
11	Chronic obstructive pulmonary	11	Perinatal conditions
12	Malaria	12	Violence
13	Scams	13	Congenital anomalies
14	Anemia	14	Self-injuries
15	Malnutrition Protein-energy	15	Cancer of the trachea and bronchi

Source: Murray e Lopes (1996).

The UN, concerned to improve health public, held the assembly of the United Nations in 2000, with 191 countries at the Millennium Summit. They pledged to fulfill the following objectives of the Millennium Development Goals by 2015: eradicate extreme poverty and hunger; achieve universal primary education, promote gender equality and empower women, reduce child mortality, improve maternal health, combat HIV/AIDS, malaria and other diseases, ensure environmental sustainability, and develop a global partnership for development.

2.2.2 In Brazil

After the institutionalization of MoH in 1953, several developments have occurred in order to redirect actions to address Brazilian public health. Among the agencies that were subject to the new Ministry, it is worth noting that the Oswaldo Cruz Institute (IOC – Brazilian term) preserved its status as a body of research, exploration and production of vaccines. Other institutions were the National School of Public Health (ENSP – Brazilian term), with the responsibility of training and improving the staff and, finally, the former Special Service of Public Health, maintaining performance in the area of sanitary and technical demonstration of emergency services beyond its direct executive action in the field of sanitation and health-care for the States (BRAZIL, 2004).

Another milestone in the history of health at the ministerial level took place in 1963, with the III National Health Conference (CNS – Brazilian term), convened by Minister Wilson Fadul. He was vehement defender of the theory of the services decentralization. The Conference proposed the reorganization of health-care services and sanitation to determine a new division of roles and responsibilities between the political and administrative levels of the Federation aimed mainly at the municipalization of services. (ANTUNES, 1991).

With the implementation of administrative federal reform, on February 25 1967, it was established that the MoH became responsible for formulating and coordinating the National Health Policy (PNS – Brazilian term), which until then had not been implemented. Thereby, establishing the following competency areas for discussion: PNS; Medical and paramedical activities; preventive measures in general; health surveillance of borders and seaports, river and air; control of drugs, medicines, food, medical research, and health (BRAZIL, 2004).

Throughout fifty-nine years of institutionalization the MoH was going through several structural reforms. The most important reform occurred throughout the 1980's, with the Federal Constitution of 1988. It determined that it was the State's duty to ensure health for the entire population through the Unified Health System according to LOS in 1990.

With the changes in the health field, the epidemiological Brazilian profile began to show changes. In Graph 2.1 we can observe a significant increase for respiratory diseases and external causes. However, for infectious and parasitic diseases, the decline was only 2%.

Graph 2.1 Percentile of mortality proportional to groups (1980-1999).

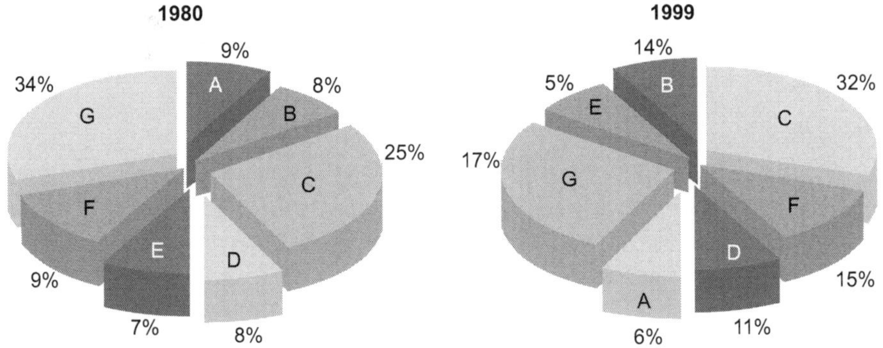

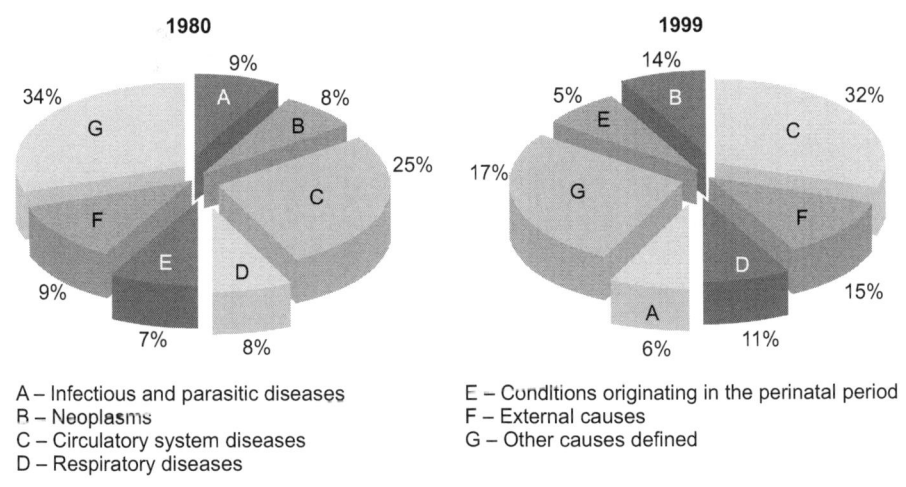

A – Infectious and parasitic diseases
B – Neoplasms
C – Circulatory system diseases
D – Respiratory diseases

E – Conditions originating in the perinatal period
F – External causes
G – Other causes defined

Source: MoH/FNS/SIM/National Centre of Epidemiology.

CHAPTER 2 • HISTORICAL DEVELOPMENT OF EPIDEMIOLOGICAL AND PUBLIC HEALTH   21

The Table 2.2 provides a range of eight years. It is observed that over 60% of deaths reported in the country in 2004 were due to three different causes: cardiovascular diseases (31.8%), external causes[3] (14.2%) and neoplasms (13.4%), with small variations in the values of 1996 (BRAZIL, 2008).

The consequences of actions by MoH and by managers of SUS have resulted in increasing the quality and services for the population, especially in management skills in areas such as promotion, assistance, supervision and production complex. This phase reflects a new way of looking at health and recognizing that, in addition to being a right for all, it helps for the economic development of the country by generating jobs and more income. This makes sense because it represents between 7% and 8% of GDP,[4] while encompassing industrial activities and services related to health (BRAZIL, 2009).

These results are achieved through the constant advances in various Brazilian health programs, as exemplified in Figure 2.1. All guidelines are aligned within a macro context of intersectoral.

2.3   EPIDEMIOLOGICAL SCENARIO

2.3.1 Trends in mortality

It is estimated that in 2030, aging of the population of low and middle income will cause ¾ of all deaths. Over the next 20 years the proportion of death for non-communicable diseases will have a significant global growth. Deaths from cardiovascular disease will increase from 17.1 million to 23.4 million and cancer will increase from 7.4 million to 11.8 million. It can be concluded that deaths due to cancer, cardiovascular diseases, and traffic accidents will represent 56% of deaths, in a total of 67 million (WHO, 2008).

This increase in deaths due to no communicable diseases will be accompanied by large declines in mortality for major causes of death, such as newborn, perinatal and nutritional status. They might also include HIV infection, tuberculosis (TB) and malaria. However, in relation to deaths caused by HIV/AIDS, it is expected an increase of 2.2 million to a maximum of 2.4 million (from 2008 to 2012) and a decline of 1.2 million in 2030 (WHO, 2008). Graph 2.2 shows projection of deaths in countries with low income, middle and high.

---

[3] Cause of death caused by external factors such as "stray bullet".
[4] Gross Domestic Product.

Table 2.2 Percentage of proportional mortality – from 1996 to 2004

Cause Groups	Brazil		North		Northeast		Southeast		South		Midwest	
	1996	2004	1996	2004	1996	2004	1996	2004	1996	2004	1996	2004
Infectious and parasitic diseases	6.8	5.1	9.2	7.3	8.6	6.0	6.6	4.9	4.6	4.0	8.1	5.5
Neoplasms	13.4	15.7	11.2	12.7	10.6	12.5	13.6	16.3	16.4	19.2	12.0	14.4
Diseases of the circulatory	32.3	31.8	24.1	24.3	29.9	30.9	33.3	32.7	34.7	33.1	28.9	30.8
Diseases of the respiratory	11.5	11.4	9.5	11.1	9.4	9.5	11.8	12.2	13.4	11.8	9.8	10.1
Certain conditions originating in perinatal period	4.8	3.5	10.6	8.2	6.9	5.7	4.2	2.4	3.3	2.2	5.7	3.6
External causes	15.4	14.2	20.1	18.9	17.0	15.5	14.9	13.3	13.1	12.6	20.5	17.8
Other causes defined*	15.7	18.3	15.3	17.6	17.7	19.9	15.6	18.2	14.6	17.1	15.1	17.8
Total	100.0	100.0	100.0	100.0	100.0	100.0	100.0	100.0	100.0	100.0	100.0	100.0

* Considering deaths ill-defined, correspond to the Chapter XVII – symptoms, signs and abnormal clinical and laboratory not elsewhere classified (codes R00-R99), the 10th Revision of International Classification of Diseases (CID-10) and Chapter XVI – Symptoms, signs and ill defined (codes 780-799) of the 9th Revision (CID-9).

Source: MoH/SVS – System of Mortality Information.

CHAPTER 2 • HISTORICAL DEVELOPMENT OF EPIDEMIOLOGICAL AND PUBLIC HEALTH   23

Figure 2.1 Example of policies in health.

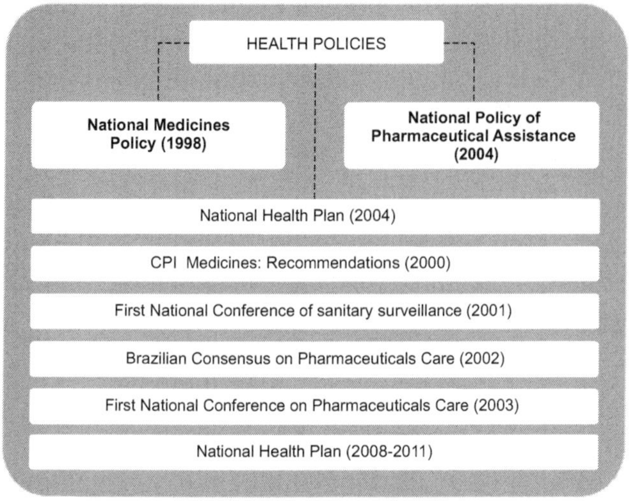

Source: Adaptation by ANVISA, 2010 (II Forum on Medicine Traceability).

Graph 2.2 Projection high, medium and low causes of death.

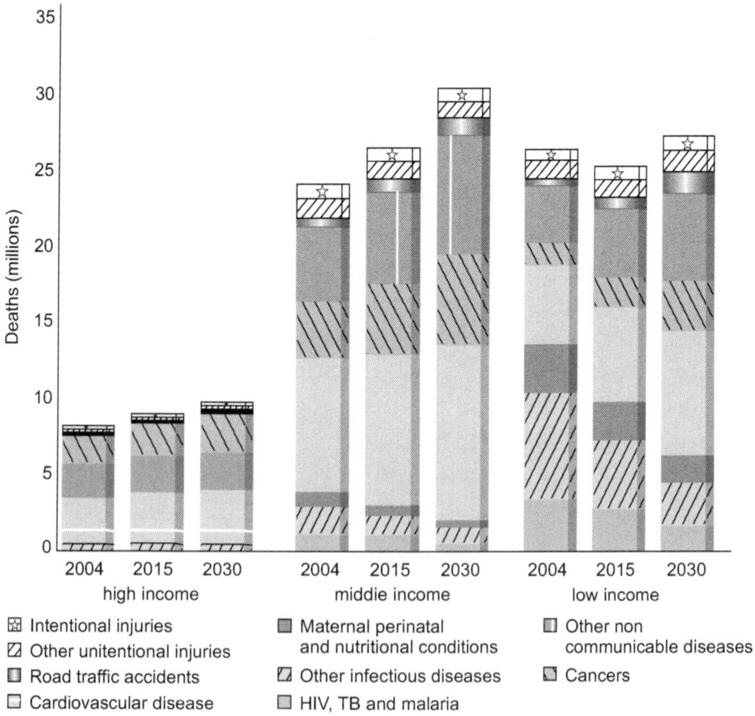

Source: WHO, 2008.

The WHO constantly monitors issues that directly impact the health of the population and provide better quality of life internationally. In this sense, it is observed in Tables 2.3 and 2.4, the improved life expectancy of the population when there are investments in basic sanitation and drinking water. These results contribute significantly to minimize spending on health care, as well as directly impacting on the rate of morbidity and mortality

The results of global efforts to access sanitation and drinking water indicate that the quality of life improved. However, the growth of the world's population and the socio-economic conditions, coupled with the resurgence of endemic diseases, show the need for constant surveillance and prevention activities.

2.3.2 Epidemiological overview of the diseases in Brazil

LOS defined the Epidemiologic Surveillance in Brazil as *the set of activities that enables and gathesr the information necessary to know at any time, the behavior or natural history of diseases, as well as to detect or predict changes in their conditioning factors, in order for recommending, on firm foundations, the measurements indicated and efficient for the prevention and control of certain diseases (BRAZIL, 2008).*

Thus, the Secretariat of Health Surveillance (SVS – Brazilian term) of MoH works for the promotion and disseminate use of epidemiological methodology at all levels of the SUS. This is intended as the establishment of information systems and the analysis that monitors the Brazilian national health and subsidizes the formulation, implementation and evaluation of prevention and control of diseases and disorders, as well as prioritization and organization of health services and actions (BRAZIL, 2008).

The diseases were the main causes of death in the Brazilian capital during the 1930's, accounting for more than a third of deaths registered in these places, probably much less than the percentage that occurred in rural areas, which do not have adequate records. The change in this situation occurred because of the sanitation improvements, the development of new technologies such as vaccines and antibiotics, and the expanded access to health services and control measures. Brazil has achieved success as the elimination of measles, but other diseases still have a situation of persistence or reduction. This fact, propels the building of new strategies that propose greater integration between the areas of prevention, control and health care network, considering that an important focus of action in this group of diseases is devoted only on the diagnosis and treatment of sick people, aimed at interrupting the transmission chain (ALBUQUERQUE, 2002; BRAZIL, 2010).

Table 2.3 Percentage of investment in risk factors – water and sanitation

Member State of WHO	Improvement in access to potable water per year (%)											Drainage Improvement per year (%)								
	Urban			Rural area			Total				Urban			Rural area			Total		
	1990	2000	2006	1990	2000	2006	1990	2000	2006		1990	2000	2006	1990	2000	2006	1990	2000	2006
Brazil	93	96	97	54	57	58	83	89	91		82	83	84	37	37	37	71	74	77
Region of the Americas	96	98	98	73	78	81	90	93	94		89	91	92	58	65	68	81	85	87
Region of Europe	98	99	100	87	90	92	95	97	97		97	97	97	84	85	85	93	92	92

Source: Prepared by data from World Health Statistics, 2008.

Table 2.4 Mortality and disease outbreak

Member State of WHO	Years of life expectancy per Year									Morbidity (per 100,000) per year									
	Male			Female			Both			Incidence of TB (Tuberculosis)			Prevalence of TB			TB with people HIV +		
	1990	2000	2006	1990	2000	2006	1990	2000	2006	1990	2000	2006	1990	2000	2006	1990	2000	2006
Brazil	63	67	68	70	73	75	67	70	72	84	60	50	129	89	55	0	0	1
Region of the Americas	68	70	72	74	77	78	71	73	75	65	45	37	96	61	44	0	0	0
Region of Europe	67	68	70	74	76	78	70	72	74	37	51	49	53	70	54	0	0	0

Source: Prepared by data from World Health Statistics, 2008.

Besides the need to promote prevention and control of communicable diseases, it is necessary to expand the capacity of action for new situations that arise in the form of surges or due to the emergence of unusual diseases, often with high gravity. Since the early 1980's, some infectious diseases were best identified or were reintroduced in Brazil, such as AIDS (1980), dengue (1982), cholera (1991), and Hantaviruses (1993). Among these, only cholera showed significant reduction in the last decade (BRAZIL, 2008).

It should be noted that, a group of diseases still carry a major impact on morbidity, especially those diseases which do not have effective mechanisms for prevention and/or have a close association with environmental, social, and economic causes (BRAZIL, 2009).

2.3.3 Overview about neglected diseases

In the following paragraphs there are six neglected diseases. These were selected based on Decree nº 5 of 02/21/2006 of SVS, which has a National List of Diseases and Diseases of Compulsory Notification (LNDANC – Brazilian term). In this report, forty priority diseases for the country are presented, among which six are neglected, as Chagas disease, dengue, leprosy, leishmaniasis, malaria, and tuberculosis. Considering also that in the same year 2006, the Department of Science and Technology (DECIT – Brazilian term) of MoH prioritized their actions in health research in these same diseases, and then it was decided to approach, in this book, only six diseases.

2.3.3.1 Chagas disease

General data

This disease is caused by Trypanosoma cruzi parasite (T. cruzi). Insects known as "kissing bugs" or "hickeys" mainly transmit it. Worldwide estimates indicate that there are about 10 million people infected with the disease whereas 25 million are at risk. It can be noted, that this illness has been causing over 10,000 deaths/year and more than 8 million people contracted the disease in the Americas each year. Chagas disease occurs in two phases and kills more people in this region than any other parasitic disease, including malaria. The existing treatments are not satisfactory and can have toxic side effects (WHO, 2012).

The WHO recognized that the problem is global considering that there were cases reported in non-endemic countries like Spain, USA and Australia. Thus, in January 2012, this organization jointly with the Bill Gates Foundation and other partners included the diseases in the document called "London Declaration" (WHO, 2012).

It´s estimated that 1,067 of 65,255 (16 per 1000) Latin American immigrants living in Australia might be infected with T. cruzi. In Canada, in 2001, 1,218 of the 131,135 immigrants (9 per 1000) were also infected. In the US, a survey indicated that, from 1981 to 2005, between 56,000 and 357,000 of the 7.2 million legal immigrants (8 to 50 per 1000) could be infected. In Spain, 5125 of the 241,866 legal immigrants (25 in 1000) may be infected (WHO, 2008).

In Brazil, there are 2 to 3 million people infected with the disease. Figure 2.2 shows the distribution of this disease worldwide and the number of infected people estimated in non-endemic countries.

Figure 2.2 Distribution of Chagas disease in the world.

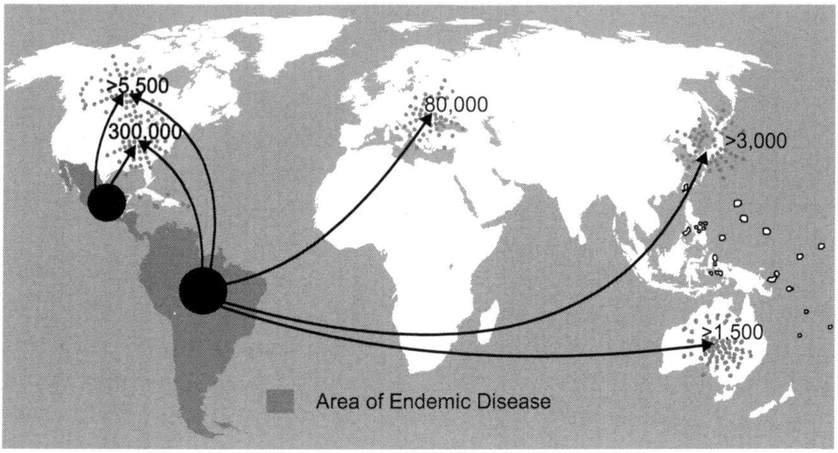

Source: COURA, 2010.

2.3.3.2 Dengue

General data

The dengue virus can be transmitted by the bites of two mosquito species: *Aedes aegypti* or *Aedes albopictus*, the first can also transmit yellow fever. The mosquito has white spots on the body and only attacks people during the day (especially at dawn and late afternoon). It lives inside houses, buildings or in their surroundings. The females require blood to mature their eggs, for that reason alone they bite and, therefore, can transmit the disease (WHO, 2008).

This sickness is also known as "break-bone fever" and viruses of the flavivirus family cause a febrile illness. The existing types of viruses are DEN1, DEN2, Den3, and Den4, which can cause the classical hemorrhagic form of the disease. It can be found in approximately 100 countries of the Americas, Africa, Pacific Islands, Asia, and the Mediterranean (Figure 2.3) (WHO, 2008).

Figure 2.3 Distribution of dengue in the world.

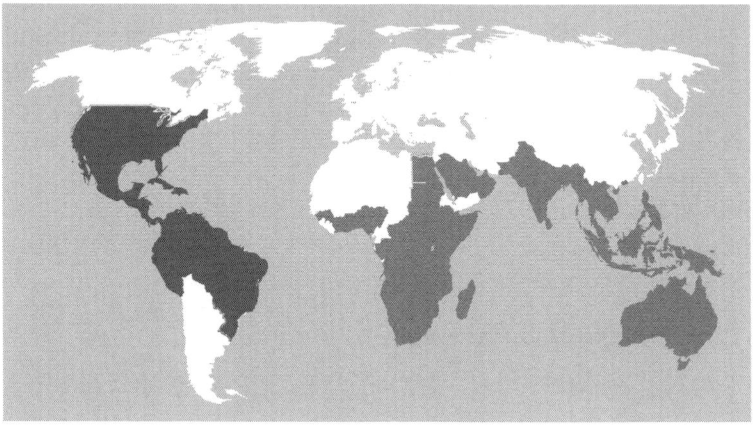

Source: WHO, 2010.

Dengue is a serious and potentially lethal disease. The WHO estimates that about 2.5 billion people are at risk of attaining it. The number of infections has increased dramatically in recent decades due to increased urbanization, trade, and travel, across the globe.

The major problems and challenges in dengue control are the absence of vaccines; extensive areas of spread of the mosquito; insufficient scientific knowledge to reduce vector populations; problems with early detection and notification of cases of illness and finally, frailty of the integration of surveillance entomological and epidemiological surveillance. In Figures 2.4 and 2.5 it may be observed the different kinds of dengue in Brazilian territory, and the areas at risk for the disease in this country (BRAZIL, 2010).

There is no vaccine for this disease, however the multinational Sanofi Pasteur, the Research Institutions of the Oswaldo Cruz Foundation and the Butantan Institute are working in development, whose prediction of the first results are for the year 2012. Thus, the only solution, at the moment, is to prevent the reproduction of the infected mosquito and hence preventing contamination of the population (WHO, 2008).

CHAPTER 2 • HISTORICAL DEVELOPMENT OF EPIDEMIOLOGICAL AND PUBLIC HEALTH   29

Figure 2.4 Dengue – serotypes circulating in Brazil from 2001 to 2006.

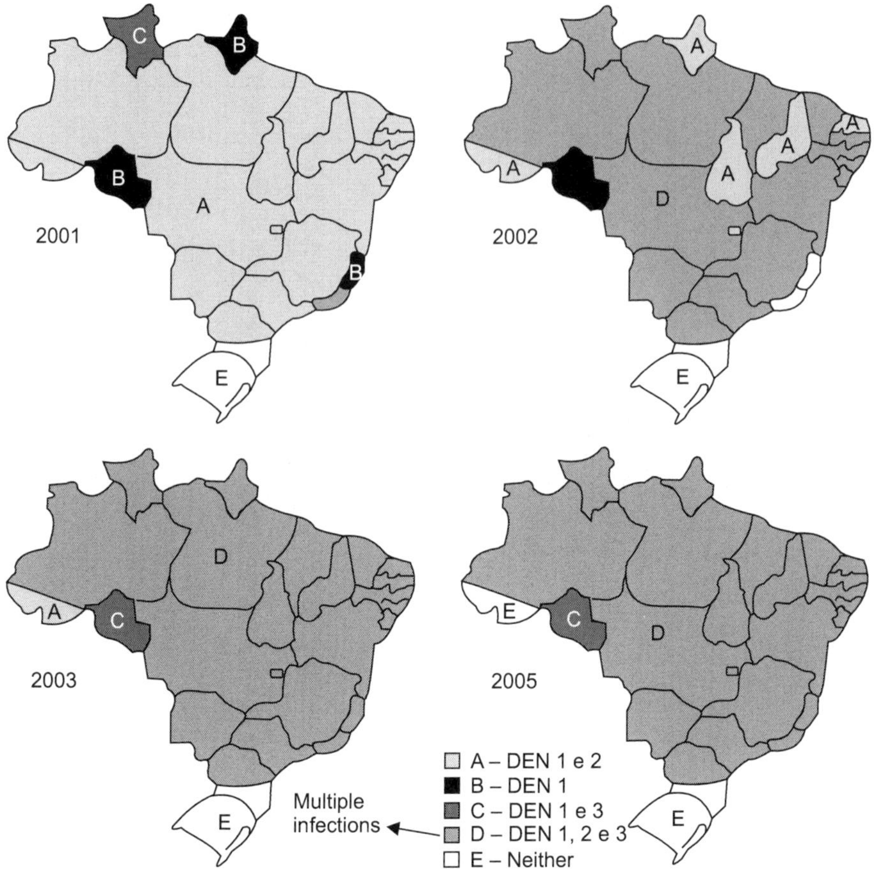

2001

2002

2003

2005

Multiple infections ◄

☐ A – DEN 1 e 2
■ B – DEN 1
▨ C – DEN 1 e 3
▨ D – DEN 1, 2 e 3
☐ E – Neither

Source: Revista de Saúde Pública 2010;44(1):200-2.

Figure 2.5 Potential areas of common Dengue and Dengue Hemorrhagic Fever (DHF).

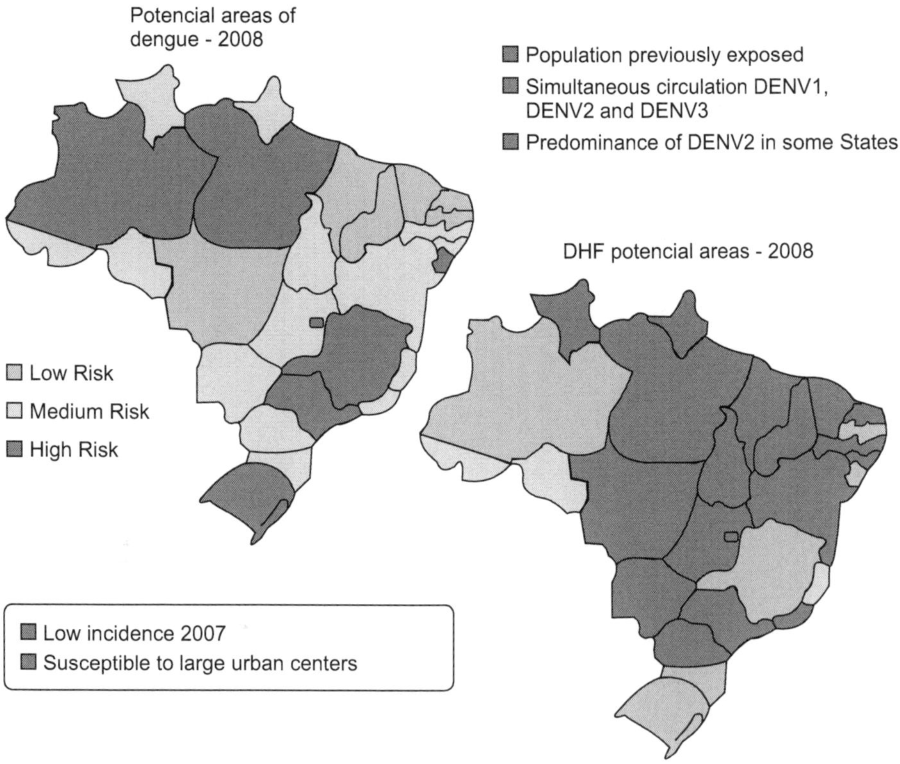

Potencial areas of
dengue - 2008

■ Population previously exposed
■ Simultaneous circulation DENV1, DENV2 and DENV3
■ Predominance of DENV2 in some States

DHF potencial areas - 2008

□ Low Risk
□ Medium Risk
■ High Risk

■ Low incidence 2007
■ Susceptible to large urban centers

Source: Revista de Saúde Pública 2010;44(1):200-2.

2.3.3.3 Hansen disease

General data

Hansen disease is an infectious disease with chronic disease evolution caused by *Mycobacterium leprae*. This specie of *mycobacterium* is the only species that affects primarily the skin and peripheral nerves of the extremities of the body, particularly *Schwann* cells.[5] It is concentrated in 17 countries and 200,000 new cases are reported each year to WHO (WHO, 2012).

---

[5] It means "gliales cells" (non-neuronal cells of the central nervous system that provide support and nutrition to the neurons) that originates in the peripheral neural crest and the embryonic accompanies the neuron during its growth and development. Covers the prolongations of the neurons.

This disease remains as a public health problem. In 1990, the prevalence was 19.5 cases p/10,000 inhabitants, and decreased to 2.1 in 2007. In the south and southeast, the prevalence was less than 1/10,000 people; however in other regions this goal has not yet been reached. The northern region has 5.43, the Northeast 3.15 and the Midwest 4.06. Among the States, Tocantins and Mato Grosso are the ones who had the highest prevalence. The main factors that contributed to these advances were the introduction of multidrug therapy (MDT), the decentralization of surveillance and control to the municipalities, and their integration with the strategy of family health programs (BRAZIL, 2010).

This disease has an unhappy past with discrimination and isolation of patients, which no longer exists today, because the disease can be treated and cured. The transmission of this disease is by germs removed by saliva droplets that are inhaled and enter the body through the nose. Another possibility is the direct contact with skin through wounds of patients. However, extended intimate contact is necessary for contamination,an example would be the coexistence of a family in the same residence; hence the importance of examining the patient's relatives with leprosy (ALBUQUERQUE, 1999).

The incubation period lasts on average 2-7 years, but there are references to a shorter period of 7 months, in addition, longer than 10 years. The disease has a low lethality and mortality. It may occur at any age, race or gender. It is noteworthy that there are relationships between endemicity and low human development indices (IDH).

Most of the adult population is resistant to leprosy, but children are more susceptible, usually acquiring the disease when there is a patient with contamination in the family. Among the predisposing factors, there is the low socioeconomic status, malnutrition, and overcrowding in the homes. Because of this, the disease still has a high incidence in developing countries (ALBUQUERQUE, 1999).

Hansen disease is curable and the treatment varies according to the form of the disease: six months for mild cases and 12 months for the severe forms.

The WHO shows in Figure 2.6 the prevailing rate of global leprosy in early 2009.

Figure 2.6 Distribution of hansen disease in the world.

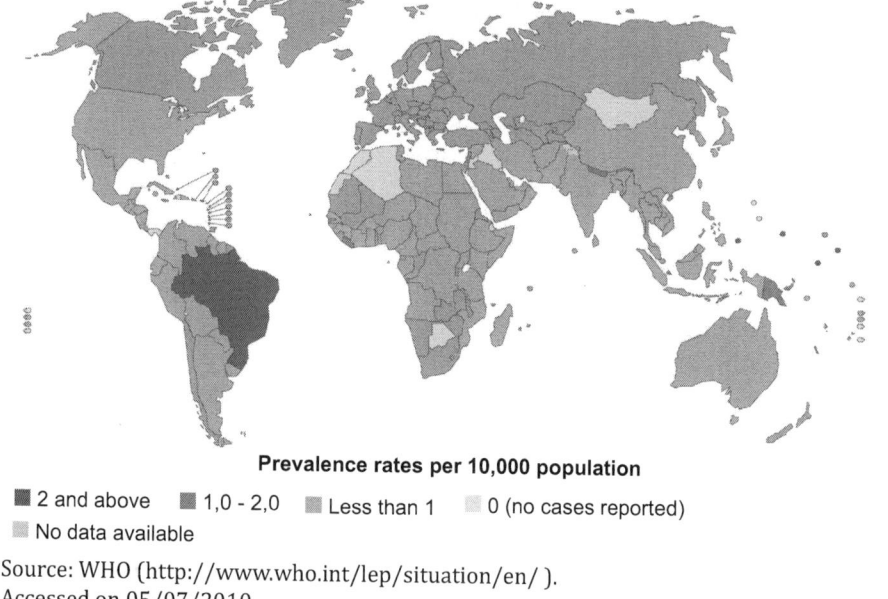

Prevalence rates per 10,000 population

■ 2 and above ■ 1,0 - 2,0 ■ Less than 1 ▨ 0 (no cases reported)
▨ No data available

Source: WHO (http://www.who.int/lep/situation/en/).
Accessed on 05/07/2010.

2.3.3.4 Leishmaniasis

General data

There are two types of this specific disease, Visceral Leishmaniasis (VL) and Coetaneous Leishmaniasis (CL). The coetaneous is the disease that affects the skin, causes ulcers on the face, arms and legs, resulting in serious physical and social problems. The mucocutaneous leishmaniasis, derived from coetaneous, causes ulceration, followed by destruction of tissue and mucous membranes of the nose, mouth and throat. It can lead to death from secondary infection of the airways. These types have been spread in Latin America since the time of the Incas. The funeral masks without noses are witnesses to the presence of this disease that is also expressed as "meat eating disease". Peru is one of the most affected countries whereas Bolivia, Brazil and Peru have 90% of all cases worldwide. Since the early 1980's, they have registered an increase in the number of people infected, following the seasonal migration of farmers on a large scale. These are known as the CL (WHO, 2010).

In recent years, the VL has expanded its area as well as the occurrence and number of cases. Approximately 500,000 new cases occur each year and nearly 50,000 people die. This disease is more frequent in southern

CHAPTER 2 • HISTORICAL DEVELOPMENT OF EPIDEMIOLOGICAL AND PUBLIC HEALTH   33

Asia, southern Sudan, Ethiopia and Brazil. In this last year, there has been a recent growth (WHO, 2012). The reasons for this behavior are not completely understood, but the migration as well as urbanization processes, with the invasion of previously wild areas, have been showed as major factors (BRAZIL, 2010).

WHO has made it available on their website an overview of the VL and CL in the world. These maps can be seen in Figures 2.7 and 2.8 (WHO, 2010).

Figure 2.7 Distribution of VL in the world.

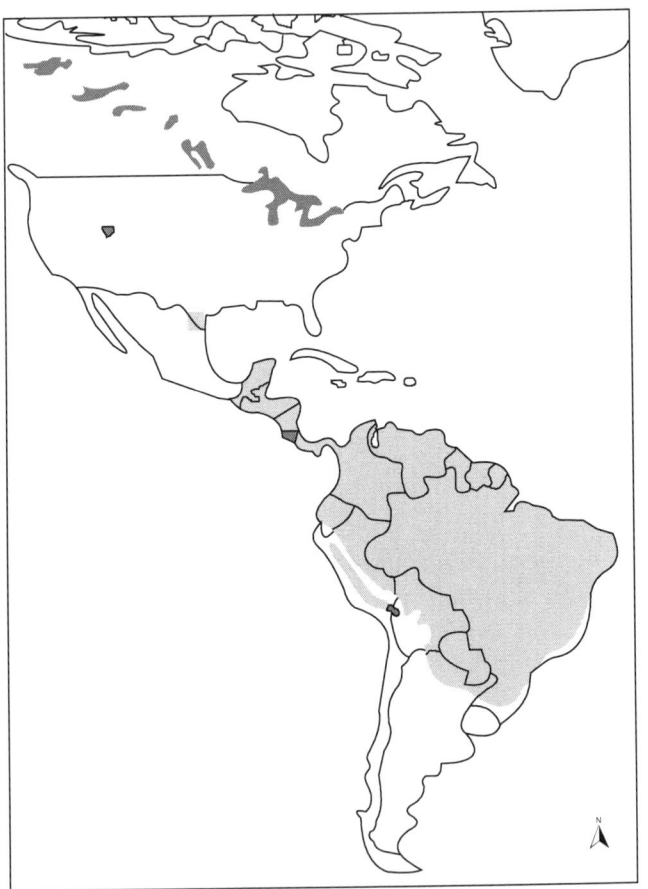

Source: WHO (www.who.int/leishmaniasis/leishmaniasis_maps/en/. Accessed on 11/11/2010.

Figure 2.8 Distribution of CL.

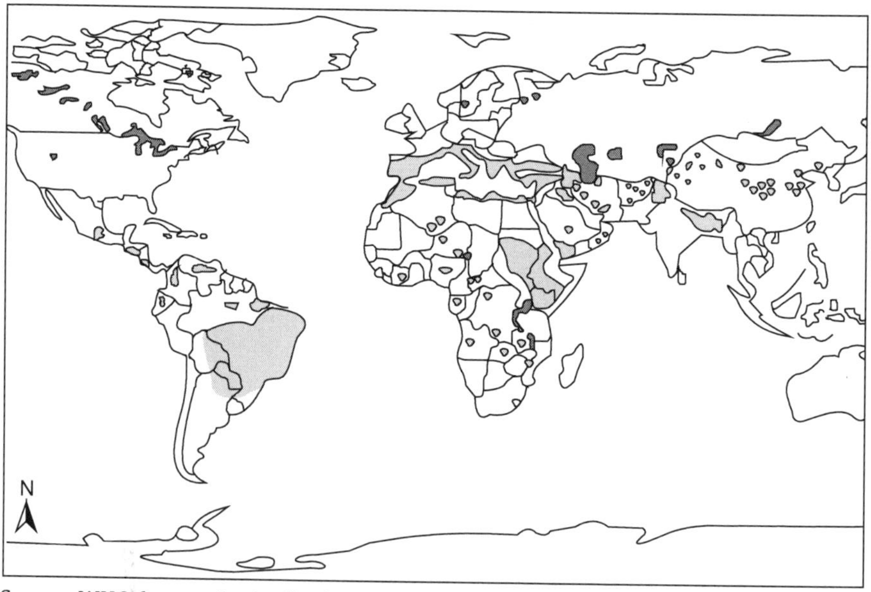

Source: WHO (www.who.int/leishmaniasis/leishmaniasis_maps/en/).
Accessed on 11/10/2010.

2.3.3.5 Malaria

General data

Protozoa of the genus *Plasmodium*, transmitted by the bite of female Anopheles mosquito, which breeds in regions that combine warmth, moisture and vegetation, cause malaria. From the four forms of the parasite that causes malaria (*Plasmodium falciparum, vivax, ovale* and *malariae*), the *P. falciparum* is the most virulent. The transmission of the parasite, by mosquitoes, is affected by climate and geography, and its highest incidence occurs during the rainy seasons (ALBUQUERQUE, 1999).

Malaria is present in over 100 countries in the world and threatens 40% of the population worldwide. Each year, 500 million people die and children from rural areas are the main victims (BRAZIL, 2004).

In the XX century there were campaigns for draining swamps and spraying insecticide in houses and this allowed developed countries to eradicate malaria, but for poor countries, the situation remained the same. It is estimated that 90% of cases worldwide as well as 90% of all mortality due to malaria occur in sub-Sahara of Africa. The disease can also be found in Central and South America, particularly in the Amazon region and in Asia (UJVARI, 2003).

CHAPTER 2 • HISTORICAL DEVELOPMENT OF EPIDEMIOLOGICAL AND PUBLIC HEALTH   35

This region concentrates 99.8% of all malaria cases in Brazil. In 2007, this geographic concentration is also revealed in the states of Amazonas, Pará and Rondônia, constituting 79.2% of total cases in the country (286,000 cases). This year, about 80 municipalities were considered high risk, with Annual Parasitic Index (APIndex) greater than 50/1,000 in habitants, and in 11 of them, the index was above 300/1,000 in habitants (BRAZIL, 2010).

It is noteworthy that during the 1960s and until the mid-1970s, the average annual malaria cases was less than 100,000, increasing to an annual average of 500,000 in the 1980s. In 1999, 640,000 cases were recorded, which launched the Action Plan for Intensification of Malaria Control in the Amazon led by the MoH (PIACM – Brazilian term), resulting in stabilization of the number of cases in 2000, and this caused a decrease of 390,000 cases in 2001.

However, the lack of sustainability of the actions led to an increase to 608 thousand in 2003. The resumption of activities through the National Program Malaria Control (PNCM – Brazilian term) reversed this trend, with 458,000 cases in 2007. It should be noted that in the early implementation of the SUS, there were nearly 1,000 deaths annually from malaria, while in 2006, their were only 93 deaths recorded, probably due to increased access to diagnosis and treatment as well as modifications to the therapeutic regimen.

An overview of malaria, worldwide, can be seen in Figure 2.9. In this map several details are highlighted, such as the free nations of malaria, endemic regions, the pre-elimination, and elimination as well as prevention of reintroduction of the disease.

Figure 2.9 World scenario of malaria.

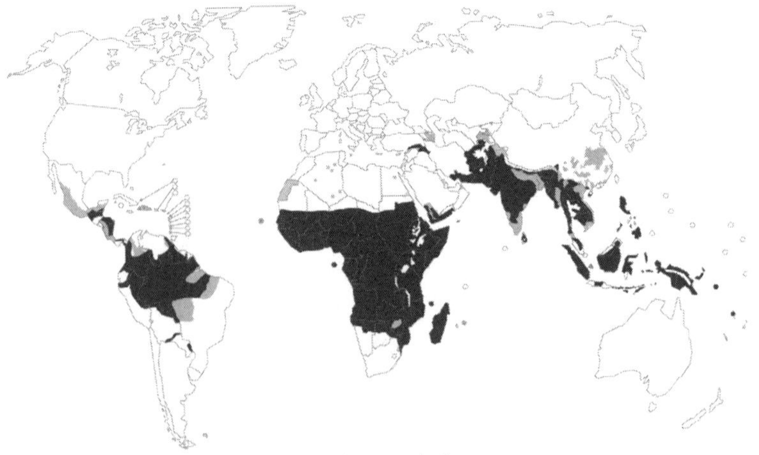

■ Contries or areas where occurs malaria transmission

☐ Contries or areas with limited risk of malaria transmission

Map is intended like a visual aid. Not is a definitive source of information about malaria endemicity

Source: World Malaria Report 2009 – WHO, Report 2011.

2.3.3.6 Tuberculosis

General data

Tuberculosis (TB) is a communicable disease caused by a mycobacterium called *Mycobacterium tuberculosis* (*M. tuberculosis*) also known as *Koch's bacillus* (BK). The complex *M. tuberculosis* consists of several species: *M. tuberculosis, M. bovis, M.* and *M. africanum microti. Mycobacterium tuberculosis* is characterized as a major public health problem in Brazil and the world (BRAZIL, 2010).

This decade has been presented an average of 70,000 new cases per year, which puts Brazil among the 22 countries with the highest burden of this disease. The incidence of this disease has declined significantly, reaching, in 2007, 38.2 cases per 100,000 inhabitants. This year, the North and South recorded rates above the national mean, but there is a global trend to increase the rates because there is an association with global HIV people. In the country, this is the most frequent cause of death among AIDS patients. The proportion of TB cases tested for HIV reached 63% in 2007. Moreover, a phenomenon of Multi-Drug Resistance has happened (MDR). This phenomenon has become a global concern; this is due to the function of the bacteria, becoming resistant to current antibiotics. It is noteworthy that in 1990 the TB mortality rate also decreased from 3.6 to 2.6 per 100,000, which was recorded in 2005 (BRAZIL, 2010).

Although there are various programs and plans of national and international levels to combat this disease, its growth is worrisome, especially with regard to treatment resistance. Due to the long treatment period, the patients start to feel good and so they neglect the treatment and abandon it. This action provokes a drug resistance of the bacillus.

In Figure 2.10, we observe the global distribution of TB in 2008. There were an estimated 9.4 million incident cases (equivalent to 139 cases per 100,000 population) of TB worldwide. This increase can be compared with the previous year, which estimated at 9.3 million cases. A slow reduction in the incidence rate per capita is a fact will still be compensated by the increase in population and so the prediction is that the rates will remain constant.

CHAPTER 2 • HISTORICAL DEVELOPMENT OF EPIDEMIOLOGICAL AND PUBLIC HEALTH 37

Figure 2.10 Estimation of tuberculosis cases in the world.

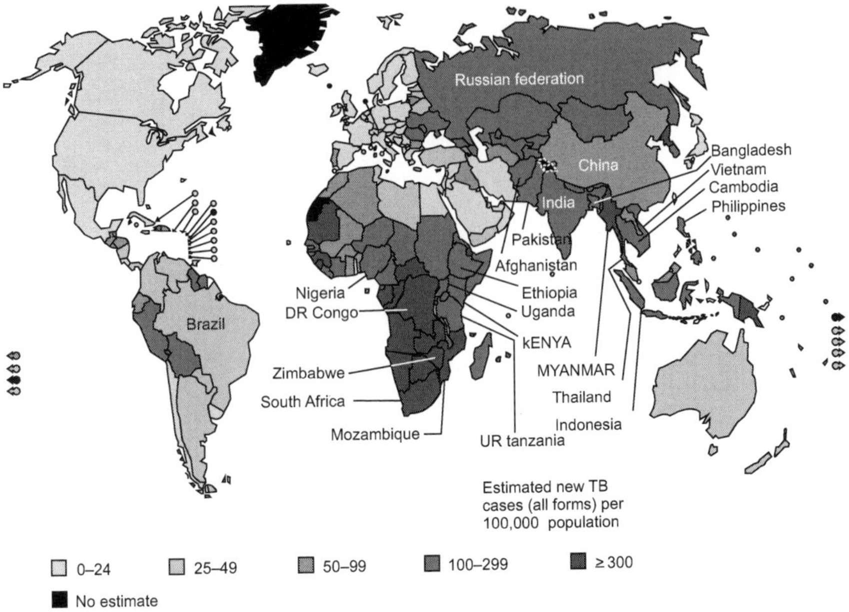

Source: Global tuberculosis control 2011. WHO, 2011.

CHAPTER 3
DYNAMICS OF THE PHARMACEUTICAL MARKET AND COMMERCIALIZATION OF THE DRUGS FOR NEGLECTED DISEASES

> "La história nos enseña que la gente y las naciones solo actúan sabiamente después de haber agotado todas las demás alternativas."
>
> *Abba Eban*

This chapter presents the overview of the global pharmaceutical market, highlighting Brazil's position inserted in this trade. Specifically discussed, is the spending on medicines and API for neglected diseases addressed in this book. To this end, the producers are located as well as the last five years of the Brazilian trade balance in conjunction with government spending are identified.

3.1 INTRODUCTION

The market economy arises in the presence of the competitiveness and dynamism of the relations of consumption – it is the science that studies the forms of human behavior resulting from the relationship between unlimited needs to serve the population and resources, though scarce, are distributed in several sectors of society (ROSSETI, 1997).

History reports the approach of a dynamic industry, taking as a starting point the concepts of Schumpeter (1942) and others scientists, known as neo-schumpterianos or evolutionary (Nelson and Winter, 1982; DOSI, 1984, Freeman and Perez, 1988). Furthermore, the economic dynamics, in a market capitalist flow, happens driven by the following technical features: responses to competitive pressures, state action and the sociopolitical and economic factors. The answer as technical progress is evidenced by the permanent generation of innovations introduced throughout the production chain (MALDONADO e GADELHA, 2005).

According to Kotler,

Market segmentation is the recognition that each market is composed of distinct segments, consisting of buyers with different needs, buying styles and responses according to the variations in supply. No offer or approach to the market will satisfy all buyers, thus each market segment represents a different opportunity (KOTLER, 1985).

By doing a correlation with the health area,it is observed as a "mix" that involves public-private service providers and producers of private and public goods, as in the case of medicines. There are also government regulations, in addition to the activities of charities and Non-Governmental Organizations (NGOs). Thus, it is a "market" for goods and services of health, with no mercantilist relations associated with market elements (SANTOS, 2001). On the other hand, Gadelha (2002) studied this market and called Industrial Economic Complex and Health (CEIS – Brazilian term) (GADELHA, 2002; 2003).

The sector of the economy with greater emphasis within this complex is the pharmaceutical industry, it is grounded in technologically dynamic sectors, among biotechnology and fine chemistry. Along with pesticides, this sector is considered one of the most important, including being responsible for most of the imports that Brazil performs in products of Fine Chemicals (SIQUIM, 1994).

The main feature of the sector is: it exists in concentrated forms in major markets and it consists of a limited number of companies. According to studies by IMS Health (2010), by 2015, global spending on medicines will reach approximately US$ 1.100 billion, reflecting over five years a growth rate between 3-6%. This rate is small compared to the 6.2% annual growth over the last five years. On the other hand, the market Pharmerging will show growth due to the leadership of China. This country will contribute with 28% of the total reported in 2015. If compared to 10 years ago, the percentage was only 12%. It is noteworthy that during this period, there will be substantial increase in the consumption of generic drugs. The forecast is that the value will increase from 20% to 39% in the total market (IMS HEALTH, 2011).

Among the motives that drive these trends, there are: expiration of patents and therefore the entry of generic drugs, targeted therapies with novel mechanisms of action, approval in market of biosimilars and finally, the Pharmerging market.

Brazil has a significant presence in markets Pharmerging, since it shows an increase of US$ 10 billion/year. The generics segment in the country accounts for approximately 20% of total market sales. In the period from 2003 to 2011 there was a growth of 42.3%. Studies by the Association of Brazilian Generic Medicine Industries (Pró Genéricos), show that after entry of a generic medicine in the market, in general, it provides a reduction in price for about 50%, and after eight years an increase in consumption of approximately 300% occurs (PRÓ GENÉRICOS, 2011).

Among the factors responsible for the country to achieve this position into generics market, it can be highlighted that the government policies are in favor of generic products and expiration of patents on brand-name

drugs. Of every 100 units sold in the country, 20 are generic, correspon-
ding to R$ 4.5 billion or still 15% of the pharmaceutical Brazilian trade
(PRÓ GENÉRICOS, 2010).

Nevertheless, the individual's health is an important component of
human capital and its assimilation occurs through various aspects of improving levels of population health that relate to each other and positively
affect economic development. Therefore, the effect of the disease is severe
and reduces the access of income in the society and so reducing the pros-
pects for economic development (RIBERA, 2005).

One of the most representative cases are: malaria, tuberculosis and
AIDS, reaching tragic consequences, not only from the standpoint of
public health, but also decimating the workforce, causing a large number
of orphans, increasing poverty and inequality, and pressure on health and
social services (DNDi, 2009).

The process of developing policies and governmental actions is not
trivial. It occurs through a complex dimension, which some factors are
involved, as the strong pharmaceutical market and on the other hand the
need for health care for better access to disadvantaged populations. This
demonstrates the extent complexity and "the lack of choice for the State".
It is not only dependent on the formulations, but also on the presentations
filed by the investment power of the pharmaceutical industry. In that sense,
the Government has fostered the National Defense in drugs and medicines,
in order to achieve autonomy and technology to treat its population. Thus,
Universities, Research Institutions, Pharmaceutical Companies and Offi-
cial Pharmaceutical Laboratories (LFO - Brazilian term)[1], are some of the
catalysts for progress in this field of science, especially in relation to NTD
(BRAZIL, 2008).

3.2 THE EVOLUTION OF THE PHARMACEUTICAL MARKET AND THE POPULATION'S ACCESS TO MEDICINES

In the 1940's, according to the WHO assessment, pharmaceutical companies were essentially focused on manufacturing products that were already
available into market. It is noteworthy from 1905 to 1935; only an average
of six new products was incorporated annually to the U.S. Pharmacopoeia.
Moreover, the industry itself was the supplier of API for handmade formulation (made by retailers), where these workers were responsible for the

---

[1] These Pharmaceutical Labs are known as "Officials" because they are public. They are connected
directly to the Government whether State level or Federal (MAGALHÃES et al., 2011).

final presentation for consumption by the population. By analyzing the progress in the period 1940 to 1950, scientific and technological advances resulting in the development of a large amount of new products can be noted. At that time, pharmaceutical companies incorporated a new concept of process, then known as vertical integration, linking the production of raw material, R&D of new products beyond to formulating and marketing products (WHO, 2007).

With competition intensifying in the new world due to World War II, large companies became internationalized, mainly the pharmaceutical industry. They achieved leadership position, especially in the 1950's, based on several innovations. This movement began in developed countries, mainly in the U.S. and some European countries and subsequently implemented in developing countries, including Brazil (SANTOS, 2001).

The peculiarities and failures of the "Market" has provided this sector with a strong growth of the CEIS beyond the public intervention. This means there is a responding to the places where there is the prevailing conception of the "welfare state". This process occurred in the broad and innovative sense, where involving new technologies from the paradigms associated such as synthesis and biotechnology until the new forms of competition as product differentiation, marketing, and production, among other changes (GADELHA, 2008).

In this approach, note that the pharmaceutical industry today is characterized by being extremely complex, due to the amount of actors and their different roles. These actions are ranging from R&D, production and marketing, and to consumption and post -consumption of medicines. This market has peculiarities that make it difficult to compare with some other specific sectors (SANTOS, 2001).

The dynamic growth of the pharmaceutical market has been fueled by competitive struggle. This translates into gaining advantages and extraordinary profits relative to their competitors or to defend them and even survive in the market. This dynamism is the agent that transforms new or old knowledge in new products and processes and so creating, unintentionally, the expansion of the economic system. In this case, it is this active process of transformation that is conditioned by social and political relationships that involve private interests that occur, the Governments' efforts for population have access to the systems for welfare and science and technology, the macroeconomic environment, the system of funding and training resources humans and among many others (GADELHA e ROMERO, 2005) (BUSS, 2008).

3.2.1 New medicines and their availability to the population

According to Chirac & Torreele (2006), between the years 1975 and 2004, there have been registered worldwide, 1,556 new medicines, (USA, Europe, Asia and the Americas) as can be seen in Graph 3.1. However, only 21 of them are indicated as tropical diseases and tuberculosis, that constituting 12% of global diseases. As an example, in 2002, the global pharmaceutical market was developing 194 new medicines (biotechnological included) and its turnover has achieved US$ 400 billion. Noteworthy, of this total, only one drug was against parasitic diseases and no vaccine is intended to tropical diseases (CHIRAC & TORREELE, 2006).

Graph 3.1 Discovery of new drugs for NTD (%).

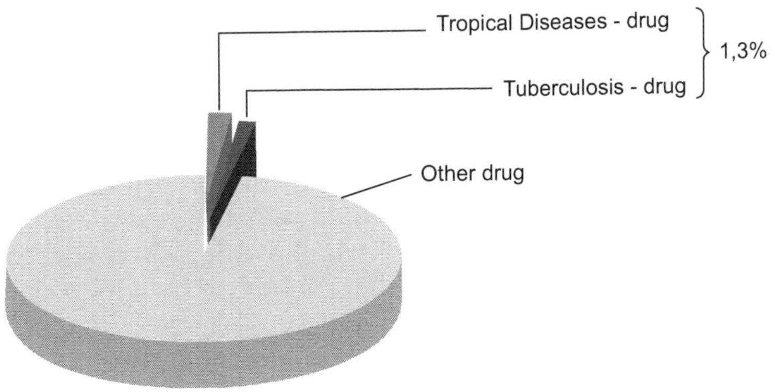

Source: Chirac e Torreele, 2006.

According to Moran *et al.* (2009) in their study, entitled the global innovation funding for NTD revealed that less than 5% of this funding has been invested in the group of neglected diseases.

Although the private sector is extremely important with regard to efficiency and resolution in the pharmaceutical field, there have been significant shortcomings in the functioning of this dynamic, for example, the scope of social and health objectives, which are certainly not part of the priority agenda of the pharmaceutical industry. In this sense, actions that permeate the national health policy and regulation in this sector should be essentially the Governmental responsibility (SANTOS, 2001). Thus, the strategy of government production of medicines by LFO and/or public--private-partnerships (PPP) for Product Development Partnership (PDP$_R$) can eke out a part of this gap in the Market.

Strategic alliances between companies and PPP – involving not only government, but also universities, research centers and companies – are necessary for the continuity of the innovation process. In other words, as the innovation process becomes more complex and businesses become more specialized, the generation of innovations comes to depend increasingly on "cooperative networks" and institutional support (VIEIRA e ALBUQUERQUE, 2007).

Hence, we can establish clear lines between those who are able to promote or actively participate in the dynamics of innovation and learning, and those who were, or tend to be displaced and marginalized by the changes in the technical-production. In the economic aspect, those who remain the most dynamic and competitive are the industries and organizations that sought to be always ahead of the innovation process (LASTRES, 1999).

Thus, it is important to consider the mechanisms governing the processes for generating and transferring knowledge. Current approaches of reference on the innovation processes are essentially a systemic nature, focusing on knowledge flows and learning conference, involving the interaction of various economic agents, social and political. Within this approach, one way of Government to encourage was developing the concept of Innovation System[2] followed by the publication of Brazilian Innovation Law (Law n$^{\circ}$ 10.973, of December 2, 2004), the Industrial, Technological and trade (PITCE) 2004 and finally May/2008, the Productive Development Policy (PDP).

According to MoH there are about 34 PDP's, involving the private and public sector. Thus, we highlight some examples of success and other partnerships ongoing PPP for PDP$_R$, such as:

- **Medicines for Malaria**: a partnership involving the following stakeholders a multinational pharmaceutical company Sanofi-Aventis with the LFO Farmanguinhos.[3]

---

[2] The concept of innovation systems was developed in the mid-1980's, highlighting the work of Freeman (1987), Lundvall (1992) and Nelson (1993). Based on the principle a national perspective of analysis, we can understand Innovation System as a set of institutions and organizations responsible for the creation and adoption of innovations in a particular country. In this approach, national policies are to emphasize the interactions between institutions participating in the broad process of knowledge creation and its dissemination and implementation (OECD, Oslo Manual, 1996, p. 7).

[3] Public Pharmaceutical Labs belonging to the Oswaldo Cruz Foundation (FIOCRUZ) that is connected directly to the Ministry of Health.

- **Medication for Chagas' disease in children**: a partnership involving the following stakeholders a multinational pharmaceutical company Roche pharmaceutical chemistry, a LFO called LAFEPE and a domestic industry called NORTEC.

- **The 10-valent vaccine against Streptococcus pneumoniae as well as an agreement for collaboration in joint development of a purified inactivated vaccine against dengue (DPIV - Brazilian term)**: a partnership involving the following stakeholders, a multinational pharmaceutical GlaxoSmithKline (GSK), and LFO called Biomanguinhos.[4]

- **Production of Medicines derived from compounds of lidocaine**: a partnership involving the following stakeholders a domestic pharmaceutical company Cristália with the LFO called Farmanguinhos.

- **Technology transfer to domestic manufacture of antiretroviral Atazanavir**: a partnership involving the following stakeholders a LFO Farmanguinhos and a pharmaceutical multinational Bristol-Myers Squibb.

- **Inactivated polio vaccine (injectable) which will be incorporated into the immunization schedule of the SUS**: a partnership involving the following stakeholders, the LFO called Biomanguinhos and a multinational pharmaceutical Sanofi/Pasteur.

- **Technology transfer to domestic manufacture of the medicine Pramipexole against Parkinson's disease**: a partnership involving the following stakeholders, the LFO Farmanguinhos and a multinational pharmaceutical Boehringer Ingelheim.

Based on this line of thought, the WHO advocates the need for countries to establish National Policies and Regulations of Medicines. These policies should cover the importation, local production, sale and use of medicines in order to provide efficiency gains at all levels and sectors related to the production chain. This action aims to fulfill the higher purpose of ensuring that all citizens have access to effective drugs, insurance, renowned quality and reasonable cost (WHO, 2007). Table 3.1 shows the percentage of GDP invested on health in some countries; both the regulated sector and the State (note that these data's were measured without considering the peculiarities of each nation).

---

[4] Public Vaccines Labs belonging to the Oswaldo Cruz Foundation (FIOCRUZ) that is connected directly to the Ministry of Health .

Table 3.1 Health spending in some countries

Selected Countries	Health Spending (% GDP)		Spending per capita on health (US$) *
	Public	Private	
Norway	7.5	0.8	4,763
Sweden	7.4	1.7	3,323
Canada	7.1	3.1	3,900
EUA	7.1	8.8	7,285
France	8.7	2.2	3,709
United Kingdom	6.9	1.6	2,992
Italy	6.7	1.9	2,686
Portugal	7.1	2.8	2,284
Spain	6.1	2.3	2,671
Argentina	5.1	4.3	1,322
Chile	3.7	2.4	863
Costa Rica	5.9	2.3	899
Mexico	2.7	3.1	819
Brazil	3.5	4.8	837

* In international dollars, ie values standardized according to purchasing power parity. This measure minimizes the consequences of price differences between countries.
Source: *Human Development Report*, 2010.

3.2.2 The scenario of the Brazilian market

By 2013, there is an expectation that the Brazilian market will achieve between 8% and 11% and the Chinese market, between 23% and 26%. The rates are high when compared with the expectation of global expansion that will achieve between 4% and 7% between 2008 and 2013. It is noteworthy, once reviewing the known mature market, that including the U.S., Japan, France, Germany, among others, the rate should be only between 2% and 5%.

Brazil will grow in the global ranking as shown in Table 3.2. It was observed that the country jumped from 10th place in the ranking to 7th place in just five years. Another analyses of the projection are that it will be among the top five in 2015. This is due to the stability of the economy, greater access to medicines, and government policies in health care that put the country on the route of potential investment of large international groups (IMS HEALTH, 2011).

This advance has had the participation of domestic companies entering in the generics market since its regulation in Brazil in 1999. On the other hand, multinationals have expanded their participation in this

market, which tripled in 2009. This fact can be confirmed by the purchase of domestic pharmaceutical Medley by French Sanofi-Aventis in 2009 and American Pfizer, which acquired 40% of Teuto Domestic Laboratory in 2010. Another example is that the Swiss Novartis already operate in the generic market by Sandoz (Pró Genéricos 2011).

Table 3.2 Trends in world market

Ranking	2005	Index	Ranking	2010	Index	Ranking	2015	Index
1	United States	100	1	United States	100	1	United	100
2	Japan	36	2	Japan	33	2	Japan	36
3	France	14	3	China	13	3	China	31
4	Germany	14	4	Germany	13	4	Germany	14
5	Italy	9	5	France	13	5	France	13
6	United Kingdom	7	6	Italy	9	6	Brazil	12
7	Spain	7	7	Brazil	8	7	Italy	9
8	Canada	7	8	Spain	7	8	India	8
9	China	6	9	Canada	7	9	Apain	8
10	Brazil	5	10	United Kingdom	7	10	Russia	7
11	Mexico	4	11	Russia	4	11	Canada	6
12	Australia	4	12	India	4	12	United Kingdom	6
13	Korea	3	13	Australia	4	13	Venezuela	6
14	Turkey	3	14	Mexico	4	14	Turkey	5
15	India	2	15	Korea	4	15	Korea	5
16	Russia	2	16	Turkey	4	16	Australia	4
17	Netherlands	2	17	Poland	2	17	Mexico	4
18	Belgium	2	18	Netherlands	2	18	Argentina	3
19	Poland	2	19	Belgium	2	19	Poland	3
20	Greece	2		Greece	2	20	Belgium	2

▼▲ Change in ranking over 5 years.

Source: The Global Use of Medicines: Outlook through 2015. Report by the IMS Institute for Healthcare Informatics.

The Brazilian pharmaceutical market is composed of relevant companies of national capital (Abreu, J. *et al.*, 2008), such as the EMS group, Aché, Eurofarma, Cristália, and Hypermarcas. These companies have been innovative with the launch of generic medicines and references. This success is due to the efforts of Research, Development, and Innovation (R, D&I).

Another example in the pharmaceutical Brazilian market is the formation of a "Super Pharmaceutical Company" through a joint venture. In March 2012, four companies created the BIONOVIS, promising to put Brazil on the futures biosimilars production market. The project brings together the nationals laboratories EMS, Aché, Union Chemical and Hypermarcas. According to new company executives, it must have a capital of about US$ 400 million; and beyond they will be part of the business, the National Bank of Economic and Social Development (BNDES - Brazilian term). It was created the Orygen Biotecnologia too (Brazilian investment by Eurofarma, Cristália, Biolab e Libbs). In Table 3.3, one can observe the 20 largest pharmaceutical manufacturers installed in Brazilian territory.

Table 3.3 The 20 largest Brazilian pharmaceutical companies

Pharmaceutical Labs	Year 2011 Sales in millions US$	% total market share
EMS Pharma	2,004	7.77
Medley	1,832	7.11
Aché	1,350	5.24
Sanofi-Aventis	1,193	4.63
Eurofarma	1,068	4.14
Neoquímica	956	3.71
Novartis	912	3.54
MSD	660	2.56
Pfizer	627	2.43
Bayer Pharma	557	2.16
Astrazeneca Brazil	524	2.03
Nycomed Pharma Ltda	491	1.90
Teuto Brazileiro	488	1.89
Merck Serono	479	1.86
Boehringer Ing	475	1.84
Biolab-Sanus Farma	454	1.76
Legrand	405	1.57
Sandoz do Brazil	404	1.57
Roche	390	1.51
DM Ind. Farmacêutica	382	1.48

Source: IMS Health, 2012.

It is worth reflecting that the financial growth of the Big Pharms have not provided significant improvement in equity in access to drugs. The WHO estimates that currently more than one third of the world's population still lacks regular access to essential medicines. The situation is even worse in developing countries, because, despite the increase in financial volume of the pharmaceutical industry overall, there isn't an equivalent increase in consumption in the number of pharmaceutical units. The consequence is that the observed increase only due to increases in nominal and real prices (WHO, 2009).

This fact can be evidenced in Graph 3.2 where it shows the pharmaceutical revenue in Brazil and the volume of pharmaceutical units sold in the last nine years. It is observed that although sales have nearly tripled in real currency, it does not occur with the amount of products (units) in the same period, when only doubled.

CHAPTER 3 • DYNAMICS OF THE PHARMACEUTICAL MARKET AND COMERCIALIZATION ... 49

Graph 3.2 Volume of sales in Brazil of pharmaceutical companies.

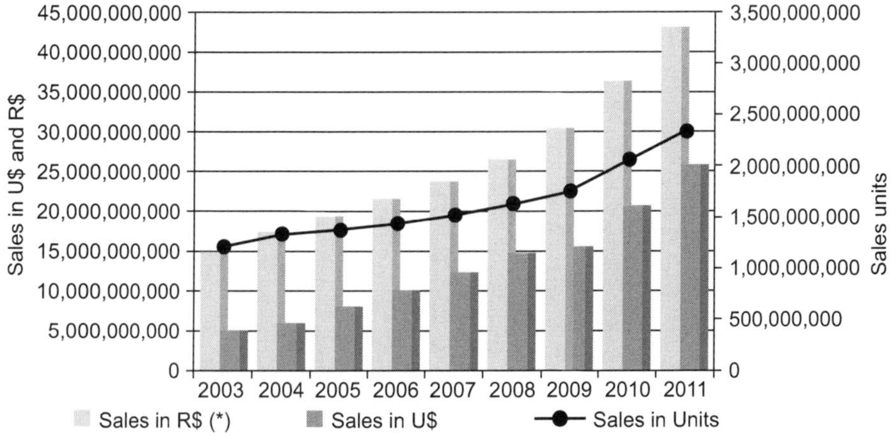

Source: IMS Health. Prepared by Sindusfarma/ Management of the economy, 2012.

Importantly, the Brazilian market presents the peculiarity in the Law of medicines. There are the "similar medicines[5]". These kinds of medicine have also achieved good growth as shown in Graph 3.3. If we join similar medicines, the generic and OTC medicines (OTC) in the last two years, you can see the average growth was approximately 20%.

According to the World Bank, only one fifth of the Brazilian population is able to buy medicines regularly (BRAZIL, 2000). Figure 3.1 shows the monthly expenses of medicines according to the Brazilian social class. Noteworthy although the expense of the class D is about 3 times smaller, this class absorbs an amount four times larger than the class A. This is observed when compared into the pharmaceutical market annual revenues.

---

[5] They are medicines that have the same similarities of generic medicines – quality etc.., only differing in shape and/or presentation (see details in www.anvisa.gov.br).

50 TECHNOLOGICAL TRENDS IN THE PHARMACEUTICAL INDUSTRY: THE MATTER OF NEGLECTED TROPICAL DISEASES

Graph 3.3 Evolution of the Brazilian market in billions of R$.

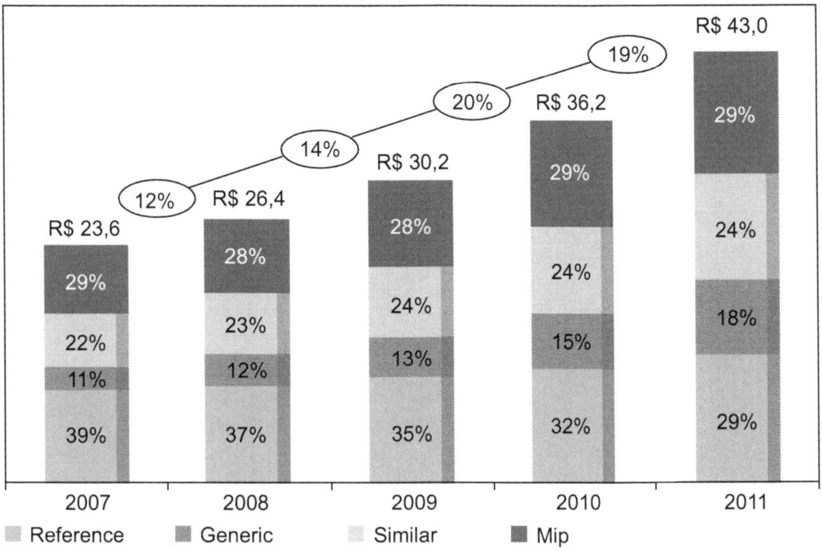

	2007	2008	2009	2010	2011
Total	R$ 23,6	R$ 26,4	R$ 30,2	R$ 36,2	R$ 43,0
Growth		12%	14%	20%	19%
Mip	29%	28%	28%	29%	29%
Similar	22%	23%	24%	24%	24%
Generic	11%	12%	13%	15%	18%
Reference	39%	37%	35%	32%	29%

Reference Generic Similar Mip

Figure 3.1 Medicine spending according to social class.

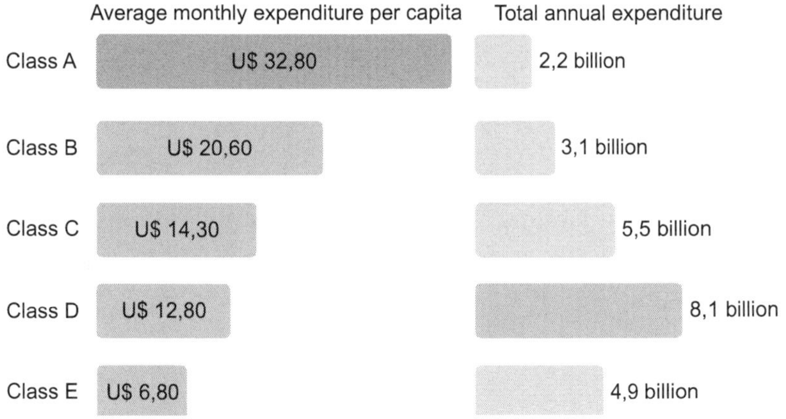

	Average monthly expenditure per capita	Total annual expenditure
Class A	U$ 32,80	2,2 billion
Class B	U$ 20,60	3,1 billion
Class C	U$ 14,30	5,5 billion
Class D	U$ 12,80	8,1 billion
Class E	U$ 6,80	4,9 billion

Source: Interfarma, 2009.

Therefore, access to medicines described in SUS (actions detailed into the LOS), as universality and equity is a challenge faced by the Brazilian population even compared to the investment and encouragement of the public and private sectors. Observe in Table 3.4 the health spending in the spheres of public and private sectors. Note the amount of over US$ 170 billion a year in health. The proportion of investments public/private is around 50%. It should be noted that the private party has given government subsidies tax breaks.

Table 3.4 Estimates of health expenditures in Brazil in 2006

		% of participation	R$ billions
Public 50%	Federal	46.70%	40,78
	State	26.12%	22,81
	Municipal	27.18%	23,73
	Public - total	100%	87,32
Private 50% (There is public money for tax breaks)	Insurance plans	51.30%	44,88
	Direct disbursement	18.70%	16,41
	Medicines	30%	26,25
	Private – total	100%	87,54
Public – private	Total Brazil		174,76

Source: Deputy secretary of Planning and Budget (SPO – Brazilian term/MoH), Information System Public Health Budgets (SIOSP – Brazilian term/MoH), National Health Agency (ANS – Brazilian term) and Household Budget Survey (POF – Brazilian term/Brazilian Institute of Geography and Statistics – IBGE, Brazilian term).

The Brazilian health sector (API, medicines, equipment, medical devices, diagnostic products etc.) has a growing trade deficit of US$ 700 million/year in the late 1980's. In 2011 it was close to US$ 11 billion. Among the factors that increase this gap are the weight of the products with the highest density of knowledge and technology, the loss of international competitiveness of industries (highly dependent on strategic sectors, well as from a technological standpoint as health needs) and the fragility of the CEIS – can be understood as situation vulnerability of SUS (MS/SCTIE, 2010).

3.2.2.1 The Brazilian dependence on active pharmaceutical ingredients

Inside of the CEIS dynamic, it is possible to detect API, in which the dependence of Brazil for internal production is practically total. This scenario, however, gave the Brazilian social policy a vulnerable situation. It is observed in Figure 3.4 the overall trade balance of the pharmaceutical supply chain, and there, the part that rests with the API for the production of medicines. In value free on board[6] (FOB), in 2011 there was a decrease compared to the deficit of pharmaceutical chemicals, from US$ 6.334 billion against US$ 6.340 billion reached in 2010. This isolated fact does not portray the deficits of previous years.

---

[6] Tax-free values.

Graph 3.4 Imports and exports of pharmaceutical raw materials and medicines –
US$ FOB million – from 2005 to 2011.

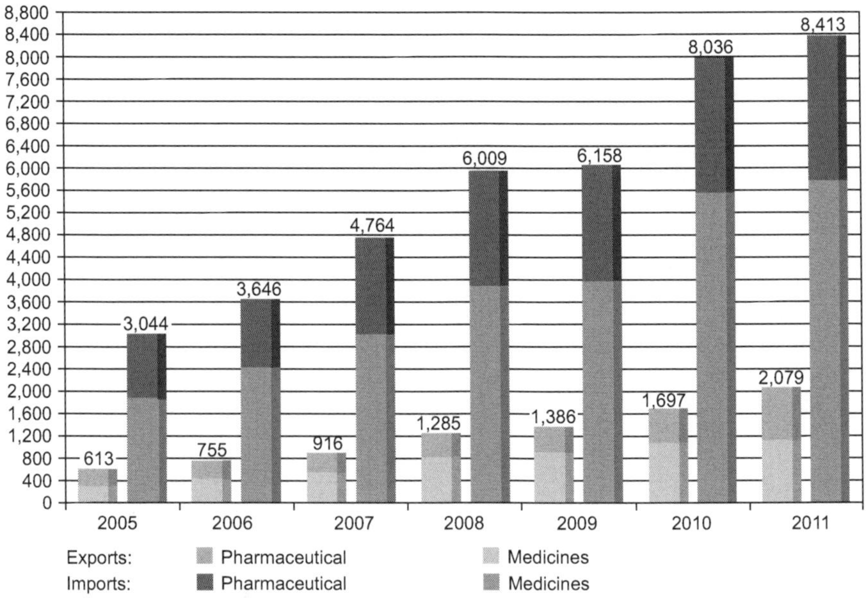

| Exports: | Pharmaceutical | Medicines |
| Imports: | Pharmaceutical | Medicines |

Source: ABIQUIFI, 2012

ABIQUIFI Studies (2011), further calls the attention with respect to the input of medicines in the country. Even pharmaceutical companies in the country like large multinationals (for example Sanofi, Roche and Pfizer), as well as the domestics (EMS, Aché, Eurofarma), causing the import to still grow. Thus, not only the brand-name medicines are targets in trade, but also the generic and similars.

Since the implementation of the Law of generic medicines, the amount of registers in the ANVISA derived from several countries has increased each year. It is observed in Figure 3.5 that India has 64% of products as well as the presence of countries like Switzerland, Greece, Italy, among others that not long ago appeared in the ranking of import. Like these transactions are part of the commerce to the whole pharmaceutical market by about 20% of sales in units, the trend is increasingly to expand this market between 30-60% as similarly occurs in mature markets like USA, France, and Germany (PROGENÉRICOS, 2010).

The quantities of API or generic medicines that are imported to Brazil foster the CEIS. However, they demonstrate the weakness in internal development and production in order to strengthen national defense with the generation of technological skills, jobs and wealth for the country, especially in relation to tropical diseases.

CHAPTER 3 • DYNAMICS OF THE PHARMACEUTICAL MARKET AND COMERCIALIZATION ... 53

Graph 3.5 Registration numbers of generic medicines in Brazil by country of origin of the product.

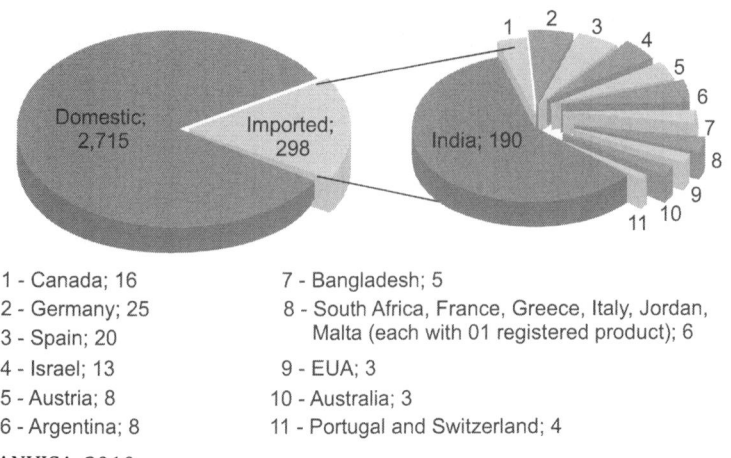

1 - Canada; 16
2 - Germany; 25
3 - Spain; 20
4 - Israel; 13
5 - Austria; 8
6 - Argentina; 8

7 - Bangladesh; 5
8 - South Africa, France, Greece, Italy, Jordan, Malta (each with 01 registered product); 6
9 - EUA; 3
10 - Australia; 3
11 - Portugal and Switzerland; 4

Source: ANVISA, 2010

3.3 DEFICIENCY OF ACTION AND IMPACT ON BRAZILIAN DISEASES

In context to the rational and safe use of medicine, the Government seeks not only to improve access to medicines that can not be restricted to the availability of the medicine, but should involve and coordinate actions including the Pharmaceutical Care and involving at the same time, access to all set of actions for health care, with skilled service, with part of a set of public policies (SCHENKEL, 2004).

These actions constitute crosscutting actions and they happen gradually. This occurs because the country has a demand of 190 million Brazilians growing at a much faster pace and therefore exposing the complexity in the treatment, among others, the NTD. Allied to this complexity the internalization of drugs and medicines in the country are exposed. This can be confirmed when it is observed that clinical research in the world achieve US$ 40 billion in investments per year while in Brazil just over US$ 139 million are invested. Table3.5 shows the percentage of clinical studies regarding some tropical diseases.

Table 3.5 Investments in Brazilian clinical studies in diseases

	Quantity	
	Estudies in the World	Estudies in Brazil
Dengue	37	1 (2.7%)
Malaria	405	0 (0%)
Tuberculosis	346	22 (2.4%)
Leishmaniasis	60	8 (1.3%)

Source: www.clinicaltrials.gov, november 2009.

As part listed in Chapter 2, NTDs are not faced in the same way as for other diseases in the world. The fights face many difficulties, labeled in the literature as "market failures" (MAHONEY & MOREL, 2006):

- **Science**: there are scientific and technological knowledge shortages necessary for the development of interventions such as vaccines against parasitic diseases, or still actions more effective, such as faster treatment for TB. They are failures resulting from low investment in R&D in these diseases by public and private sectors of most developed countries. This forms the basis of the "gap 10/90".[7]

- **Market**: the cost of some sanitary interventions that are known to be effective like medicines against HIV/AIDS and new generation vaccines, its acquisition by developing countries due to high costs become prevented.

- **Public Health**: There are resources for health, but the shortcomings in planning, or sanitary priorities chosen with error criteria, make the distribution of these resources not reach the affected populations in its entirety (ANON, 2002).

3.4 GENERAL ASPECTS OF THE API AND AVAILABLE MEDICINES TO TREAT NEGLECTED DISEASES

3.4.1 Therapies recommended by the RENAME and dictionary of medical specialties (DEF – Brazilian term)

In the tables of numbers from 10 to 14, the comparative of the medicines listed in the RENAME from the year 2010 with the dictionary of medical specialties can be observed (DEF), the medical protocol for treating the NTD has been recommended by both (RENAME and DEF). Nevertheless, the LFO produces 41 presentations of medication necessary to treat NTD,

---

[7] Ou "gap 10/90" – somente cerca de 10% do investimento global em P&D em saúde destina-se ao estudo das doenças que representam 90% dos problemas mundiais (dados disponíveis em www.globalforumhealth.org).

CHAPTER 3 • DYNAMICS OF THE PHARMACEUTICAL MARKET AND COMERCIALIZATION ... 55

although they produce this amount, they only serve about 50% of the demand. Therefor, it requires acquisition of the other half in pharmaceutical private industry.

Table 3.6 Product for Chagas disease

MEDICINES		API	MANUFACTURER	
RENAME 2010	DEF 2009/2010		Private	Public
Benznidazole	Rochagan	Benznidazole	Roche	Not

Source: Prepared with data obtained from MoH, ALFOB and DEF (2010).
Note: December, 2011 ANVISA registered new presentation for medicine for Chagas disease – Childrens Benznidazole by LAFEPE public laboratory.

Table 3.7 Product for Hansen disease

MEDICINES		API		MANUFACTURER	
RENAME 2010	DEF 2009/2010			Private	Public
Clofazimine	Not	Clofazimine		Imported by Sigma (USA) among others	Not
Dapsone	Furp-Dapsona	Dapsone		Not	1. Farmanguinhos 2. FURP
Prednisone	1. Meticorten 2. Predval 3. Prednisona 4. Predson 5. Prednisona 6. Prednisona 7. Prednisona 8. Flamacorten	Prednisone		1. Shering-ploug 2. Sanval 3. Prati Donaduzzi 4. Cristália 5. União Química 6. Sigma Pharma 7. Eurofarma 8. Globo	1. Farmanguinhos 2. FUNED 3. LAQFA 4. LFM 5. LTF
Rifampicin	Rifaldin	Rifampicina		Sanofi-Aventis	1. Farmanguinhos 2. FURP 3. LAFEPE 4. LFM 5. LIFAL 6. NUPLAN
Thalidomide	Funed-Talidomida	Thalidomide		Not	1. FUNED

Source: Prepared with data obtained from MoH, ALFOB and DEF (2010).

Tabela 3.8 Product for Leishmaniasis

MEDICINES		API	MANUFACTURER	
RENAME 2010	DEF 2009/2010		Private	Public
Amphotericin B	1. Abelcet 2. AmBisome 3. Amphocil 4. Anfotericin B 5. Fungizon	Amphotericin B	1. Bagó 2. Gilead Sciences 3. Zodiac 4. Cristália 5. Bristol-Myers Squibb	Not
Meglumine Antimoniate	Glucantime	Meglumine Antimoniate	Sanofi-Aventis	Not
Pentamidine Isethionate	Not	Pentamidine Isethionate	Imported by ATT Pharmaceutical (USA) among others	Not

Source: Prepared with data obtained from MoH, ALFOB and DEF (2010).

Table 3.9 Product for Malaria

MEDICINES			MANUFACTURER	
RENAME 2010	DEF 2009/2010	API	Private	Public
Artemether	Not	• Artemether	Imported by ATT Pharmaceutical (USA) among others	Not
Sodium Artesunate	Not	• Sodium Artesunate	Imported by Best Pharma Tech (USA)	Not
Sodium Artesunate + Mefloquine	Not	• Sodium Artesunate • Mefloquine Hydrochloride	Not	1. Farmanguinhos
Hydrochloride or Clindamycin Phosphate	1. Senoclin 2. Anaerocid 3. Clindacin 4. Clindarix 5. Dalacin T 6. Clindamicina 7. Clindamicina	• Hydrochloride • Clindamycin Phosphate	1. Novafarma 2. Sigma Pharma 3. Cellofarm 4. Ariston 5. Pfizer 6. União Química 7. Eurofarma	Not
Chloroquine Diphosphate or Dihydrochloride	1. Plaquinol 2. Quinacris 3. Reuquinol	• Chloroquine Diphosphate • Dihydrochloride	1. Sanofi-Aventis 2. Cristália 3. Apsen	1. Farmanguinhos 2. LAQFA 3. LQFEx
Doxycycline hydrochloride	1. Vibradoxin 2. Vibramicina 3. Doxiclin 4. Doxiciclina 5. Doxiciclina	• Doxycycline hydrochloride	1. Sandoz 2. Pfizer 3. Pharlab 4. Sigma Pharma 5. Rambaxy	IQUEGO
Mefloquine hydrochloride	Not	• Mefloquine hydrochloride	Imported by Eurolabs among others	1. LAQFA 2. LFM 3. LIFAL 4. LQFEx
Primaquine diphosphate	Not	• Primaquine diphosphate	Not	1. Farmanguinhos
Dihydrochloride or Quinine Sulfate	Monotrean Monotrean + B6	• Dihydrochloride • Quinine Sulfate	1. Daiichi Sankyo 2. Daiichi Sankyo	1. LQFEx

Source: Prepared with data obtained from MoH, ALFOB and DEF. (2010)

Table 3.10 Product for Tuberculosis

MEDICINES		API	MANUFACTURER	
RENAME 2010	DEF 2009/2010		Private	Public
Streptomycin sulfate	Furp-Estreptomicina	• Streptomycin sulfate	Not	1. FURP
Ethambutol hydrochloride	Furp-Etambutol	• Ethambutol hydrochloride	Not	1. Farmanguinhos 2. FURP 3. IQUEGO 4. LAQFA 5. LIFAL
Ethionamide	Not	• Ethionamide	Not	1. Farmanguinhos 2. IQUEGO 3. LAQFA
Isoniazide	1. Lafep-Isoniazida 2. Furp-Isoniazida	• Isoniazide	Not	1. Farmanguinhos 2. FURP 3. LAFEPE 4. LAQFA 5. LFM
Isoniazide + Rifampicin	3. Lafe-Isoniada + Rifam-picina	• Isoniazide • Rifampicin	Not	1. Farmanguinhos 2. FURP 3. LAFEPE 4. NUPLAN
Pyrazinamide	1. Pirazinon 2. Lafep-Pirazinamida 3. Furp-Pirazinamida	• Pyrazinamide	1. Sanval	1. LIFAL 2. FURP 3. IQUEGO 4. LAFEPE 5. LAQFA 6. LFM 7. NUPLAN
Rifampicin	1. Rifaldin 2. Furp-Rifampicina Lafep-rifampicina	• Rifampicin	1.Sanofi-Aventis	1. Farmanguinhos 2. FURP 3. LAFEPE 4. LFM 5. LIFAL 6. NUPLAN
Rifampicin + Isoniazide + Pyrazinamide + Ethambutol Hydrochloride	Not	• Rifampicin • Isoniazide • Pyrazinamide • Ethambutol Hydrochloride	Not	Not

Source: Prepared with data obtained from MoH, ALFOB and DEF (2010).

3.5 MARKET GENERAL INFORMATION ON DTN

Just in order to obtain a global market overview about of the six NTD's addressed in this book; a quick research was made in the Chemical Business News[8] software using the theme "marketing disclosures" in the last 25 years. In this sense, it can be noted in Graph 3.6 that malaria and tuberculosis are the most commented diseases worldwide as well as in Brazilian territory. Nevertheless, 4009 articles existing in the period, only 2.2% were from Brazil. Per year, in relation to the overall total of articles, an average of 106 new studies in NTD are represented.

Graph 3.6 Market information on NTD in Brazil and in the World.

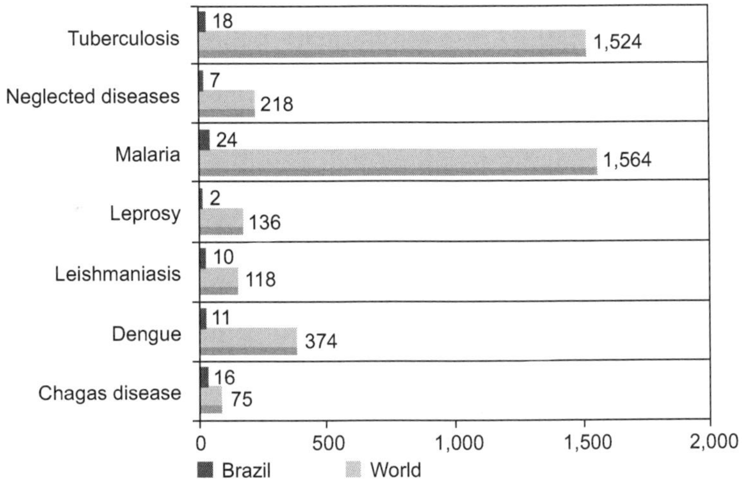

Source: Chemical Business News – research on 09/26/2010.

It is worth noting that the theme "NTD" has been highlighted in countries like the UK, Sweden, Canada, USA, Germany, China and others. In most recent texts (between the years 2005 to 2010) some actions of companies have been approached (partnerships and/or isolated initiatives) as GlaxoSmithKline, AstraZeneca, Bayer, Genzyme Corporation, Immune Network Ltd., Eisai Pharma Japan and others. The highlights, in general, are projects needed to meet the demands of NTD, such as development of new diagnosis

---

[8] Specialized software to search news in the world and specific countries in the field of chemistry – trademark *DialogWeb*™.

CHAPTER 3 • DYNAMICS OF THE PHARMACEUTICAL MARKET AND COMERCIALIZATION ... 59

for Chagas disease or tuberculosis, new formulation of a medicine for malaria, new test for leishmaniasis, vaccine for dengue fever, tuberculosis etc.

In this international movement, government actions were also mentioned, such as the Oswaldo Cruz Foundation (FIOCRUZ) and also the non-governmental, such as DNDi; Global Fund to Fight AIDS, Tuberculosis and Malaria; Bill & Melinda Gates Foundation etc.

3.6 MARKET API INFORMATION FOR NTD

3.6.1 Manufacturers

Table 3.11 shows the relationship of the API to treat each disease as well as their respective national and international producers. The number of foreign manufacturers (total 3097) compared with the manufacturers in Brazil, is very small, there are only 2. Ann example of this gap: there are 321 international manufacturers to isoniazid, while there aren't Brazilian manufacturers. In 2009, there was only one company, the Ecadil Chemical S/A, however, this company is in turn coming from the company Degussa AG, a supplier of inputs for Degussa Pharma DV – ASTA Medica to market in South America by guidelines on the website of the Brazilian company. From year 2010, this company no longer appeared in the 2010 Index of the Brazilian Pharmaceutical Industry Pharma Chemicals and Petrochemicals (ABIQUIFI – Brazilian term).

60 TECHNOLOGICAL TRENDS IN THE PHARMACEUTICAL INDUSTRY: THE MATTER OF NEGLECTED TROPICAL DISEASES

Table 3.11 Manufacturers of Active Pharmaceutical Ingredients for NTD

Disease	API	National Manufacturer	International Manufacturer – Quantity
Chagas	Benznidazole	Not	23
	Clofazimine	Not	33
	Dapsone	Not	305
Hansen	Prednisone	Not	181
	Rifampicin	Not	234
	Thalidomide	• Champion • Microbiológica	129
	Amphotericin B	Not	124
Leishmaniasis	Meglumine Antimoniate	• Triquim*	59
	Pentamidine Isethionate	Not	34
	Artemether	Not	180
	Sodium Artesunate	Not	4
	Clindamycin Hydrochloride	Not	43
	Fosfato de clindamicina	Not	43
	Chloroquine Diphosphate	Not	41
Malaria	Chloroquine Dihydrochloride	Not	41
	Doxycycline Hydrochloride	Not	54
	Mefloquine Hydrochloride	Not	20
	Primaquine Diphosphate	Not	34
	Quinine dihydrochloride	Not	253
	Quinine Sulphate	Not	253
	Streptomycin Sulfate	Not	40
	Ethambutol Hydrochloride	Not	38
	Ethionamide	Not	185
Tuberculosis	Isoniazid	Not	321
	Pyrazinamide	Not	191
	Rifampicin	Not	234
	TOTAL →	2	3,097

* Located in Argentina.

Source: Prepared with data from the 2010 Index of ABIQUIFI – 29th edition and SciFinder Scholar.

3.6.2 Brazilian trade balance data

By analyzing the data import and export extracted from the Bureau of Foreign Trade, it shows steady growth, except for the year 2009. This fact can be noted in Graphs 3.12 and 3.13 the quantities are specified in kilograms and their FOB values.

- It is worth noting that among the 24 API for NTD, 10 API codes do not have own codes inside of the Mercosur Common Nomenclature[9] (NCM – Brazilian term). This API is coded into the code of other API, in other words, they are classified by association with other compounds (ABIQUIFI, 2010). They are.
- **Benznidazole** NCM code 2933.29.19: other heterocyclic compounds with a cycle nitroimidazole.
- **Dapsone** NCM code 2930.90.79: other sulfones.
- **Artemether and Artesunate sodium** NCM code 2932.99.99: other heterocyclic compounds of heteroatoms oxygen.
- **Mefloquine, chloroquine and primaquine** NCM code 2933.49.90: other compounds containing quinoline cycles etc.
- **Streptomycin** NCM code 2941.20.10: Streptomycin sulfate and NCM code 2941.20.90: Streptomycin, other derivatives and salts.
- **Ethambutol** NCM code 2922.19.99: other amino alcohols, their ethers, esters and salts.
- **Ethionamide** NCM code 2933.39.99: other heterocyclic compounds with a pyridine cycle no condensing.

Between the years from 2005 to 2009, 51,500 tons of API for the production of medines for NTD were imported. This trade generated sales of US$ 761.4 million (Graph 3.7).

In Brazil, there was no specific legislation for pharmaceutical raw materials, import, traceability etc. There was only the Law nº 6360 of 23/09/1976 that "provides for the health surveillance which are subject to medicines, drugs, pharmaceutical and related products, cosmetics, disinfectants and other products and other measures". In 2005, ANVISA begins the process of regulation and it edits the Collegiate Board Resolution (RDC – Brazilian term) nº 249 of 09/13/2005 (Technical Regulation on Good Manufacturing Practices for intermediates and Active Pharmaceutical

---

[9] It means the Southern Common Market (MERCOSUL – Brazilian term), which is the customs union (free trade within the region and common commercial policy) between Argentina, Brazil, Paraguay and Uruguay, established by the Treaty of Asuncion on March 26, 1991.

Ingredients) and in 2009 the RDC nº 57 of 11/18/2009 (registration of active pharmaceutical ingredients API), as a return to update the legislation.

Graph 3.7 Import API for NTD between 2005 and 2009.

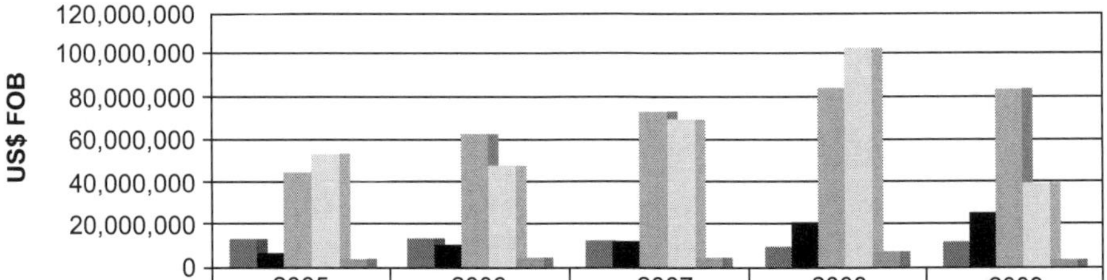

	2005	2006	2007	2008	2009
▪ Leishmania	10,913,821	10,282,174	8,784,332	9,028,585	7,927,587
▪ Leprosy	5,510,500	9,392,352	11,129,838	20,458,735	24,463,759
▪ Malaria	43,832,622	62,036,296	72,472,999	83,654,186	83,071,652
▪ Tuberculosis	52,347,534	46,937,905	68,934,008	102,728,232	35,852,304
▪ Disease Chagas	2,088,918	2,864,064	3,165,790	5,680,184	1,794,441

Source: Prepared by data from SECEX – Aliceweb system.

The ANVISA's RDC, have a deadline for adaptations and entry into force of the rules. In this sense, it expects a better quality assurance for the API imported as well as attest to the quality of those who are already producing in Brazil.

Graph 3.8 shows a seasonal export of API except for tuberculosis. This fact can be attributed to difficulties in government purchases (bidding, commitment, delivery etc.) or simply demand the Mercosur – for example, it uses Brazil as a distribution channel. The export volume was US$ 5.3 million corresponding to 809.4 tons.

This is a deficit that must be overcome in the Brazilian trade balance. The aim is to strengthen and encourage the development of national pharmaceutical chemistry, creating technology, jobs and enhancing national sovereignty in API & medicines.

However, some products already formulated to NTD, which are also listed in the Brazilian trade balance, such as rifampicin and streptomycin. These medicines achieved in the period analyzed approximately US$ 7.8 million for import and US$ 817 000 for export. Regarding the quantity, the volume was 123.4 tons imported and 42 tons exported (Graphs 3.9 and 3.10).

These medicines have two NCM codes for the same product; however, these codes refer to the same chemical compound used by importers at the time of product classification by Brazilian Federal Revenue.

CHAPTER 3 • DYNAMICS OF THE PHARMACEUTICAL MARKET AND COMERCIALIZATION ... 63

Graph 3.8 Export API for NTD between 2005 and 2009.

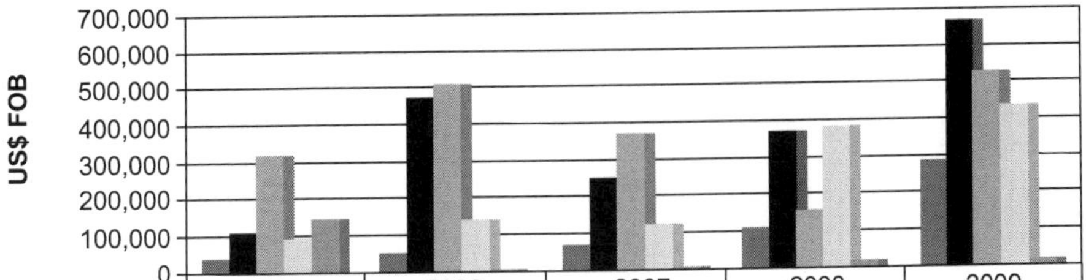

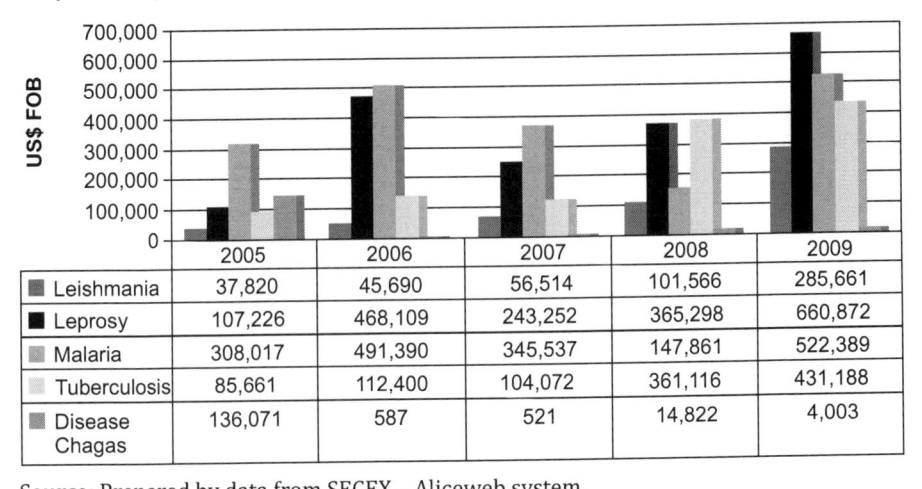

US$ FOB	2005	2006	2007	2008	2009
Leishmania	37,820	45,690	56,514	101,566	285,661
Leprosy	107,226	468,109	243,252	365,298	660,872
Malaria	308,017	491,390	345,537	147,861	522,389
Tuberculosis	85,661	112,400	104,072	361,116	431,188
Disease Chagas	136,071	587	521	14,822	4,003

Source: Prepared by data from SECEX – Aliceweb system.

Graph 3.9 Import of medicine between 2005 and 2009.

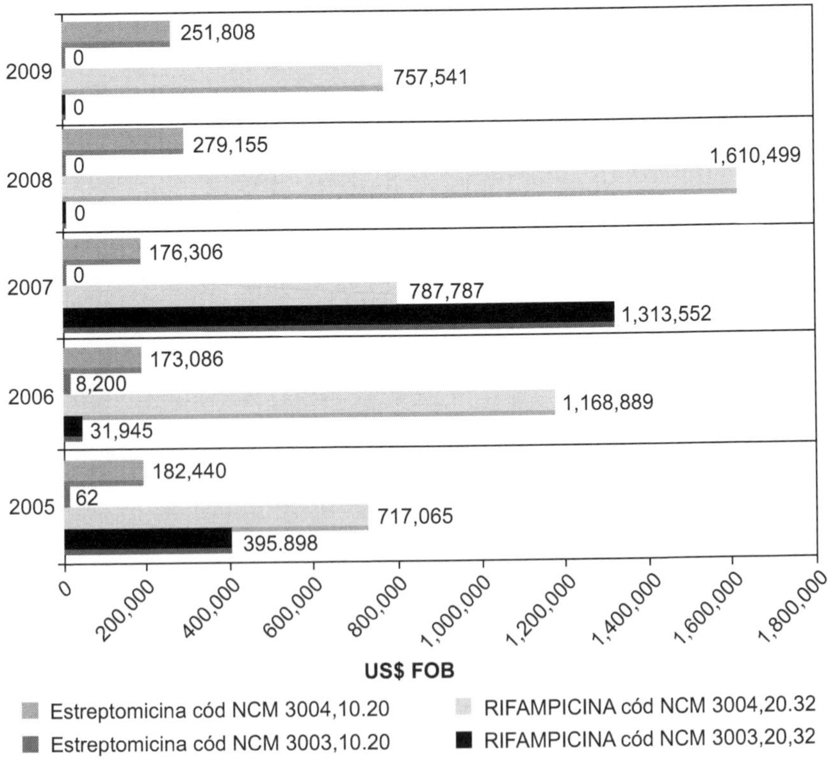

US$ FOB

Estreptomicina cód NCM 3004,10.20   RIFAMPICINA cód NCM 3004,20.32
Estreptomicina cód NCM 3003,10.20   RIFAMPICINA cód NCM 3003,20,32

Source: Prepared by data from SECEX – Aliceweb system.

64 Technological Trends in the Pharmaceutical Industry: the matter of neglected tropical diseases

Graph 3.10 Export of medicine between 2005 and 2009.

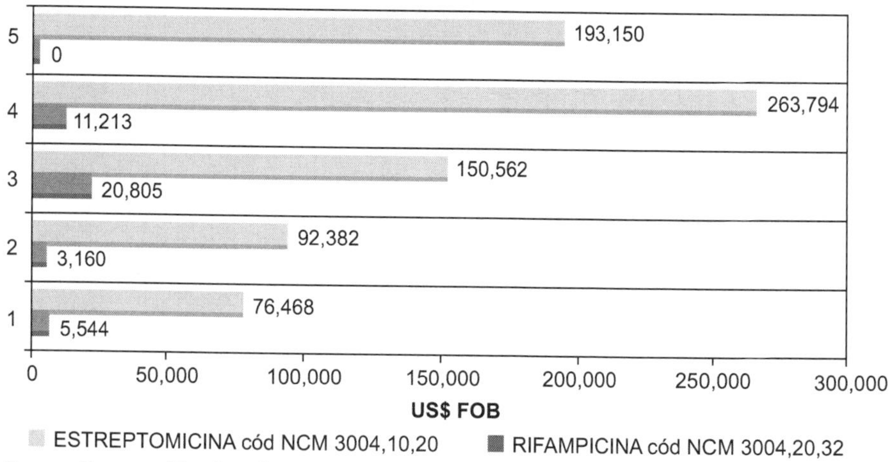

ESTREPTOMICINA cód NCM 3004,10,20   ■ RIFAMPICINA cód NCM 3004,20,32

Source: Prepared by data from SECEX – Aliceweb system.

3.7   EXPENDITURES OF THE MINISTRY OF HEALTH TREATMENT FOR NTD

The Brazilian government purchased 607.627.407 Pharmaceutical Units to treat NTD between the years 2005 to 2009, achieving about US$ 145 million (Graph 3.11). The average price was of R$ 0.24/Pharmaceutical Unit (DAF/MS, 2010).

Graph 3.11 Total spending on drugs between 2005 and 2009.

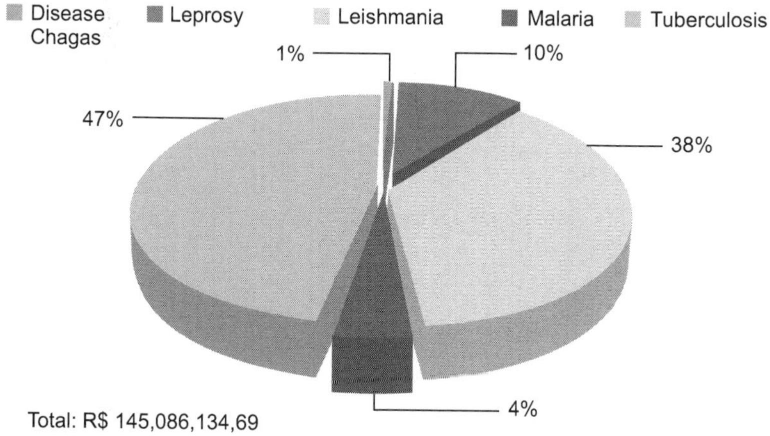

Total: R$ 145,086,134,69

Source: Prepared by data from SECEX – Aliceweb system and specific program from MoH (DAF/MoH).

CHAPTER 3 • DYNAMICS OF THE PHARMACEUTICAL MARKET AND COMERCIALIZATION ... 65

The existing demand with expenditures for the purchase of drugs for the treatment of tuberculosis, consumes 47% of MoH expenditures, if considered in relation to the total of NTD medicines. However, to consider the Chagas disease or leishmaniasis, the expenditures are much higher due to the cost of the medicines. This cost may reach up to 100 times the value of a medicine for TB, but even with a smaller number of patients. In Graph 3.12, it can be observed the quantitative of Pharmaceutical Units and amounts spent per year by MoH.

Graph 3.12 Acquiring medications for NTD by MoH.

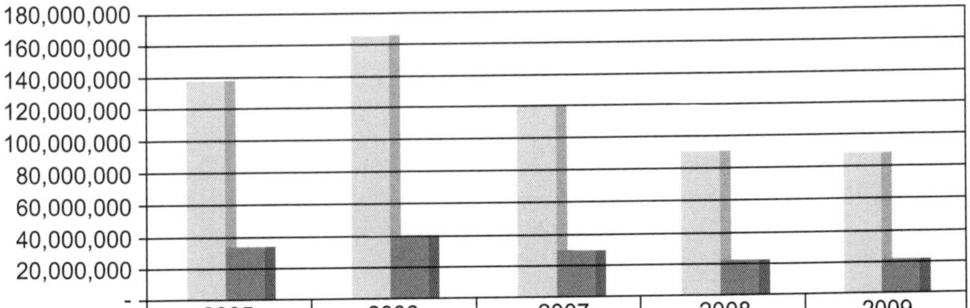

	2005	2006	2007	2008	2009
Qtde UFs	139,785,497	166,470,950	120,843,640	91,300,340	89,226,980
R$	32,439,965,37	38,222,918,43	28,437,964,44	23,659,790,68	22,718,065,42

■ Qtde UFs   ▨ R$

Source: Prepared by data from SECEX – Aliceweb system and specific program from MoH (DAF/MoH).

When comparing the import of API (Graph 3.7) with the purchase of medicines (Graph 3.12), it can be seen that each year the spending has increased while a smaller number of Pharmaceutical Units are acquired. This fact is similar to the overall pharmaceutical market in Brazil, as such, shown in Graph 3.8 (paid by about 2 times more for the same amount of medicines purchased in the year 2011).

Table 3.12 shows the amount spent per year for each medicine, as well as the respective amounts of pharmaceutical units (DAF/MS, 2010).

Table 3.12 Average price of each pharmaceutical unit for NTD

NTD	MEDICINE	DOSAGE	AVERAGE each Unit Pharmaceuticals (R$)
Chagas disease	Benznidazole	Tablet 100 mg	4,07
	Clofazimine	Capsule 50 mg	0,11
	Clofazimine	Capsule 100 mg	0,15
	Dapsone	Tablet 50 mg	–
	Dapsone	Tablet 100 mg	–
	Minocycline	Tablet 100 mg	0,68
Hansen disease	Pentoxifylline	Tablet 400 mg	0,22
	Ofloxacin	Tablet 400 mg	0,38
	Prednisone	Tablet 5 mg	0,02
	Prednisone	Tablet 20 mg	0,07
	Rifampicin	Capsule 300 mg	0,14
	Rifampicin	Oral suspension 20 mg/mL	0,83
	Thalidomide	Tablet 100 mg	0,41
Leishmaniasis	Amphotericin B	Traduzir do: Digite um texto ou endereço de um site ou AlphaPowder for injectable preparation 50 mg in Sodium deoxycholate	50,72
	Meglumine Antimoniate	Injectable solution 300 mg / mL (81 mg Sb5+ /mL	4,63
	Pentamidine Isethionate	Powder for injectable preparation 300 mg	37,00

(Continues)

Table 3.12 Average price of each pharmaceutical unit for NTD

NTD	MEDICINE	DOSAGE	AVERAGE each Unit Pharmaceuticals (R$)
	Artemether	Injectable solution 80 mg/mL	–
	Sodium Artesunate	Power for injectable solution 60 mg	–
	Sodium Artesunate + Mefloquine	Tablet 25 mg + 55 mg	0,15
	Sodium Artesunate + Mefloquine	Tablet 100 mg + 220 mg	0,59
	Hydrochloride or clindamycin phosphate	Capsule 150 mg	0,61
	Hydrochloride or clindamycin phosphate	Capsule 300 mg	0,61
	Hydrochloride or clindamycin phosphate	Injectable solution 150 mg/mL	1,20
Malaria	Chloroquine diphosphate or dihydrochloride	Tablet 250 mg (equivalent to 150 mg of chloroquine)	0,03
	Chloroquine diphosphate or dihydrochloride	Tablet 83,2 mg (equivalent to 50 mg of chloroquine)	–
	Chloroquine diphosphate or dihydrochloride	Injectable solution 50 mg/mL	–
	Doxycycline hydrochloride	Tablet 100 mg	0,05
	Mefloquine hydrochloride	Tablet 250 mg	1,86
	Primaquine diphosphate	Tablet 5 mg	0,01
	Primaquine diphosphate	Tablet 15 mg	0,02
	Dihydrochloride or quinine sulfate	Injectable Solution 300 mg/mL	1,65
	Dihydrochloride or quinine sulfate	Tablet 500 mg	0,32

(Continues)

Table 3.12 Average price of each pharmaceutical unit for NTD

NTD	MEDICINE	DOSAGE	AVERAGE each Unit Pharmaceuticals (R$)
	Amicaine	Injectable Solution 500 mg	0,99
	Clarithromycin	Tablet 500 mg	0,60
	Ofloxacin	Tablet 400 mg	0,38
	Terizidone	Tablet 250 mg	4,11
	Streptomycin sulfate	Power for injectable solution 1 g	0,96
	Ethambutol hydrochloride	Tablet 400 mg	0,10
	Ethambutol hydrochloride	Oral solution 25 mg/mL	–
	Ethionamide	Tablet 250 mg	0,29
Tuberculosis	Isoniazid	Tablet 100 mg	0,02
	Isoniazid + rifampicin	Capsule 75 mg + 150 mg	–
	Isoniazid + rifampicin	Capsule 100 mg + 150 mg	0,10
	Isoniazid + rifampicin	Capsule 200 mg + 300 mg	0,17
	Pyrazinamide	Tablet 500 mg	0,12
	Pyrazinamid	Oral solution 30 mg/mL	1,95
	Rifampicin	Cápsula 300 mg	0,14
	Rifampicin	Oral Suspension 20 mg/mL	0,83
	Rifampicin + isoniazid + pyrazinamide + ethambutol hydrochloride	Capsule 150 mg + 75 mg + 400 mg + 275 mg	0,13

Source: Prepared by a specific program from MoH (DAF/MoH).

When analyzing the purchases in the private and public market by MoH, it can be noted: multinational companies supplied 59.1%; the domestic companies supplied 10.57%; the LFO supplied 20.01% and NGOs (PAHO and UNICEF) supplied 0.53%. The remaining (9.79%) was still waiting for bids for future sales.

If comparing the amounts spent on the NTD in 2009 (Table 3.12) with total spending on drugs in the same year by the MoH (Table 1.1 introduction of the book), 0.3% is dedicated for NTD treatment. Although this percentage is minimal, if added to the import value of API in Graph 3.9, the value then increases to approximately US$ 176 million. Therefore, if this production was domestic local, there would have a greater local economy for developing this sector.

CHAPTER 4

COMPETENCIES FOR INNOVATION AND TECHNOLOGICAL TRENDS TO COPE THE NEGLECTED DISEASES

> "The best way to keep your intellectual abilities, including memory, is to use them."
> *Gilberto Fernando Xavier*

This chapter has identified the existing core competencies that will contribute to generation and socialization of knowledge. In this context, the Brazilian scenario of experts of the six neglected diseases observed in this book was mapped out. On the other hand, also signaled is the global situation for these diseases, and in respect, the R&D trends in the world and their experts.

4.1 INTRODUCTION

According to the Organization for Economic Co-operation and Development (OECD), 55% of global wealth is in the knowledge. Drucker (2000) points out that the increase in the generation of this knowledge will occur with the increase of knowledge management.

New trends influence the industrial development of a country, such as the knowledge, like a main resource and the learning, like a central process. Therefore, it is essential to broaden the base of expertise in human resources and hence increasing the innovation potential (LUNDVAL, 1998; CASSIOLATO e LASTRES, 1999).

Cooperation is the main tool in the Triple Helix model (TH) proposed by Etzkowitz (2009). This model assumes that the existing capacities at the university, allied with businesses and also the governmental promotion, can produce amazing results for the country's development.

Formation of competencies for innovation requires previously defined as an intelligence cooperative, which translates as construction of knowledge in collaboration with peers at work. This mindset requires collaborative development processes capable of producing high quality information for scientific and technological knowledge. The experts have unrestricted access to information created by the scientific community, collaborative review of the contributions of members, governance based more on authority than on sanctions, and involvement in integrated levels and responsibilities (AMBROSI, 2005).

Schumpeter (1942) proposed the expression "creative destruction". In this sense, it describes the technological innovations as fundamental to this new paradigm of innovation in enterprises, as well as the dynamics according to which these innovations are processed. The expression: "knowledge-based industry" was first used by Machlup in 1962. He recognizes the main feature of the new emerging economy correctly. In 1973, Daniel Bell introduced the concept of "information society" and in 1977, Marc Uri Porat wrote a book with nine volumes. This book evaluated and stimulated the economy and hence, he described this emerging sector like an "information economy" (MACHLUP, 1962; BELL, 1973; PORAT, 1977).

In 1977, Tidd et al. discussed innovation as a change in products and services offered by an organization or even a change in the process or in a way to prepare the products or services. It also can be considered the way this organization delivers its products (TIDD, 1977).

As reported by Chandler (1962), Hamel and Prahalad (1995), Penrose (1995), Pavitt (1998) and Coutinho & Bomtempo (2005), the interactions in a given enterprise are achieved by the synergy of skills and competencies. Thus, it is essential in the sharing of information and thus it provides the generating knowledge, therefore the learning into the companies (NONAKA & TAKEUCHI, 1995; LEONARD-BARTON, 1995; KIM, 1999; DUTRÉNIT, 2004).

Using this approach is salutary to identify and promote the synergy of these experts to advance science. Thus, the innovation will be achieved through technological development in certain areas. Linking this statement with the approach of this book expected to contribute in the management area to improving the treatment and eradication of NTD.

4.2 COMPETENCES IN BRAZILIAN TERRITORY THROUGH THE INNOVATION PORTAL

Actions to confront the NTD should have priority in identifing the potential of knowledge available in Brazil. These experts can be listed by the analysis of scientific and technological profiles of all available work forces in universities, businesses, government and scientific institutes.

Peculiarities of public health in Brazil indicate several factors and diseases. However, the facts of identify NTD experts in the country offers better understanding of Brazilian scenario. This occurs due to political and cultural experience of each. Therefore, this understanding helps in stimulating the growth and development of the country in regard for the CEIS.

The Innovation Portal (PI_N) is the result of demand from the Ministry of Science and Technology (MCT – Brazilian term) to the Center for Strategic Studies and Management (CGEE – Brazilian term); whose method they used

to map national powers was created by the Lattes Platform.[1] To this end, we performed a specific cooperation agreement with the National Council for Scientific and Technological Development (CNPq – Brazilian term). In 2006, the MCT has delegated the operational management of the Portal to the Brazilian Agency for Industrial Development (ABDI – Brazilian term) of the Ministry of Development, Industry and Foreign Trade (MDIC – Brazilian term). In the meantime, the Financier of Studies and Projects (FINEP – Brazilian term) – Public Institution that finances projects in Brazil – formalized those companies who needed to register on the PI_N to receive funding by FINEP. Since then, the PI_N allows promoted technological cooperation in the country and provides tools for innovation management beyond strategic information networks and other opportunities to innovate.

In this sense, mapping national competencies can be researched considering the Lattes Platform for scientific profile. PI_N can be used for technological and business profiles whose employees are registered. Thus, the platform offers the possibility of interaction with public portals in the areas of Science, Technology and Innovation (CT&I – Brazilian term), providing knowledge systems, strategic information, and networks. All the participants are specified as representatives of some factor of innovation in the country (foundation, university, company etc.).

Among the tools that Portal offers, strategic information, networking and cartograms can be highlighted. As an example it is shown in Figure 4.1 a cartogram with the total of existing innovation actors in Brazil.

Note that only 0.2% of the experts registered in the Lattes database is recorded simultaneously in the PI_N. This occurs even if the search is made in both. These experts are identified in the cartogram as CV-Lattes registered.[2] Also, if we compare the total of companies in the country (IBGE, 2006) with the total registered in the PI_N, the number of companies account for 0.1% of the formal amount in the country. This overview shows the gap in misinformation about the use of this tool (PI_N) that promotes innovation in Brazil.

---

[1] Lattes Platform was created by National Council for Scientific and Technological Development (CNPq). It is the set of information systems, databases, data warehouses, portals and knowledge systems. This base has in aim, the mapping of national competencies and actions for Science, Technology & Innovation development. Innovation Portal has access to continuously updated copy of the Lattes base (curriculum and research groups). In Innovation Portal these sources of information are re-indexed and made available for your users to find expertise in all areas of knowledge. Accordingly, search systems have been developed aimed at facilitating interaction and cooperation among actors involved in innovation system.

[2] Experts in this condition can put into the database information about technology or other information that are not normally found in the Lattes platform, such as demands and offers. So the differentiation between "experts CV-Lattes" and "experts CV-Lattes registered" (lattes platform + PIN).

Figure 4.1 Cartogram generated by Innovation Portal.

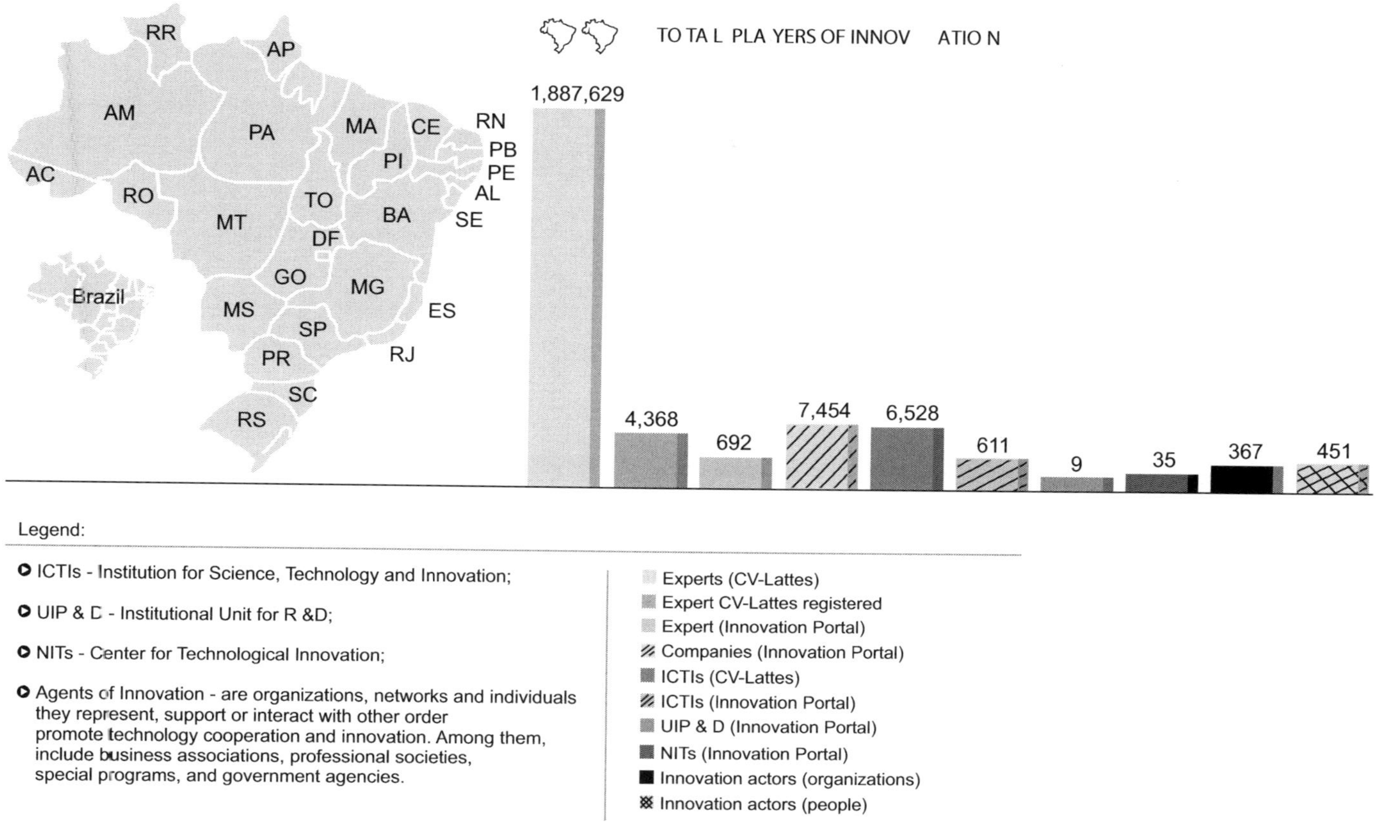

TOTAL PLAYERS OF INNOVATION

1,887,629 — Experts (CV-Lattes)
4,368 — Expert CV-Lattes registered
692 — Expert (Innovation Portal)
7,454 — Companies (Innovation Portal)
6,528 — ICTIs (CV-Lattes)
611 — ICTIs (Innovation Portal)
9 — UIP & D (Innovation Portal)
35 — NITs (Innovation Portal)
367 — Innovation actors (organizations)
451 — Innovation actors (people)

Legend:

- ICTIs - Institution for Science, Technology and Innovation;
- UIP & D - Institutional Unit for R &D;
- NITs - Center for Technological Innovation;
- Agents of Innovation - are organizations, networks and individuals they represent, support or interact with other order promote technology cooperation and innovation. Among them, include business associations, professional societies, special programs, and government agencies.

Source: Data of the PI_N. Updated every 2 hours (updated in 07/23/2010 at 18:00).

PI_N provides search only for the Lattes curriculum updated in the last 18 months, thus ensuring the results of active competencies. It is observed that even the PI_N database searching current data, is still 5.4% of specialists who do not fulfill their information correctly. This can be noted so that when doing the query into the base, among the results "not informed" appears.

From data collected in the Brazilian territory there are 40,770 experts working with NTD. This total, specifically 40,356, is working with six diseases discussed in this book. In Graph 4.1 the distribution of skills by each type of disease observes. Tuberculosis (TB), which holds the largest number of professionals (10,960), represents 27.2% of the total specific. However, at the other end of this research, malaria appears with 9.4% of available competencies. Thus, one can identify the degree of involvement of the Brazilian experts for NTD.

Although tuberculosis disease is one that has the highest percentage of scientists involved, it has not yet managed to reduce their treatment time (minimum 6 months). Noteworthy, there are some patients who already have the disease bacilli resistant to existing drugs. It is added that no API is produced in the country.

Graph 4.1 Number of specialists in Brazil by type of disease and maximum titration.

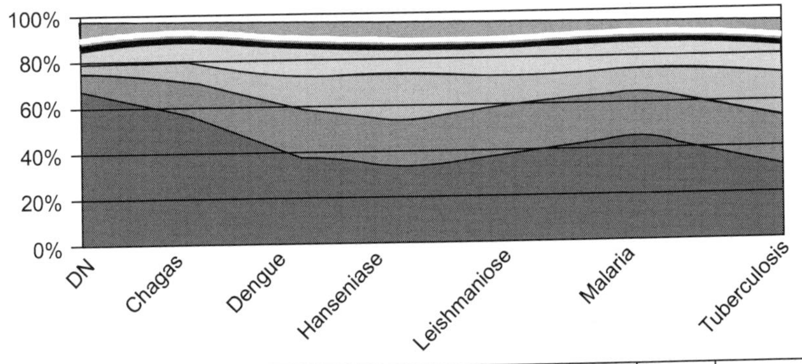

	DN	Chagas	Dengue	Hanseniase	Leishmaniose	Malaria	Tuberculosis
Uniformed	36	279	716	576	530	224	794
Basic education	1	0	0	0	1	2	0
High school	8	56	126	104	94	35	158
Graduate	35	487	1,120	757	910	447	1,238
Specialization	17	501	1,265	1,543	866	408	2,211
Master	54	933	1,999	1,576	1,647	819	2,583
Doctor	263	2,477	2,552	1,907	2,583	1,856	3,976

Source: Prepared by data from PI_N. (07/22/2010).

Regarding Chagas disease, there are only 11.7% of specialists dedicated to research in this area, on the other hand there is only one type of treatment available and this medicine was not produced in Brazil by 2011. Even with this gap, it is noteworthy that this remedy is too old and carries toxicity.

Table 4.1 Shows the number of specialists distributed in Brazilian states. They are highlighted in first, second and third states with largest number by DTN.

Table 4.1 Number of experts in Brazil by State according to types of illness

Unit of the federation	Neglected Diseases	Chagas	Denge	Hanseníase	Leishmaniose	Malaria	Tuberculosis
AC	0	7	18	22	14	30	22
AL	7	42	89	80	76	37	116
AM	6	52	132	144	169	375	183
AP	0	8	16	9	8	36	19
BA	13	242	342	244	409	69	508
CE	16	115	628	499	333	57	579
DF	13	181	209	142	211	149	271
ES	1	27	112	105	84	22	157
GO	2	154	238	200	145	58	208
MA	4	49	184	315	295	126	292
MG	50	715	802	556	914	282	742
MS	2	42	154	98	216	20	159
MT	2	36	164	144	129	88	130
PA	13	124	224	380	241	352	394
PB	10	76	205	228	91	25	352
PE	16	141	379	311	264	73	454
PI	13	28	147	166	159	24	160
PR	15	225	430	315	303	98	520
RJ	122	763	1.276	784	853	611	1.547
RN	3	47	145	95	123	32	161
RO	4	14	52	46	52	120	59
RR	0	3	35	6	6	14	6
RS	10	177	265	174	104	112	924
SC	4	75	101	94	65	43	238
SE	3	30	78	65	53	10	88
SP	85	1.337	1.283	1.184	1.231	862	2.578
TO	0	12	52	47	62	26	53
Não Informado	0	11	18	10	21	40	40
Total	414	4.733	7.778	6.463	6.631	3.791	10.960

Legenda: Estados com maior número de especialistas — 1º lugar — 2º lugar — 3º lugar

Source: Prepared by data from PIN. (07/22/2010).

Observe the largest numbers of experts in SP, RJ and MG: 8560, 5956 and 4061 respectively. The regional distribution does not prevent the collaboration network, because as noted in next item, competencies established in certain institutions perform other partnerships in their own research, such as USP and UNB, FIOCRUZ, and UFMG etc.

Sao Paulo State leads the number of available competencies for all diseases, immediately after followed by Rio de Janeiro. In order of importance in research, we are in the following order: TB> Chagas disease> Dengue> Leishmaniasis> Leprosy> Malaria. The third largest number of specialists by disease/State is the malaria and tuberculosis concomitantly. The PA State exceeds MG for malaria and RS State for tuberculosis. It also notes that the State with the lowest number of professionals is RR with 0.6% of the total, in other words 70 professionals.

4.2.1 Competence map

Experts encourage their research using the resources of their institutions and/or through promotion agencies and partnerships with other competencies in other organizations in order to enrich their work. The relationships of these professionals are listed in the PI_N in order of relevance[3] and can be observed through the maps generated in the portal itself.

Progress of research in recent years has been characterized by the interrelationship between the experts with enlarging in partnerships and taking advantage of the expertise of each professional.

In this sense, it was expected that the PI_N showed the main experts in the area and networking established. However, it was observed during the search rescue that the data of the graduated professionals, such as Law, Veterinary and Nursing expertise also some as "specialization course". Accordingly generating inconsistent results. This occurs because, at the time of the survey conducted, the PI_N base considers a researcher "most important", one who has more "keywords" indexed into your base. So, with the research, the PI_N base seeks the "keywords" of the experts in your resume lattes regardless of their qualifications. According to the way each specialist registers, your keywords may arise results not real about surveyed senior scientists. Given these facts, we decided to further research

---

[3] The relevance degree of specialists in the Innovation Portal is determined by the frequency of occurrence of the search term into the portal, ie, the record of the professional who has the largest number of terms (words used in performing the search within your base – production) will be displayed first in the list.

directly on the basis of CNPq Lattes using by topics relevance level/category[4] of researchers as can be seen from item 4.2.

4.2.1.1 Map of competence for neglect diseases: search term: "neglected diseases"

Four hundred and fourteen experts for NTD in the country were identified. However, for better visualization, in Figure 4.2 only the interaction between the top 25 experts is shown(competencies map).

Figure 4.2 Competence map for NTD.

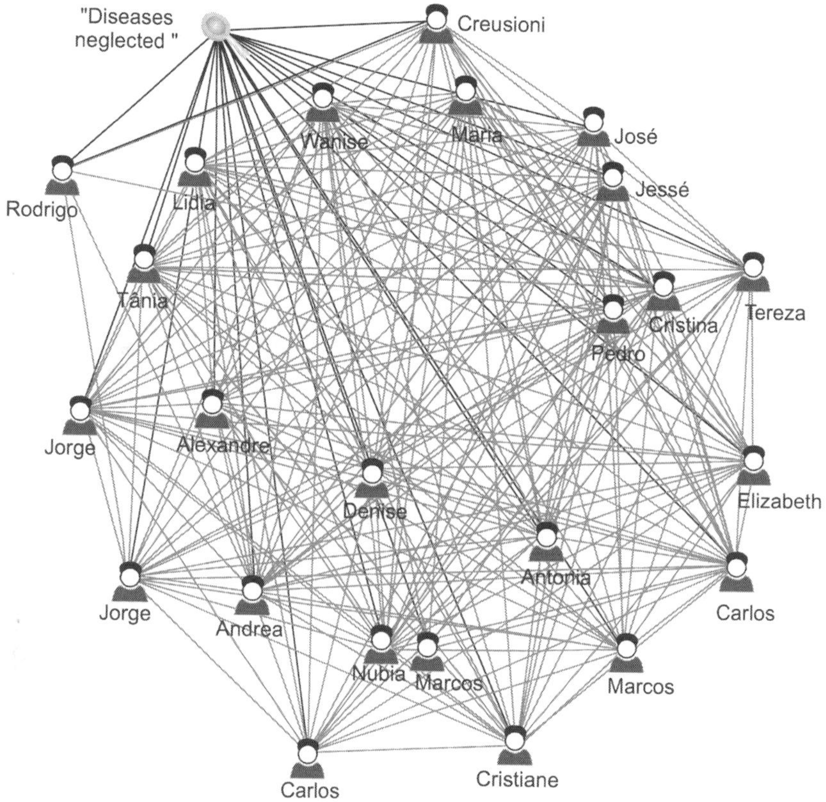

Source: Prepared by data from PIN. (07/22/2010).

---

[4] It is a qualifying score and productivity applied by CNPq. The level of the researcher and their respective category determines which takes into account the number of instructions given and scientific production in the established area. The highest rate is 1A and the lowest is 2. See more in http://dgp.cnpq.br/censo2002/estratificacao/saibamais.html .

Thus, it is possible to analyze each specialist and detailed information about their work and the researcher's network. As an example below, the top 10 experts for NTD, containing the maximum degree and its respective affiliated institution:

1st Jorge Souza Mendonça – Farmanguinhos/FIOCRUZ – Master in Chemistry.

2nd Núbia Boechat – FIOCRUZ/RJ and IQ-UFRJ – Ph.D in Chemistry.

3rd Denise Nacif Pimenta – FIOCRUZ/RJ – Ph.D in Health Sciences.

4th Marcos Vinício Chein Feres – UFJF – Doctor of Law.

5th Rodrigo Guerino Stabeli – UNIR, UFRJ, FIOCRUZ e MCT – Ph.D in Biochemistry.

6th Lidia Moreira Lima – UFRJ, SBQ and CYTED – PhD in Chemistry.

7th Adriano Defini Andricopulo – USP, SBQ – Ph.D. in Organic Chemistry.

8th Alexandre Felip Silva Corrêa – FIOCRUZ, UVA, FEUDUC – Ph.D in Biochemistry.

9th Carlos Cezar Flores Vidotti – FACIPLAC – Doctorate in Medicine.

10th Tânia Maria de Almeida Alves – FIOCRUZ/RJ – Ph.D in Chemistry.

4.2.1.2 For Chagas disease: search term: "Chagas"

4733 experts for Chagas disease in the country was identified. Although maps of competencies by PI_N in the same way as performed in the NTD map has been generated, it will not be "plotted" to "Chagas" as well as other surveyed diseases. The reason is that the interactions detected between them are very similar, in addition to the relationship of the top 10 experts listed in the PI_N s demonstrated in each search. In this sense, it follows in order of relevance, of Chagas' disease:

1st Jose Borges Pereira – FIOCRUZ/RJ, UFRJ, ENSP, UERJ, SESAPI, MS, FACEPE, FAP/DF, FUNDECT/MS, FIOCRUZ – Doctorate in Medicine.

2nd Maria Aparecida Shikanai Yasuda – FMUSP, HCFMUSP, USP – Doctorate.

3rd João Carlos Pinto Dias – FIOCRUZ/RJ – Doctorate in Medicine.

4th Antonio Luiz Pinho Ribeiro – UFMG, CNPq, ABRAHUE – Doctorate in Medicine.

5th Maria Elena Guariento – UNICAMP – Doctorate in Clinical Medicine.

6th Rubens Antonio da Silva – SUCEN – Masters in Public Health.

7th Silvana Marques de Araujo – UEM – Doctorate in Parasitology.

8th Cleudson Nery de Castro – UnB – Doctorate in Medicine.

9th Alejandro Marcel Hasslocher Moreno – FIOCRUZ, IEDS, IPEC – Specialization.

10th Dalmo Correia Filho – UFTM, UFU – Doctorate in Medicine.

4.2.1.3 For dengue disease: search term "dengue"

7778 experts for dengue in the country was identified. Below, the top 10 experts listed in the PI_N in order of relevance for dengue:

1st Hermann Gonçalves Schatzmayr – FIOCRUZ/RJ – Degree in Veterinary.

2nd Rita Maria Ribeiro Nogueira – FIOCRUZ/RJ – Doctorate in Parasitology.

3rd Marize Pereira Miagostovich – FIOCRUZ – PhD in Biology Parasitic.

4th Rivaldo Venâncio da Cunha – FIOCRUZ/RJ, UFMS and OPAS – Doctorate in Tropical Medicine.

5th Flavia Barreto dos Santos – FIOCRUZ/RJ and UNB – PhD in Biology.

6th Benedito Antônio Lopes da Fonseca – USP – PhD in Molecular Virology.

7th Francisco Chiaravalloti Neto – FSP – PhD in Collective Health.

8th Ortrud Monika Barth Schatzmayr – FIOCRUZ and UFRJ – Doctorate.

9th Claire Fernandes Kubelka – FIOCRUZ/RJ – Ph.D. in Microbiology.

10th Sérgio Oliveira De Paula – UFV – Ph.D. in Basic Immunology.

4.2.1.4 For leprosy disease: search term "hanseníase"

6.463 experts for leprosy in the country was identified. Below, the top 10 experts listed in the PI_N in order of relevance for leprosy:

1st Isabela Maria Bernardes Goulart – UFU – Doctorate in Clinical Medicine.

2nd Vera Lucia Gomes de Andrade – OMS and WHO – Dctorate.

3rd Norma Tiraboschi Foss – FMRP-USP – Doctorate.

4th Leontina da Conceicao Margarido – USP and FMUFPR – Ph.D. in Dermatology

5th Francisco Carlos Félix Lana – UFMG – Ph.D. in Nursing Inter.

6th Vânia Del'Arco Paschoal – FAMERP and UNIFAIMI – Ph.D. in Health Sciences.

7th Antonio Carlos Ceribelli Martelli – CCD, UNIMED and ND – Especialização.

8th Euzenir Nunes Sarno – CNPq, FIOCRUZ – Specialist in Pathology.

9th Somei Ura – ILSL – Master in Medicine.

10th Rosa Maria Cordeiro Soubhia – FAMERP – Ph.D. in Health Sciences.

CHAPTER 4 • COMPETENCIES FOR INNOVATION AND TECHNOLOGICAL TRENDS TO COPE ... 81

4.2.1.5 For leishmaniasis: search term "leishmaniose"

6.631 experts for leishmaniasis in the country was identified. Below, the top 10 experts listed in the PI_N in order of relevance for leishmaniasis:

1st Thais Gomes Verzignassi Silveira – UEM – PhD in Biochemistry.

2nd Raimunda Nonata Ribeiro Sampaio – MS, UNB, CNPq – Doctorate in Medicine.

3rd Armando de Oliveira Schubach – FIOCRUZ/RJ, CNPq, FAP/DF, MS/ DECIT, FAPERJ, FAPEMAT and FAPEMIG – Doctorate in Parasitology.

4th Mary Marcondes – UNESP – Doctorate.

5th Jackson Mauricio Lopes Costa – UFMA and FIOCRUZ – PhD in Infectious Diseases and Stray.

6th Maria Valdrinez Campana Lonardoni – UEM – PhD in Immunology.

7th Carlos Henrique Nery Costa – UFPI, Government/PI, SBMT, RSBMT and RENORBIO – Doctorate in Tropical Public Health.

8th Aloísio Falqueto – UFES – Doctorate in Medicine.

9th Vitor Márcio Ribeiro – PUC Minas e CVSA – Doctorate in Parasitology.

10th Albino Verçosa de Magalhães – CNPq – Doctorate in Medicine.

4.2.1.6 For malaria: search term "malária"

3.791 experts for malaria in the country was identified. Below, the top 10 experts listed in the PI_N in order of relevance for malaria:

1st Claudio Tadeu Daniel Ribeiro – CNPq, FIOCRUZ/RJ, FAPERJ, IFTM, AFM, IM, SBM, ANMF and SHB – Doctorate.

2nd Wanderli Pedro Tadei – INPA and UEA –Doctorate.

3rd Cor Jesus Fernandes Fontes – UFMT and MS – Doctorate in Medicine.

4th Antonio Walter Ferreira – IMTSPUSP, FMUSP and ICBUSP – PhD in Immunology.

5th Carlos Eduardo Tosta da Silva – UNB, USP, CNPq, MS, SBMT, ABDC and WHO – PhD in Immunology.

6th Maria Carmen Arroyo Sanchez – USP – PhD in Immunology.

7th Sandra do Lago Moraes – USP – PhD in Immunology.

8th Antoniana Ursine Krettli – FIOCRUZ, CNPq and UFMG – Doctorate in Parasitology.

9th Marinete Marins Povoa – UFPA, IEC and FAPESPA – Doctorate in Parasitology.

10th Maristela Gomes da Cunha – UFPA – PhD in Immunology.

4.2.1.7 For tuberculosis: search term "tuberculose"

10.960 experts for tuberculosis in the country was identified. Below, the top 10 experts listed in the PI_N in order of relevance for tuberculosis:

1st Tereza Cristina Scatena Villa – USP – Doctorate in Nursing.

2nd Antonio Ruffino Netto – USP, CNPq, UBA, EPIDEMIOL, REDE TB, IAL, UESB and SVS-MS – Doctorate in Health.

3rd Eliana Roxo – IB – PhD in Experimental and Applied Epidemiology Zoonoses.

4th Silvia Helena Figueiredo Vendramini – FAMERP – PhD in Public Health.

5th Julia Ignez do Nascimento Salem José – INPA e UFAM – Ph.D. in Microbiology.

6th Valdir de Souza Pinto – SES, AUT and FG – Masters in Graduate Program.

7th Jordana de Almeida Nogueira – USP – Doctorate in Nursing.

8th Afranio Lineu Kritski – CNPq e UFRJ – Doctoral Program in Infectious Diseases.

9th Fernanda Carvalho de Queiroz Mello – UFRJ, CNPq – Doctorate in Medicine.

10th Fernando Augusto Fiuza de Melo – ICF, IAMSP and MS – Doctorate in Medicine.

4.2.2 Institutions of experts

Considering the 40,770 experts listed in the PIN platform for the diseases investigated, it can be observed that they are connected to some type of professional organization. Note in Table 4.2.

Table 4.2 Type of business address of the organization of experts by PIN base

	DTN	Chagas	Dengue	Hansen	Leishmaniasis	Malaria	Tuberculosis
Agent Innovation	3	62	112	101	100	50	146
ICTI (Brazilian term)	317	3,172	4,392	4,392	4,081	2,563	5,968
NIT (Brazilian term)	90	1,495	3,262	3,262	2,442	1,176	4,829
Company	0	0	0	0	1	0	1
Uninformed	4	4	12	5	7	2	16
Total	414	4,733	7,778	6,463	6,631	3,791	10,960

Source: Prepared by data from PI_N. (07/22/2010).

Considering only the top 10 experts identified might be to list all the major institutions involved in each disease studied. Research portfolio can be viewed in Table 4.3:

CHAPTER 4 • COMPETENCIES FOR INNOVATION AND TECHNOLOGICAL TRENDS TO COPE ... 83

Table 4.3 Organizations of experts in research NTD

ICTI, NIT or Company	Chagas disease	Dengue	Hansen	Leishmaniasis	Malaria	Tuberculosis	General: Neglected disease
FACIPLAC							X
Fiocruz	X	X		X	X	X	X
FSP		X					
ILSL			X				
OPAS		X					
PUC Minas				X			
UEA						X	
UEM	X			X			
UERJ	X						
UESB						X	
UFAM						X	
UFES				X			
UFJF							X
UFMA				X			
UFMG	X		X		X		
UFMS		X					
UFMT						X	
UFPA						X	
UFPI				X			
UFPR		X					
UFRJ	X	X				X	X
UFTM	X						
UFU	X		X				
UFV		X					
UnB	X	X		X	X		
UNESP				X			
UNICAMP	X						
UniFAIMI			X				
UNIMED			X				
UNIR							X
USP	X	X	X		X	X	X

Legend: FACIPLAC – Faculdades Integradas da União Educacional do Planalto Central; FIOCRUZ – Fundação Oswaldo Cruz; FSP – Faculdade de Saúde Pública; ILSL – Instituto Lauro de Souza Lima; OPAS – Organização Panamericana de Saúde; PUC Minas – Pontifícia Universidade Católica de Minas Gerais; UEA – Universidade do Estado do Amazonas; UEM – Universidade Estadual de Maringá; UERJ – Universidade do Estado do Rio de Janeiro; UESB – Universidade Estadual do Sudoeste da Bahia; UFAM – Universidade Federal do Amazonas; UFES – Universidade Federal do Espírito Santo; UFJF – Universidade Federal de Juiz de Fora; UFMA – Universidade Federal do Maranhão; UFMG – Universidade Federal de Minas Gerais; UFMG – Universidade Federal de Minas Gerais; UFMS – Universidade Federal de Mato Grosso do Sul; UFMT – Universidade Federal de Mato Grosso; UFPA – Universidade Federal do Pará; UFPI – Universidade Federal do Piauí; UFPR – Universidade Federal do Paraná; UFRJ – Universidade Federal do Rio de Janeiro; UFTM – Universidade Federal do Triângulo Mineiro; UFU – Universidade Federal de Uberlândia; UFV – Universidade Federal de Viçosa; UnB – Universidade de Brasília; UNESP – Universidade Estadual Paulista; UNICAMP – Universidade Estadual de Campinas; UniFAIMI – União das Escolas do Grupo FAIMI de Educação; UNIMED – União de Médicos Associados; UNIR – Universidade Federal de Rondônia; USP – Universidade de São Paulo. Source: Prepared by data from PIN. (07/22/2010).

84 TECHNOLOGICAL TRENDS IN THE PHARMACEUTICAL INDUSTRY: THE MATTER OF NEGLECTED TROPICAL DISEASES

It is noted that USP University is present in five of the six NTD researched. It only does not research for leishmaniasis. Likewise, FIOCRUZ does not appear in this ranking for leprosy.

In conclusion on the use of PI_N, it was observed that there are some inconsistencies in the data. For example, the competence map for NTD in general, the first researcher is not an expert in the field, as well as what appears in 7th place is an expert on Chagas disease and he does not appear on this map.

Whereas the previous chapters, it is noted that the disease with the lowest number of existing experts is the least neglected of all, in practical result.

4.3 COMPETENCIES IN BRAZILIAN TERRITORY ACCORDING TO THE CNPq

For better stratification of Brazilian competencies, experts in the Lattes platform according to its category and level of importance assigned by CNPq were identified. The reason was in order not to obtain experts "in general" as in the PIN. Therefore, in CNPq, 2633 experts was found, as shown in Graph 4.2:

Graph 4.2 Number of specialist in NTD by CNPq.

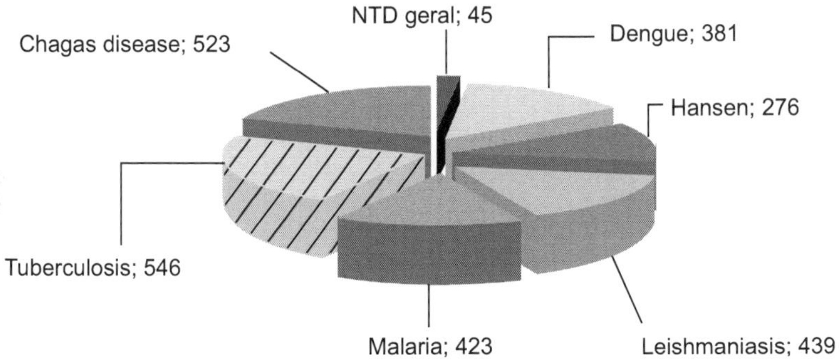

Source: Prepared by data from PIN. (07/22/2010).

The total number of researchers was chosen to stratify this total quantity according to the category/level, title, and institution affiliated to each disease or researched topic. Observe in tables 20 to 26 the classifications and the top 10 experts listed by CNPq in Lattes base.

CHAPTER 4 • COMPETENCIES FOR INNOVATION AND TECHNOLOGICAL TRENDS TO COPE ... 85

Table 4.4 Number of researchers for neglected diseases by category/level CNPq

Category/Level	Total	Researcher for Neglected Diseases	
		Top 10 Experts	Title - Institution
1A	6	Carlos Medici Morel	PhD in Sciences Biológicas – FIOCRUZ
		Alaíde Braga de Oliveira	Ph.D. in Chemistry – UFMG
		Odir Antonio Dellagostin	Ph.D. in Biology Molecular – UFPel
		Egler Chiari	Ph.D. in Parasitology – UFMG
		Eloi de Souza Garcia	Ph.D. in Biology Molecular – ABL
		Douglas Wagner Franco	Ph.D. in Chemistry – USP
1B	4	Elizabeth Igne Ferreira	Ph.D. in Organic Chemistry – USP
		Euzenir Nunes Sarno	Specialization in Anatomy – FIOCRUZ
		Francois Germain Noel	Ph.D. in Pharmaceutical Sciences – UFRJ
		Tereza Cristina Scatena Villa	Doctor of Nursing – USP
1C	8	Adriano Defini Andricopulo	Ph.D. in Organic Chemistry – USP
		Oscar Bruna-Romero	Ph.D. in Molecular and Cellular Biology – UFMG
		Maria Cristina Vidal Pessolani	Ph.D. in Biochemistry – FIOCRUZ
		Jose Roberto Lapa e Silva	Ph.D. in Cardiopulmonary Disease – UFRJ
		Leila Maria Beltramini	Ph.D. in Biological Sciences – USP
		Bartira Rossi Bergmann	Ph.D. in Biological Sciences – UFRJ
		Denise Madalena Palomari	Ph.D. in Biology – UNESP
		Heitor Franco de Andrade Junior	Ph.D. in Pathology – USP
1D	5	Rodrigo Guerino Stabeli	Ph.D. in Biochemistry – FIOCRUZ
		Gerd Bruno da Rocha	Ph.D. in Chemistry – UFPB
		Alejandro Pedro Ayala	PhD in Physics – UFCE
		Denise Valle	Ph.D. in Biological Sciences – FIOCRUZ
		José Albertino Rafael	Ph.D. in Biological Sciences – INPA
2	22	Lidia Moreira Lima	Ph.D. in Chemistry – SBQ
		Rodrigo Luiz Oliveira Rodrigues Cunha	Ph.D. in Chemistry – UFABC
		Tânia Maria de Almeida Alves	Ph.D. in Chemistry – FIOCRUZ
		Ricardo José Nunes	Ph.D. in Chemistry – UFSC
		André Gustavo Tempone Cardoso	PhD in Sciences – Instituto Adolfo Lutz
		Angelo de Fátima	Ph.D. in Chemistry – UFMG
		Jamary Oliveira Filho	Ph.D. in Neurology – UFBA
		Sinval Pinto Brandão Filho	Ph.D. in Biology – FIOCRUZ
		Mariane Martins de Araújo Stefani	PhD in Microbiology and Immunology – UFG
		Leoberto Costa Tavares	Ph.D. in Drugs and Medicines – USP
TOTAL	45		

Source: Prepared by data from Lattes platform (08/28/2010).

86 TECHNOLOGICAL TRENDS IN THE PHARMACEUTICAL INDUSTRY: THE MATTER OF NEGLECTED TROPICAL DISEASES

Table 4.5 Number of researchers for Chagas diseases by category/level CNPq

Category/Level	Total	Top 10 Experts	Title – Institution
		Researcher for Chagas Disease	
1A	81	Antonio Luiz Pinho Ribeiro	Ph.D. in Infectious Diseases and Tropical Medicine – UFMG
		Jose Jurberg	Ph.D. in Veterinary Science – UFRRJ
		José Rodrigues Coura	Ph.D. in Medicine – FIOCRUZ
		Manoel Otávio da Costa Rocha	Ph.D. in Infectious Diseases and Tropical Medicine – UFMG
		Egler Chiari	Ph.D. in Parasitology – UFMG
		Carlos Medicis Morel	Ph.D. in Biological Sciences – FIOCRUZ
		José Franco da Silveira Filho	Ph.D. in Biological Sciences – UNIFESP
		Carlos Mauricio de Figueiredo Antunes	Ph.D. in Epidemiology – Sta. Casa BH
		George Alexandre DosReis	Ph.D. in Biological Sciences – UNIFESP
		Bianca Zingales	Ph.D. in Biochemistry – UFRJ
1B	50	Alejandro Miguel Katzin	Ph.D. in Microbiology and Parasitology – USP
		Ricardo Ribeiro dos Santos	Ph.D. in Medicine – UEFS
		Edecio Cunha Neto	Ph.D. in Immunology – USP
		Sérgio de Albuquerque	Ph.D. in Parasitology – USP
		Anna Carla Renata Krepel Goldberg	Ph.D. in Physiology – INCT Investigação Imunologia
		Olindo Assis Martins Filho	Ph.D. in Biochemistry – FIOCRUZ
		Solange Lisboa de Castro	Ph.D. in Biology – FIOCRUZ
		Luiz Carlos Dias	Ph.D. in Chemistry – UNICAMP
		Paulo Cezar Vieira	Ph.D. in Chemistry – UFSCAR
		Otavio Henrique Thiemann	Ph.D. in Biology Molecular – USP
1C	59	Marcela de Freitas Lopes	PhD in Sciences – UFRJ
		Lileia Gonçalves Diotaiut	PhD in Sciences – FIOCRUZ
		Andrea Mara Macedo	Ph.D. in Biochemistry e Imunologia – UFMG
		Jose Roberto Mineo	Ph.D. in Immunology – UFU
		Virmondes Rodrigues Junior	Doutor em Imunolgia – UFTM
		Carlos Leomar Zani	Ph.D. in Chemistry – FIOCRUZ
		Joseli Lannes Vieira	Ph.D. in Sciences – FIOCRUZ
		Adauto Jose Goncalves de Araujo	Ph.D. in Public Health – FIOCRUZ
		Jose Mauro Peralta	PhD in Sciences – UFRJ
		Alberto Felix Antonio da Nobrega	PhD in Sciences – UFRJ

(Continues)

Table 4.5 Number of researchers for Chagas diseases by category/level CNPq

Category/Level	Total	Top 10 Experts	Title – Institution
		Researcher for Chagas Disease	
1D	72	Eufrosina Setsu Umezawa	PhD in Sciences – USP
		Tania Cremonini de Araujo-Jorge	Ph.D. in Biological Sciences – FIOCRUZ
		Luis Eduardo Ramirez Giraldo	Ph.D. in Parasitology – UFTM
		Maria Regina D'Imperio Lima	PhD in Sciences – USP
		Eliane Lages Silva	Ph.D. in Parasitology – UFTM
		Valdo Jose Dias da Silva	Ph.D. in Physiology – UFTM
		Jaime Martins de Santana	Ph.D. in Molecular Pathology – UnB
		Fabio Trindade Maranhão Costa	Ph.D. in Micro and Immuno Parasitology – USP
		Luiz Ernesto de Almeida Troncon	Ph.D. in Medicine – USP
		Iara José de Messias Reason	PhD in Sciences – UFPR
2	261	Maria Aparecida Shikanai Yasuda	Ph.D. in Infectious and Parasitic Diseases – USP
		Jamary Oliveira Filho	Ph.D. in Neurology – UFBA
		Antonio Raimundo Lima Cruz Teixeira	Ph.D. in Pathology – UnB
		Monica Lucia Gomes	Ph.D. in Parasitology – UEM
		Dalmo Correia Filho	Ph.D. in Infectious Diseases and Tropical Medicine – UFMG
		Yara de Miranda Gomes	PhD in Sciences – FIOCRUZ
		Célio Geraldo Freire de Lima	PhD in Sciences – UFRJ
		Silvana Marques de Araujo	Ph.D. in Parasitology – UEM
		Roberto Oliveira Dantas	Ph.D. in Medicine – USP
		Max Jean de Ornelas Toledo	Ph.D. in Parasitology – UEM
TOTAL	523		

Source: Prepared by data from Lattes platform (08/28/2010).

Table 4.6 Number of researchers for Dengue by category/level CNPq

Category/ Level	Total	Researcher for Dengue	
		Top 10 experts	Title – Institution
1A	37	Eduardo Massad	Ph.D. in Experimental Pathology – USP
		Maurício Lima Barreto	Ph.D. in Epidemiology – UFBA
		Patricia Torres Bozza	Ph.D. in Biology – FIOCRUZ
		Mitermayer Galvao dos Reis	Ph.D. in Human Pathology – FIOCRUZ
		Regina Maria Marteleto	Ph.D. in Communication – FIOCRUZ
		Takashi Yoneyama	Ph.D. in Electrical Engineering – ITA
		Luiz Juliano Neto	Ph.D. in Biological Sciences – UNIFESP
		Claudio Jose Struchiner	Ph.D. infectious diseases – FIOCRUZ
		Leila Maria Cardao Chimelli	Ph.D. in Neuropathology – UFRJ
		Maria Aparecida Juliano	Ph.D. in Biology Molecular – UNIFESP
1B	33	Luiz Tadeu Moraes Figueiredo	Ph.D. in Medicine – USP
		Pedro Fernando da Costa Vasconcelos	Ph.D. in Medicine – FIOCRUZ
		Ricardo Galler	PhD in Natural Sciences – FIOCRUZ
		Erna Geessien Kroon	Ph.D. in Virology – Virontech do Brazil
		Francisco Antonio Bezerra Coutinho	Ph.D. in Physics – USP
		Claudio Sergio Pannuti	PhD in Sciences – USP
		Marilia Sá Carvalho	Ph.D. in Biomedical Engineering – FIOCRUZ
		Russolina Benedeta Zingali	Ph.D. in Biological Chemistry – UFRJ
		Waleska Teixeira Caiaffa	Ph.D. in Parasitology – UFMG
		Pedro Lagerblad de Oliveira	PhD in Sciences – UFRJ
1C	43	Rita Maria Ribeiro Nogueira	Ph.D. in Parasite Biology – FIOCRUZ
		Celina Maria Turchi Martelli	Ph.D. in Public Health – UFG
		Ricardo Lourenco de Oliveira	PhD in Veterinary Sciences – FIOCRUZ
		Ortrud Monika Barth Schatzmayr	Ph.D. in Botany – FIOCRUZ
		Andrea Thompson Da Poian	Ph.D. in Biological Chemistry – UFRJ
		Francisco de Assis Mendonca	Ph.D. in Geography – UFPR
		Claudio Antonio Bonjardim	PhD in Sciences – UFMG
		Fernando Augusto Proietti	Ph.D. in Epidemiology – UFMG
		Paulo Henrique Novaes Martins de Albuquerque	Ph.D. in Sociology – UFPE
		Marcelo Nascimento Burattini	Ph.D. in Infectious and Parasitic Diseases – USP

(Continues)

Table 4.6 Number of researchers for Dengue by category/level CNPq

Category/Level	Total	Top 10 experts	Title – Institution
1D	65	Marize Pereira Miagostovich	Ph.D. in Parasite Biology – FIOCRUZ
		Benedito Antônio Lopes da Fonseca	Ph.D. in Virology Molecular – USP
		Marcio Roberto Teixeira Nunes	Ph.D. in Biology – UFPA
		Hyun Mo Yang	Ph.D. in Physics – UNICAMP
		Maria Anice Mureb Sallum	Ph.D. in Public Health – USP
		Tania Cremonini de Araujo-Jorge	Ph.D. in Biological Sciences – FIOCRUZ
		Denise Valle	Ph.D. in Biological Sciences – FIOCRUZ
		Marco Aurelio Krieger	PhD in Sciences Biológicas – FIOCRUZ
		Carlos Rangel Rodrigues	Ph.D. in Chemistry – UFRJ
		Pedro Hernan Cabello Acero	Ph.D. in Biological Sciences – FIOCRUZ
2	203	Claire Fernandes Kubelka	Ph.D. in Microbiology – FIOCRUZ
		Claudia Nunes Duarte dos Santos	Ph.D. in Biological Sciences – FIOCRUZ
		Maria da Glória Lima Cruz Teixeira	Ph.D. in Collective Health – UFBA
		Ada Maria de Barcelos Alves	Ph.D. in Biological Sciences – FIOCRUZ
		Victor Hugo Aquino Quintana	Ph.D. in Immunology Básica e Aplicada – USP
		Ronaldo da Silva Mohana Borges	Ph.D. in Chemistry Biológica – UFRJ
		Maurício Lacerda Nogueira	Ph.D. in Biological Sciences – FAMERP
		Luzia Maria de Oliveira Pinto	Ph.D. in Immunology – FIOCRUZ
		Margareth de Lara Capurro-Guimarães	Ph.D. in Biochemistry – USP
		Maria da Conceicao Nascimento Costa	Ph.D. in Public Health – UFBA
TOTAL	381		

Source: Prepared by data from Lattes platform (08/28/2010).

Table 4.7 Number of researchers for Hansen disease by category/level CNPq

Category/Level	Total	Top 10 Experts	Title – Institution
		Researcher for Hansen disease	
1A	42	Carlos Maurício de F. Antunes	Ph.D. in Epidemiology – Sta. Casa M. de BH
		Célio Lopes da Silva	Ph.D. in Biochemistry – USP
		Leila Maria Cardao Chimeli	Ph.D. in Neuropathology – UFRJ
		Manuel Barral Netto	Ph.D. in Human Pathology – FIOCRUZ
		Cláudio José Struchiner	Ph.D. Population Dynamics – FIOCRUZ
		Maurício Lima Barreto	Ph.D. in Epidemiology – UFBA
		Carlos Medici Morel	PhD in Sciences – FIOCRUZ
		José Roberto Lembertucci	Ph.D. in Infectious Diseases and Tropical Medicine – UFMG
		Sérgio Koifman	Ph.D. in Medicine – FIOCRUZ
		Anita Waingort Novinsky	Ph.D. in Social History – USP
1B	31	Euzenir Nunes Sarno	Ph.D. in Pathology – FIOCRUZ
		Ricardo Arraes de Alencar Ximenes	Ph.D. in Epidemiology – UFPE
		Tereza Cristina Scatena Villa	Ph.D. in Nursing – USP
		Marilia Sa Carvalho	Ph.D. in Biomedical Engineering – FIOCRUZ
		Leila de Souza Fonseca	Ph.D. in Microbiology – UFRJ
		Henrique Leonel Lenzi	Ph.D. in General Pathology – FIOCRUZ
		Rosana Ferreira Sampaio	Ph.D. in Public Health – UFMG
		Antônio Augusto Moura da Silva	Ph.D. in Health – UFMA
		Luiz Antonio Bastos Camacho	Ph.D. in Public Health – FIOCRUZ
		Lorita Marlena Freitag Pagliuca	Ph.D. in Nursing – UFC
1C	29	Celina Maria Turchi Martelli	Ph.D. in Public Health – UFG
		Jorg Heukelbach	Ph.D. in Pharmacology – Fundação Mandacaru
		Maria Cristina Vidal Pessolani	Ph.D. in Biochemistry – FIOCRUZ
		Ana Lúcia Sampaio Sgambatti de Andrade	Ph.D. in Public Health – UFG
		Adauto Jose Goncalves de Araujo	Ph.D. in Public Health – FIOCRUZ
		Luiz Ricardo Goulart Filho	Ph.D. in Molecular Genetics – UFU
		Guilherme Loureiro Werneck	Ph.D. in Public Health – UFRJ
		Maria Cristina Roque Antunes Barreira	Ph.D. in Medicine – USP
		Wim Maurits Sylvain Degrave	Ph.D. in Biology Molecular – FIOCRUZ
		Maria Helena Oliva Augusto	Ph.D. in Sociology – USP

(*Continues*)

Table 4.7 Number of researchers for Hansen disease by category/level CNPq

Category/ Level	Total	Top 10 Experts	Title – Institution
		Researcher for Hansen disease	
1D	29	Elizabeth Pereira Sampaio	PhD in Biological Sciences – FIOCRUZ
		Maria de Fatima Pessoa Militao de Albuquerque	Ph.D. in Public Health – FIOCRUZ
		Jackson Mauricio Lopes Costa	Ph.D. infectious diseases – FIOCRUZ
		Iara José de Messias Reason	PhD in Sciences – UFPR
		José Luiz Martins do Nascimento	Ph.D. in Biological Sciences – UFPA
		Pedro Hernan Cabello Acero	Ph.D. in Biological Sciences – FIOCRUZ
		Sidney Emanuel Batista dos Santos	Ph.D. in Biological Sciences – UFPA
		Maysa Sacramento De Magalhães	Ph.D. in Production Engineering – IBGE
		Francisco Jose Dutra Souto	Ph.D. in Medicine Tropical – UFMG
		Esper Georges Kallás	Ph.D. in Infectious Diseases – USP
2	145	Claudio Guedes Salgado	Ph.D. in Medicine – UFPA
		Milton Ozório Moraes	Ph.D. in Biology Celular – FIOCRUZ
		Jeane Eliete Laguila Visentainer	Ph.D. in Medicine – UEM
		Paulo Renato Zuquim Antas	PhD in Sciences – FIOCRUZ
		Juarez Antônio Simões Quaresma	Ph.D. in Pathology – UFPA
		Paulo Roberto Lima Machado	Ph.D. in Medicine – Escola Bahiana de Medicina e Saúde Pública
		Mirian Nacagami Sotto	Ph.D. in Pathology – USP
		Elizabeth De Francesco Daher	Ph.D. in Medicine – UFC
		Mariane Martins de Araújo Stefani	Ph.D. in Microbiology e Imunologia – UFG
		Ligia Regina Franco Sansigolo Kerr	Ph.D. in Medicine – UFC
TOTAL	276		

Source: Prepared by data from Lattes platform (08/28/2010).

Table 4.8 Number of researchers for Leishmaniasis by category/level CNPq

Category/Level	Total	Top 10 Experts	Title – Institution
		Researcher for Leishmaniasis	
1A	42	Manoel Barral Netto	Ph.D. in Human Pathology – FIOCRUZ
		Aldina Maria Prado Barral	Ph.D. in Human Pathology – FIOCRUZ
		Jeffrey Jon Shaw	Ph.D. in Parasitology – UFPA
		Gabriel Grimaldi Filho	PhD in Sciences – FIOCRUZ
		Vanete Thomaz Soccol	Ph.D. in Parasitology – Universidade Positivo
		Edgar Marcelino de Carvalho Filho	Ph.D. in Medicine – UFBA
		Helio Langoni	Ph.D. in Virology – UNESP
		Maria Fernanda Furtado de Lima e Costa	Ph.D. in Infectious Diseases and Tropical Medicine – FIOCRUZ
		José Rodrigues Coura	Ph.D. in Medicine – FIOCRUZ
		Alvaro Jose Romanha	Ph.D. in Biochemistry e Imunologia – FIOCRUZ
1B	46	Wilson Mayrink	Ph.D. in Parasitology – UFMG
		Maria Norma Melo	Ph.D. in Parasitology – UFMG
		Sandhi Maria Barreto	Ph.D. in Parasitology – UFMG
		Leda Quercia Vieira	Ph.D. in Biochemistry – UFMG
		Elisa Cupolillo	Ph.D. in Biology Celular e Molecular – FIOCRUZ
		Olindo Assis Martins Filho	Ph.D. in Biochemistry e Imunologia – FIOCRUZ
		Alexandre Afranio Peixoto	Ph.D. in Genetics – FIOCRUZ
		Ricardo Arraes de Alencar Ximenes	Ph.D. in Epidemiology – UFPE
		Waleska Teixeira Caiaffa	Ph.D. in Parasitology – UFMG
		Marcello Andre Barcinski	PhD in Sciences – USP
1C	53	Bartira Rossi Bergmann	Ph.D. in Biological Sciences – UFRJ
		Ana Lúcia Teles Rabello	Ph.D. in Infectious Diseases and Tropical Medicine – FIOCRUZ
		Clarisa Beatriz Palatnik de Sousa	PhD in Sciences – UFRJ
		Amélia Maria Ribeiro de Jesus	Ph.D. in Immunology – UFS
		Wagner Luiz Tafuri	Ph.D. in Parasitology – UFMG
		Marcelo Nascimento Burattini	Ph.D. in Infectious and Parasitic Diseases – CNPq
		Claudia Ida Brodskyn	Ph.D. in Immunology – FIOCRUZ
		Kenneth John Gollob	Ph.D. in Immunology – Sta. Casa de BH
		Carlos Delfin Chávez Olórtegui	Ph.D. in Biochemistry e Imunologia – UFMG
		Virmondes Rodrigues Junior	Ph.D. in Immunology – UFTM

(Continues)

CHAPTER 4 • COMPETENCIES FOR INNOVATION AND TECHNOLOGICAL TRENDS TO COPE ... 93

Table 4.8 Number of researchers for Leishmaniasis by category/level CNPq

Category/Level	Total	Researcher for Leishmaniasis	
		Top 10 Experts	Title – Institution
1D	51	Jackson Mauricio Lopes Costa	Ph.D. in Infectious and Parasitic Diseases – FIOCRUZ
		Hiro Goto	Ph.D. in Medicine – USP
		Roque Pacheco de Almeida	Ph.D. in Immunology – UFS
		Frederic Jean Georges Frezard	Ph.D. in Biophysics – UFMG
		César Augusto Cuba Cuba	Ph.D. in Parasitology – FNS
		Lain Carlos Pontes de Carvalho	Ph.D. in Immunology – FIOCRUZ
		Ana Paula Salles Moura Fernandes	Ph.D. in Parasitology – UFMG
		Paulo Eduardo Martins Ribolla	Ph.D. in Biological Sciences – UNESP
		Elvira Maria Saraiva Chequer Bou Habi	PhD in Sciences – UFRJ
		Maria Ilma Andrade Santos Araujo	Ph.D. in Immunology Molecular – UFBA
2	247	Gustavo Adolfo Sierra Romero	Ph.D. in Medicine Tropical – UnB
		Thais Gomes Verzignassi Silveira	Ph.D. in Biological Sciences – UEM
		Maria Valdrinez Campana Lonardoni	Ph.D. in Immunology – USP
		Washington Luis Conrado dos Santos	Ph.D. in Pathology – Escola Bahiana de Medicina e Saúde Pública
		Carlos Henrique Nery Costa	Ph.D. in Public Health – UFPI
		Sinval Pinto Brandão Filho	Ph.D. in Biology – FIOCRUZ
		Edelberto Santos Dias	Ph.D. in Parasitology – FIOCRUZ
		Armando de Oliveira Schubach	Ph.D. in Biology – FIOCRUZ
		Stella Maria Barrouin Melo	Ph.D. in Immunology – UFBA
		André Gustavo Tempone Cardoso	PhD in Sciences – Instituto Adolfo Lutz
TOTAL	439		

Source: Prepared by data from Lattes platform (08/28/2010).

Table 4.9 Number of researchers for Malaria by category/level CNPq

Category/Level	Total	Top 10 Experts	Title – Institution
1A	57	Antoniana Ursine Krettli	Ph.D. in Parasitology – FIOCRUZ
		Mauricio Martins Rodrigues	Ph.D. in Biological Sciences – UNIFESP
		Luiz Bevilacqua	Ph.D. in Applied Mechanics – UFABC
		Erney Felicio Plessmann de Camargo	PhD in Sciences – USP
		Manoel Otávio da Costa Rocha	Ph.D. in Infectious Diseases and Tropical Medicine – UFMG
		Claudio Jose Struchiner	Ph.D. in Tropical Diseases – FIOCRUZ
		José Rodrigues Coura	Ph.D. in Medicine – FIOCRUZ
		Manoel Barral Netto	Ph.D. in Human Pathology – FIOCRUZ
		Aldina Maria Prado Barra	Ph.D. in Human Pathology – FIOCRUZ
		Carlos Medicis Morel	PhD in Sciences Biológicas – FIOCRUZ
1B	48	Claudio Tadeu Daniel Ribeiro	PhD in Sciences – FIOCRUZ
		Alejandro Miguel Katzin	Ph.D. in Microbiology – FIOCRUZ
		Francisco Antonio Bezerra Coutinho	Ph.D. in Physics – USP
		Elizabeth Igne Ferreira	Ph.D. in Chemistry – USP
		Carlos Everaldo Alvares Coimbra Junior	Ph.D. in Anthropology – FIOCRUZ
		Anna Carla Renata Krepel Goldberg	Ph.D. in Physiology – INCT Investigação Imunologia
		Alexandre Afranio Peixoto	PhD in Genetics – FIOCRUZ
		Marcelo Ribeiro da Silva Briones	Ph.D. in Microbiology e Imunologia – UNIFESP
		Luis Carlos de Souza Ferreira	Ph.D. in Biophysics – USP
		Luiza Guilherme Guglielmi	Ph.D. in Immunology – USP
1C	52	Marcelo Urbano Ferreira	Ph.D. in Parasitology – USP
		Célia Regina da Silva Garcia	PhD in Sciences Biológicas – USP
		Oscar Bruna-Romero	Ph.D. in Biology Celular e Molecular – UFMG
		Heitor Franco de Andrade Junior	Ph.D. in Pathology – USP
		Ricardo Lourenco de Oliveira	PhD in Sciences Veterinárias – FIOCRUZ
		Marcelo Nascimento Burattini	Ph.D. in Infectious and Parasitic Diseases – USP
		Paulo Fllemon Paolucci Pimenta	Ph.D. in Biological Sciences – FIOCRUZ
		Jamil Assreuy	Ph.D. in Biological Sciences – UFSC
		José Walkimar de Mesquita Carneiro	Ph.D. in Chemistry – UFF
		Carlos Leomar Zani	Ph.D. in Chemistry – FIOCRUZ

(*Continues*)

Table 4.9 Number of researchers for Malaria by category/level CNPq

Category/Level	Total	Top 10 Experts	Title – Institution
		Fabio Trindade Maranhão Costa	Ph.D. in Micro and immuno Parasitology – UNICAMP
		Marinete Marins Povoa	Ph.D. in Parasitologia Médica – FIOCRUZ
		Maria Regina D'Imperio Lima	PhD in Sciences – USP
		Luciano Andrade Moreira	PhD in Genetics – FIOCRUZ
1D	70	Paulo Eduardo Martins Ribolla	Ph.D. in Biology – UNESP
		Rita de Cássia Barradas Barata	Ph.D. in Medicine – USP
		Denise Valle	PhD in Sciences Biológicas – FIOCRUZ
		Maria Anice Mureb Sallum	Ph.D. in Public Health – USP
		Marly Augusto Cardoso	PhD in Sciences de Alimentos – USP
		Jose Maria Alvarez Mosig	Ph.D. in Medicine – USP
		Erika Martins Braga	Ph.D. in Parasitology – UFMG
		Cor Jesus Fernandes Fontes	Ph.D. in Infectious Diseases and Tropical Medicine – UFMT
		Luzia Helena Carvalho	Ph.D. in Parasitology – FIOCRUZ
		Irene da Silva Soares	Ph.D. in Microbiology Imunologia – USP
2	196	Luis Marcelo Aranha Camargo	PhD in Sciences – USP
		Margareth de Lara Capurro-Guimarães	PhD in Sciences – USP
		Gerhard Wunderlich	Ph.D. in Microbiology – USP
		Mariano Gustavo Zalis	Ph.D. in Biological Sciences – UFRJ
		Valter Ferreira de Andrade Neto	Ph.D. in Parasitology – UFRN
		Alexandre Morrot	Ph.D. in Biophysics – UFRJ
TOTAL	423		

Source: Prepared by data from Lattes platform (08/28/2010).

Table 4.10 Number of researchers for Tuberculosis by category/level CNPq

Category/Level	Total	Top 10 Experts	Title – Institution
1A	45	Afranio Lineu Kritski	Ph.D. in Infectious Diseases – UFRJ
		Celio Lopes Silva	Ph.D. in Biochemistry – USP
		Adauto Castelo Filho	Ph.D. in Infectious Diseases – UNIFESP
		Odir Antonio Dellagostin	Ph.D. in Biology Molecular – UFPEL
		Manoel Barral Netto	Ph.D. in Human Pathology – FIOCRUZ
		Mauricio Lima Barreto	Ph.D. in Epidemiology – UFBA
		Carlos Maurício de Figueiredo Antunes	Ph.D. in Epidemiology – Sta. Casa BH
		José Roberto Lambertucci	Ph.D. in Infectious Diseases and Tropical Medicine – UFMG
		Sérgio Costa Oliveira	Ph.D. in Immunology – UFMG
		David Driemeier	Ph.D. in Pathology Veterinária – UFRGS
1B	58	Tereza Cristina Scatena Villa	Ph.D. in Nursing – USP
		Leila de Souza Fonseca	Ph.D. in Microbiology – UFRJ
		Ricardo Arraes de Alencar Ximenes	Ph.D. in Epidemiology – UFPE
		Carlos Everaldo Alvares Coimbra Junior	Ph.D. in Anthropology – FIOCRUZ
		Luiz Carlos Severo	Ph.D. in Medicine – UFCSPA
		Silvio Arruda Vasconcellos	PhD in Sciences Biológicas – USP
		Luiz Antonio Bastos Camacho	Ph.D. in Public Health – FIOCRUZ
		Arnaldo Zaha	Ph.D. in Biological Sciences – UFRGS
		Lucia Helena Faccioli	Ph.D. in Experimental Pathology – USP
		Ana Maria Reis Ferreira	Ph.D. in Experimental Pathology – UFF
		Walter Lilenbaum	PhD in Sciences – UFF
		José Soares Ferreira Neto	Ph.D. in Experimental Pathology – USP
		Jose Roberto Lapa e Silva	PhD in Sciences – UFRJ
		Andrey Pereira Lage	PhD in Sciences – UFMG
1C	59	Francisco Carlos Faria Lobato	Ph.D. in Animal Science – UFMG
		Alvaro Augusto Souza da Cruz Filho	Ph.D. in Medicine – UFBA
		Luciano Zubaran Goldan	Ph.D. in Medicine – USP
		Ligia Maria Vieira da Silva	Ph.D. in Medicine – UFBA
		Maria Ines Costa Dourado	Ph.D. in Epidemiology – UFBA
		Marli Teresinha Cimeniz Galvão	Ph.D. in Tropical Diseases – UFCE

(Continues)

Table 4.10 Number of researchers for Tuberculosis by category/level CNPq

Category/Level	Total	Top 10 Experts	Title – Institution
		Researcher for Tuberculosis	
1D	68	Maria de Fatima Pessoa Militao de Albuquerque	Ph.D. in Public Health – FIOCRUZ
		Marta Regina Cezar-Vaz	Ph.D. in Nursing – UFRN
		Benedito Antônio Lopes da Fonseca	Ph.D. in Virology Molecular –USP
		Ana Paula Junqueira Kipnis	Ph.D. in Immunology – UFG
		Alexandrina Sartori	Ph.D. in Immunology – UNESP
		Hyun Mo Yang	Ph.D. in Physics – UNICAMP
		Elizabeth Pereira Sampai	Ph.D. in Biological Sciences – FIOCRUZ
		Maria Helena Andrade Santana	Ph.D. in Mechanical Engineering – UNICAMP
		Esper Georges Kallás	Ph.D. in Epidemiology – USP
		Sylvia Luisa Pincherle Cardoso Leao	Ph.D. in Microbiology e Imunologia – UNIFESP
2	316	Susan Martins Pereira	Ph.D. in Collective Health – UFBA
		Fernanda Carvalho de Queiroz Mello	Ph.D. in Medicine – UFRJ
		Anete Trajman	Ph.D. in Medicine – UGF
		Ethel Leonor Noia Maciel	Ph.D. in Collective Health – UFES
		Paulo Renato Zuquim Antas	PhD in Sciences – FIOCRUZ
		Moises Palaci	PhD in Sciences – UFES
		Theolis Costa Barbosa Bessa	Ph.D. in Human Pathology – FIOCRUZ
		Marcus Vinícius Nora de Souza	Ph.D. in Chemistry – FIOCRUZ
		Maria Rita Bertolozzi	Ph.D. in Public Health – USP
		Maria Lucia Rosa Rossetti	Ph.D. in Biological Sciences – FEPPS
TOTAL	546		

Source: Prepared by data from Lattes platform (08/28/2010).

When analyzing total competencies of the categories/levels, 6.5% of experts were registered in the highest level of competence for NTD in Brazil, if compared with the total listed by PI_N experts. Moreover, if depurating the search to the point of secreting the researchers who only have "grant productivity", the rate decreases substantially to 0.005%. There are only two experts (Table 4.11).

Importantly, the research line of some experts extends to more than one NTD. Thus, their names appear in the cast of another disease. These professionals work in synergy with the other listed in PI_N base - it can be seen when analyzing the relationship network, which the expert senior has some experts being formed in their research group. Therefore, in order to socialize knowledge, absorb experience, and promote R,D&I for NTD, it is

suggested the formation of networks 1x10 at least. This means one expert by category/level CNPq for 10 experts listed in the PI_N. Thus, it would be a way to promote synergy for Brazilian competencies of senior and junior for creative cooperation.

Table 4.11 Number of researchers for neglected diseases by grant productivity in technological development and innovative extension

Category/Level	Total	Name	Title – Institution
1D	1	Núbia Boechat Andrade	PhD in Chemistry
2	1	Pedro José Rolim Neto	PhD in Sciences
TOTAL	02		

Source: Prepared by data from Lattes platform (08/28/2010).

For better stratification, all of this information (competences and institutions) has been processed on the Vantage Point software. It could clearly visualize the partnerships of institutions that are established by national researchers. Due to the broad map that is formed, it is not possible to show it in this space, however, substantially the result shows: in the NTD area, the FIOCRUZ is the leader alone, 21 projects and their partnership work with 04 of them with UFRJ, UNB, UERJ etc. Similarly, USP has 10 projects of itself and 01 with UnB, UFMG and 01 with TB Network. Analyzing UFRJ, it identifies 04 activities with FIOCRUZ and itself with 07 published works.

4.4 INTERNATIONAL COMPETENCIES

4.4.1 Via the Capes Portal

As noted earlier in the chapter, it may be considered that the knowledge extends beyond borders. So, it is necessary to identify, albeit general, international experts working in the same area of other Brazilian professionals. As noted earlier, the research network has increased with intensity. In this sense, international partnerships are essential to advancing cooperation in science knowledge.

The Coordination of Improvement of Higher Education Personnel (CAPES), maintained by the MEC, provides a Portal for periodic consultation like scientific articles. For example, in conducting research using the knowledge area "Health Sciences", it is composed of 11 bases: Annual Reviews, Dentistry and Oral Sciences Source (EBSCO), Highwire Press, JAMA, Journals @ Ovid Full Text (Ovid), Mary Ann Liebert (Atypon), Nature (NPG), Oxford Journals (Oxford University Press), Science (AAAS), SpringerLink (MetaPress) and Wiley Online Library. In this bases over 3 million jobs were identified in the area involving the NTD of this book (Table 4.12).

Table 4.12 According Capes the number of international articles by disease

Researched subject	Nº of papers
Neglected disease	2,658,842
Chagas disease	11,539
Dengue	10,532
Leprosy	41,995
Leishmaniasis	20,140
Malaria	67,988
Tuberculosis	194,350
TOTAL	3,005,386

Source: Prepared by data from journal Portal Capes (08/29/2010).

In view of the large number of information obtained and the main objective is to identify expertise and their educational institutions for new partnerships. It becomes a pressing need to filter the most of the information, similarly like it accomplished the rescue of Brazilian experts through categories/levels of CNPq.

Thus, it was decided to direct the "filter" for direct search in a more specific way, involving public health as the object in question – such as the Virtual Health Library (VHL), whose area "Health Sciences" has as bases Medline, Lilacs, Scielo etc. To do so, next research item has obtained 200,000 projects/papers, representing about 1,400% less than the Capes Portal.

4.4.2 Via the Virtual Health Library

Through scientific and technical literature contained in VHL, one can identify the work carried out worldwide in the field of NTD. Therefore, all the specialists involved with their respective institutions have been observed. Note in Table 4.13 the amount of the same relevance order[5] applied by VHL – period 1966 to 2010. However, only top 10 are listed and in descending order of current.

In the international scenario, as well as in Brazil, tuberculosis is the most researched disease. In the world it has 54.4% of scientific papers, leaving the other half of the work for Chagas disease, leprosy, leishmaniasis, malaria, and dengue fever with only 3.9% of the dedication of world experts. In the Brazilian case, malaria is a disease that has a lower rate of experts' involvement.

---

[5] Corresponds to the index with the greatest impact of the paper includes the library of the VHL.

In these international papers, we can verify the presence of 1-42 experts in the same project/paper (network) with an average of about five participants.

Several partnerships of the scientists can be observed. There are institutions in Africa, Germany, Australia, Brazil, Canada, USA, France, UK etc. Brazilian institutions are in the top 10 papers, such as Oswaldo Cruz Institute (IOC/Fiocruz), UFRJ, USP and UNIFESP. All of theses institutions' are working in Chagas disease project. Leprosy appears again IOC/Fiocruz.

List of authors are described putting the 1st and last. When there is paper with three or more participants, it is followed by expression "et al."

Table 4.13 International articles for NTD and its authors by order of relevance of the VHL

Subject n°	Papers researched	Authors of the top 10 papers in order of relevance	Research Institution
Neglected disease	0	–	–
Chagas disease	10,312	1. Anthony W. Ashton, Herbert B. Tanowitz et al. 2. Jean-Paul Paluzzi, Ian Orchard et al. 3. Ana-Carolina Oliveira, Maria Bellio et al. 4. Leonardo Freire-de-Lima, Adriane R. Todeschini et al. 5. Martin S. Llewellyn, Michael W. Gaunt et al. 6. Marie Samanovic, Jayne Raper et al. 7. Hisako Kayama, Kiyoshi Takeda et al. 8. Iain D. Kerr, Linda S. Brinen et al. 9. O. K. Giddings, D. F. Hoft et al. 10. Diana L. Martin, Rick L. Tarleton et al.	1. Albert Einstein College of Medicine e University of Texas 2. Ohio State University, Columbus 3. UFRJ, UNIFESP, USP e IOC/FIOCRUZ 4. Instituto Carlos Chagas UFRJ, Brazil e USP, Brazil 5. London School of HTM e Instituto Evandro Chagas, Brazil 6. New York University e Washington University 7. Osaka University, Japan e Ontario Cancer Institute, Canada 8. University of California 9. Saint Louis University Medical Center 10. University of Georgia, Athens e University of Washington
Dengue	7,705	1. Abraham L. Brass, Stephen J. Elledge et al. 2. Moreira LA, O'Neill SL et al. 3. Kerstin Lühn, Sarah Rowland-Jones et al. 4. Guoliang Fu, Luke Alphey et al. 5. Wahala M. P. B. Aravinda M. de Silva et al. 6. Izabela A. Rodenhuis-Zybert, Jolanda M. Smit et al. 7. Aaron G. Schmidt, Stephen C. Harrison et al. 8. Guowu Bian, Zhiyong Xi et al. 9. Bimmi Shrestha, Michael S. Diamond et al. 10. Scott J. Balsitis, Eva Harris et al.	1. Massachusetts Institute of Technology e Harvard Medical School 2. University of Queensland, Australia 3. John Radcliffe Hospital, University of Oxford, UK 4. Oxitec Limited, UK; University of Oxford e University of California 5. University of North Carolina e University of Alabama 6. University of Groningen e National Cheng Kung University Taiwan 7. Harvard Medical School, Boston, Massachusetts 8. Michigan State University 9. Washington University School of Medicine, St. Louis, Missouri 10. University of California e Washington University School

(*Continues*)

Table 4.13 International articles for NTD and its authors by order of relevance of the VHL

Subject n°	Papers researched	Authors of the top 10 papers in order of relevance	Research Institution
Leprosy	15,540	1. David M. Tobin, Jay C. Vary, Lalita Ramakrishnan et al. 2. Feng Wang, James C. Sacchettini et al. 3. Stephan R Krutzik, Robert L Modlin et al. 4. Daniel Cruz, Robert L. Modlin et al. 5. Delphine J. Lee, Robert L. Modlin et al. 6. William Richard Berrington, homas Richard Hawn et al. 7. Rosane M. B. Teles, Euzenir N. Sarno et al. 8. Andrea Alter, Erwin Schurr et al. 9. Deanna A. Hagge, Linda B. Adams et al. 10. Jai P Narain, L Savioli et al.	1. University of Washington e Oxford University 2. Texas A&M University e University of Birmingham 3. UCLA, California e Harvard School of Public Health 4. UCLA, California 5. UCLA, California e IOC/FIOCRUZ 6. University of Washington e Anandaban Hospital, Nepal 7. IOC/FIOCRUZ e UERJ, Brazil 8. McGill University Health Centre e IOC/FIOCRUZ 9. Johns Hopkins School of Medicine, Maryland 10. Tropical Disease WHO e Burnet Institute, Australia
Leishmaniasis	15,340	1. R. Lee Reinhardt, Richard M. Locksley et al. 2. Asher Maroof, Paul M. Kaye et al. 3. Christopher S Peacock, Matthew Berriman et al. 4. Susanne Nylén, David Sacks et al. 5. Charles F. Anderson, David Sacks et al. 6. Ulrike Schleicher, Christian Bogdan et al. 7. Abdijapar T. Shamshiev, Manfred Kopf et al. 8. Justin I. Odegaard, Ajay Chawla et al. 9. Ekaterina Yurchenko, Ciriaco A. Piccirillo et al. 10. Florian Woelbing, Esther von Stebut et al.	1. University of California San Francisco 2. University of York, Wentworth 3. Trust Genome Campus, Cambridgeshire, USP e University Place, Glasgow 4. National Institutes of Health, Bethesda e Karolinska Institutet, Stockholm 5. National Institutes of Health, Bethesda e Harvard Medical School, Boston 6. University of Freiburg, Germany e Technical University of Munich 7. Swiss Federal Institute of Technology Zürich 8. Stanford University School of Medicine e University of Cape Town 9. McGill University, Montreal e National Institutes of Health, Bethesda 10. Johannes Gutenberg-University, Germany e Leiden University Medical Center, Netherlands

(*Continues*)

Table 4.13 International articles for NTD and its authors by order of relevance of the VHL

Subject nº	Papers researched	Authors of the top 10 papers in order of relevance	Research Institution
Malaria	40,156	1. Alexander G. Maier, Alan F. Cowman et al. 2. Gething, Peter W., Simon I et al. 3. Ustin A. Boddey, Alan F. Cowman et al. 4. Ilaria Russo, Daniel E. Goldberg et al. 5. W. Armand Guiguemde, R. Kiplin Guy et al. 6. Allison F. Carey, John R. Carlson et al. 7. Daniel C. Jeffares, Matthew Berriman et al. 8. Chiea C. Khor, Adrian V. S. Hill et al. 9. Tania F. de Koning-Ward, Brendan S. Crabb et al. 10. Elizabeth Ann Winzeler	1. Institute of Medical Research, Australia e University of Oxford 2. University of Oxford, South e University of Florida, USA 3. Institute of Medical Research, Australia 4. Washington University School of Medicine 5. St Jude Children's Research Hospital 6. Yale University, USA e Vanderbilt University, Nashville, Tennessee 7. Trust Genome Campus, UK – University of Oxford, 8. University of Oxford e Institut Pasteur d'Algérie, Algeria 9. Institute of Medical Research, Australia e Deakin University, Australia 10. Genomics Institute of the Novartis Research Foundation, USA
Tuberculosis	106,512	1. David M. Tobin, Lalita Ramakrishnan et al. 2. Christina L. Stallings, Michael S. Glickman et al. 3. Maziar Divangahi, Heinz G. Remold et al. 4. David G. Russell, Frédéric Altare et al. 5. Sangeeta Tiwari, John D. MacMicking et al. 6. Carl G. Feng, Alan Sher et al. 7. Ponpuak M, Deretic V. et al. 8. Joel D. Ernst 9. Chiea C. Khor, Adrian V. S. Hill et al. 10. Marcel Behr1, Erwin Schurr1 and Philippe Gros	1. University of Washington e Anandaban Hospital, Kathmandu, Nepal 2. Sloan-Kettering Institute New York e Rutgers University Piscataway, USA 3. Harvard Medical School, Boston e Harvard School of Public Health 4. Cornell University, NY e Institut de Recherche Thérapeutique, France 5. Yale University School of Medicine e Osaka Prefecture University, Japan 6. National Institutes of Health e Baylor Institute for Immunology Research 7. University of New Mexico School of Medicine, USA 8. Department of Microbiology, New York University 9. University of Oxford, UK e Institut Pasteur d'Algérie Algeria 10. McGill University Health Center, Montreal, Canada
TOTAL	195.565		

Source: Prepared by data from VHL (databases LILACS, IBECS, MEDLINE, Cochrane library e SciELO) – 08/28/2010.

Processing the information in Vantage Point software, could visualize the interaction network established as well as in the institutions where experts conducted the studies. A software matrix demonstration identified the top 10 institutions with most published work in partnership, such as University of California with 10, University of Oxford 12, University of Washington 8, IOC/FIOCRUZ 10, Washington University 07, Harvard Medical School 08, National Institutes of Health 08,USP 09, McGill University Health Center 06, and Institute of Medical Research 05.

In another analyze comparison, researchers at the University of California has a network, such as IOC/FIOCRUZ (01 project), Harvard School of Public Health (01 project), among others. Already the University of Washington has been 04 working themselves and it has 2 with Anandaban Hospital in Nepal, 01 with University of Georgia etc.

The partnerships established by the researchers of the countries can be seen in Graph 4.3. Note that the U.S. is the single leader with 36.7% of papers published in NTD. On the other hand, 66.3% of other countries, are characterized mostly by networks such as Brazil and England, Brazil and USA, Nepal and USA etc.

Graph 4.3 Number of projects and network of experts and country.

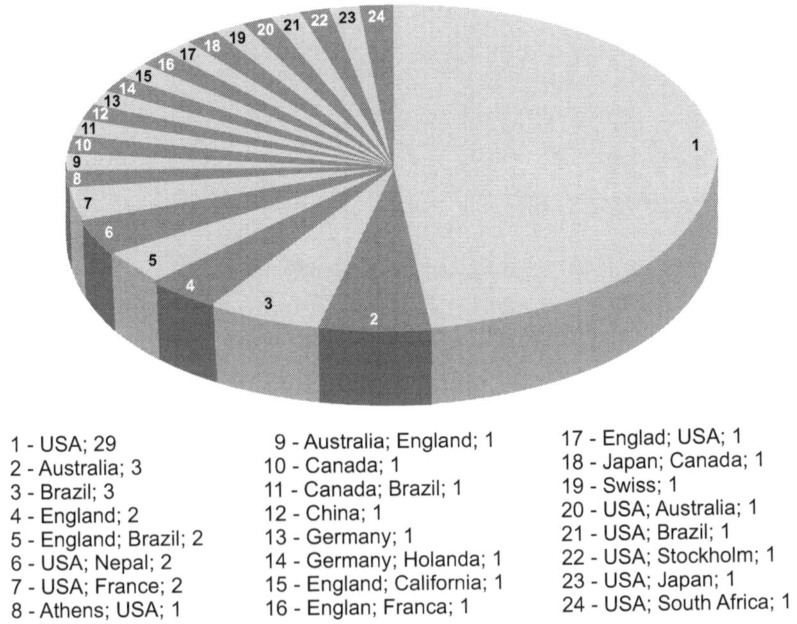

1 - USA; 29	9 - Australia; England; 1	17 - Englad; USA; 1
2 - Australia; 3	10 - Canada; 1	18 - Japan; Canada; 1
3 - Brazil; 3	11 - Canada; Brazil; 1	19 - Swiss; 1
4 - England; 2	12 - China; 1	20 - USA; Australia; 1
5 - England; Brazil; 2	13 - Germany; 1	21 - USA; Brazil; 1
6 - USA; Nepal; 2	14 - Germany; Holanda; 1	22 - USA; Stockholm; 1
7 - USA; France; 2	15 - England; California; 1	23 - USA; Japan; 1
8 - Athens; USA; 1	16 - Englan; Franca; 1	24 - USA; South Africa; 1

Source: Prepared by data from VHL (2010).

4.4.3 Via *Harzing's Public or Perish* software[6]

In order to stratify the most relevant work, the cited authors and journals published in the last 100 years for NTD have been using the program for free software "Public or Perish", which allows you to retrieve and analyze academic citations by relevance order. Analyze can be made by publications by the authors, authors' names, keywords, index, rates, variations, years etc. It is noteworthy that the results are presented with a limit of 1,000 responses.

It was identified in the period 1,000 articles for NTD treated in this book. The analyzes were the number of authors in each study and plus the theme neglected disease. These datas are shown in Table 4.14, where it is noted that scientists prefer to publish in a network about four partnerships to research involving six NTD.

Table 4.14 Global quantity of papers X authors – from 1910 to 2010 for six NTD

Quantity of authors	Number of papers						
	Neglected disease	Chagas disease	Dengue	Leprosy	Leishmaniasis	Malaria	Tuberculosis
1	350	155	106	193	108	121	111
2	167	146	132	171	120	118	134
3	140	186	178	172	176	141	158
4	203	331	339	291	380	311	350
5	121	174	210	160	197	262	206
6	18	8	33	13	19	45	39
7	1	0	2	0	0	2	2

Source: Prepared by data from *Harzing's Public or Perish* on 08/07/2010.

Also, were ranked the software by the information: such as competencies, title, year, and ranking of the papers. Due to the extension, they are not discriminated against here; however you can view them at Magellan (2010). It should be noted, as regards the issues covered in this retrieval of information, they vary, passing through basic research, applied epidemiology, development, production, and public health in general. There are some very old references, and which are still cited by the modern authors, such as Chagas disease (956), dengue (1978), leprosy (1960), leishmaniasis (1988), malaria (1957) and tuberculosis (1980).

---

[6] www.harzing.com. Accessed on 05/08/2010.

4.4.4 Via *World Wide Web (web)* identifying global competencies

The existing boundary derived by the distance of countries or languages do not restrain the advancement of science. Friedman (2007) states that the world is flat when referred to the range of information available on the worldwide network of web 2.0, 3.0, 4.0 etc. This virtual world provides more data interaction and socialization of knowledge. In this sense, Luc Quoniam (2010) draws attention of the individual digital technological divide where seven years of technological evolution corresponds to one year of human.

Web 3.0 is already a virtual reality as evolution. This concept allowed humanity to construct the social participation not only from semantic words search but also in experience without language barriers. Likewise, Web 4.0 provides the exchange of intelligence agents with personal investigations and simultaneous distribution of information – therefore the construction of knowledge was shared simultaneously by several actors (QUONIAM, 2010).

Thus, it is possible to perform Web searches like prospecting skills in a particular subject. For example, the queries available in the database Google search engine represent approximately 25,730,000,000 results[7] available in the free web, which represents an approximate increase of 70% in less than one year. On the other hand, the hidden web world has five times more information than we can access the available web. Similarly, for prospect NTD worldwide with information on the web, as well as consistently identifying skills, we must carry through the grouping of data according to the degree of similarity of the information as called "clustering"[8] (QUONIAM, 2010)

World's knowledge is found in large research centers enterprises and/ or universities with there research centers and technology parks. This fact has also been observed in Brazil. In this sense, the sheer volume of information can be mapped through the organizations of elements, which are in specific sites with the search for clusters (SIQUEIRA, 2005).

---

[7] Search conducted in July/2010 during the course of technological forecasting methodology for neglected diseases, conducted by ICICT/FIOCRUZ from 5 to 07/08/2010.

[8] Data mining technique (exploring large amounts of data) is the content analysis of clustered web pages through the list of keywords, ie, assigning a set of observations into subsets (called clusters) so that the observations in the same cluster is similar in some sense. It is a common technique for the analysis of statistical data used in many analyzes.

4.4.4.1 Via some clusters

4.4.4.1.1 iBoogie[9] cluster

- Regarding the theme "Neglected Diseases":

In this study 12.3 million results were found in English for "neglected disease" and 6110 for Portuguese terms. The top 10 terms related by iBoogie were found, and are: *Neglected tropical diseases, Health, Drugs for neglected diseases, Medicine, Neglected disease research, Development for neglected disease, Calls neglected disease, Chagas disease, and initiative Diseases*. Thus, the top ten institutional competencies listed in order of relevance, such as:

1st http://en.wikipedia.org/wiki/Neglected_diseases
2nd http://www.who.int/ctd
3rd http://www.who.int/neglected_diseases/en/
4th http://www.neglectedtropicaldiseases.org/
5th http://www.one.org/blog/2009/...know-about-neglected-diseases/
6th http://rarediseases.info.nih....es/Neglected_Diseases_FAQs.pdf
7th http://www.dndi.org/
8th http://www.bvgh.org/Biopharma...eglected-Disease-Pipeline.aspx
9th http://www.gatesfoundation.or.../Pages/neglected-diseases.aspx
10th http://www.plosmedicine.org/a...i/10.1371/journal.pmed.1000030

- Regarding the theme "Chagas disease":

In this study 1,24 million results were found for *Chagas disease*. Top 10 terms related to the site were found: *Chagas american trypanosomiasis disease , Chagas disease is caused, Chagas disease is an infection, Health Chagas disease, Chagas disease symptoms, Parasitic disease, Cause, South and central America, Definition of Chagas disease, Chagas disease medical*. Thus, the top ten institutional competencies listed in order of relevance, such as:

1st http://en.wikipedia.org/wiki/Chagas_disease
2nd http://www.cdc.gov/chagas/
3rd http://www.cdc.gov/ncidod/dpd...ase/factsht_chagas_disease.htm
4th http://www.answers.com/topic/chagas-disease
5th http://www.nlm.nih.gov/medlineplus/ency/article/001372.htm
6th http://www.cdc.gov/chagas/disease.html
7th http://www.dhpe.org/infect/Chagas.html

---

[9] http://iboogie.com . Accessed on 08/04/2010.

8th http://www.mayoclinic.com/health/chagas-disease/DS00956

9th http://wwwn.cdc.gov/travel/yellowBookCh4-Chagas.aspx

10th http://www.nlm.nih.gov/medlineplus/chagasdisease.html

- Regarding the theme "Dengue":

In this study 28,1 million results were found for *dengue*. The top 10 terms related to the site were found: *Dengue fever is a disease, Dengue hemor-rahagic fever, Dengue symptoms, Mosquito, Dengue is transmitted, Dengue is a mosquito-borne, Health, Dengue vírus, Dengue infection* e *Encyclopedia*. Thus, the top ten institutional competencies listed in order of relevance, such as:

1st http://en.wikipedia.org/wiki/Dengue_fever

2nd http://www.cdc.gov/Dengue/

3rd http://www.cdc.gov/dengue/

4th http://www.who.int/mediacentre/factsheets/fs117/en/

5th http://www.medicinenet.com/dengue_fever/article.htm

6th http://www.who.int/topics/dengue/en/

7th http://dictionary.reference.com/browse/dengue?qsrc=2446

8th http://wwwn.cdc.gov/travel/yellowBookCh4-DengueFever.aspx

9th http://www.wrongdiagnosis.com/d/dengue_fever/symptoms.htm

10th http://www.mayoclinic.com/health/dengue-fever/DS01028

- Regarding the theme "Leprosy":

In this study 9,010 million results were found for *leprosy*. The top 10 terms were related by the site which found that *Leprosy is a chronic, Leprosy or hansens disease, Encyclopedia, Symptoms of leprosy, Diseases and its treat-ment, Leprosy health, Causes leprosy, Diseases that affects, Definition of leprosy* e *Article about leprosy*. Thus, the top ten institutional competencies listed in order of relevance, such as:

1st http://en.wikipedia.org/wiki/Leprosy

2nd http://www.answers.com/topic/leprosy

3rd http://www.leprosy.org/

4th http://www.who.int/lep/en/

5th http://www.who.int/lep

6th http://www.merck.com/mmhe/sec17/ch194/ch194a.html

7th http://www.nlm.nih.gov/medlineplus/ency/article/001347.htm

8th http://www.who.int/mediacentre/factsheets/fs101/en/

9th http://diseases.emedtv.com/leprosy/leprosy-symptoms.html

10th http://dictionary.reference.com/browse/leprosy

- Regarding the theme "Leishmaniasis":

In this study 1,94 million results were found for *Leishmaniasis*. The Top 10 terms related by the site were found: *Leishmania, Leishmaniasis is a parasitic disease, Leishmaniasis is caused, Cutaneous leishmaniasis, Visceral leishmaniasis, Leishmaniasis is transmitted, Leishmaniasis symptoms, Leishmaniasis causes* e *Health leishmaniasis*. Thus, the top ten institutional competencies listed in order of relevance, such as:

1st http://en.wikipedia.org/wiki/Leishmaniasis
2nd http://www.answers.com/topic/leishmaniasis
3rd http://www.cdc.gov/NCIDOD/DPD...shmania/factsht_leishmania.htm
4th http://www.who.int/leishmaniasis/en/
5th http://www.cdc.gov/ncidod/dpd...shmania/factsht_leishmania.htm
6th http://emedicine.medscape.com/article/1108860-overview
7th http://www.cdc.gov/ncidod/dpd...rasites/leishmania/default.htm
8th http://www.leishmaniasis.us/Leish.html
9th http://www.wrongdiagnosis.com/l/leishmaniasis/intro.htm
10th http://www.leishmaniasis.info/

- Regarding the theme "Malaria":

In this study 65,8 million results were found for *Malaria*. The top 10 terms were related by the site were found: *Malaria is a disease, Malaria causes, Symptoms of malaria, Malaria is caused by a parasite, Treatment of malaria, World malaria, Health malaria, Malaria infects, Malaria can also be transmitted* e *Encyclopedia*. Thus, the top ten institutional competencies listed in order of relevance, such as:

1st http://en.wikipedia.org/wiki/Malaria
2nd http://www.cdc.gov/Malaria/
3rd http://www.cdc.gov/malaria/
4th http://www.answers.com/topic/malaria
5th http://www.malaria.org/
6th http://www.medicinenet.com/malaria/article.htm
7th http://www.who.int/topics/malaria/en/
8th http://www.eoearth.org/article/Malaria
9th http://www.webmd.com/a-to-z-guides/malaria-medications
10th http://simple.wikipedia.org/wiki/Malaria

- Regarding the theme "Tuberculosis":

In this study 44,4 million results were found for *tuberculosis*. The top 10 terms related by the site were found: *Tuberculosis is a disease, Tuberculosis is an infection, Symptoms of tuberculosis, Caused by mycobacterium tuberculosis,*